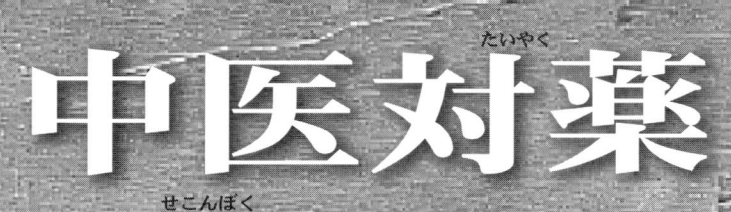

中医対薬
施今墨の二味配合法

呂　景山／著
江崎宣久・鈴木元子・福田裕子／訳

東洋学術出版社

本書の制作関係者
原 書 名：『施今墨対薬』
著　　者：呂　景山
原書出版社：人民軍医出版社
　　　　　　1996年刊

翻 訳 者：江崎　宣久
　　　　　鈴木　元子
　　　　　福田　裕子

レイアウト・表紙デザイン
　　　市川　寛志

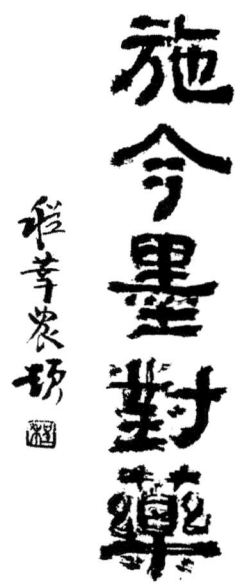

中国工程院院士・中国中医研究院教授　程莘農先生の題辞

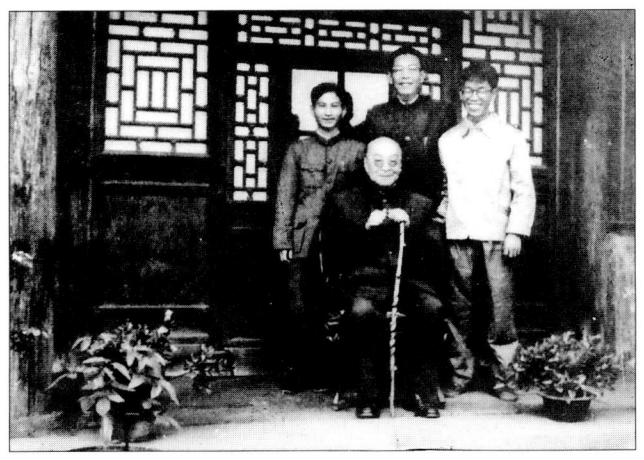

施今墨先生（中央）。後列に学生。左から呂景山，祝諶予，呂仁和の各氏。

日本語版序文

　我が模範であり恩師である施今墨先生は，生前に60年あまり医業に携わった。その医術は深く，治療効果は卓越し，旧時，北京四大名医として広く知られていた。

　原著『施今墨対薬』は『施今墨薬対』ともよばれる。1962年初夏，施先生の高弟である祝諶予教授（しゅくじんよ）の指導のもと，「対薬」に対し表の形式で整理を行った。これを施先生に校閲，修正していただき，お墨付きを得たのち，北京中医学院（北京中医薬大学の前身）において，『施今墨臨床常用薬物配伍経験集』という小冊子にまとめた。1963年には，医学雑誌『中医薬研究通訊』にその内容が載録された。その後，20数年の検証を経たのち，臨床経験を取り入れるなど手を加えて『施今墨対薬臨床経験集』を編集し，1982年10月に山西人民衛生出版社より出版した。同書は1982年度の全国優秀科学技術図書1等を獲得している。その10数年後，改訂・増補・再編集を行い，書名を『施今墨対薬』に改め，1996年9月，北京人民軍医出版社より出版した。同書は多くの読者を獲得し，1年あまりの間に3たび増刷を行い，読者の要望に応えた。

　隣国である中日両国の友好的な往来，学術交流は長い歴史を有している。唐代には鑑真が数々の困難を乗り越えて日本へ渡り，医術・仏教を伝えている。年月の推移に伴い，こういった交流は日増しに増加している。今回，東洋学術出版社の山本勝曠社長の丁重なる要請を受け，本書『施今墨対薬』の日本語版を発行する運びとなった。中医事業を広く高揚し，人類に長寿・健康・幸福をもたらし，日本の同士および中医愛好者とのさらなる交流を深めるため，本書がいささかでも寄与できればこれ以上の喜びはない。

　　丁丑仲秋　　山西中医学院七蝸楼にて

　　　　　　　　　　　　　　　　　　　　　　呂　景　山

序

　先輩（施今墨先生）は詳細な弁証にもとづき巧みに中薬を用いた。「臨床は戦いに臨む軍隊のようなものであり，兵隊の如く薬を用いるべきである。弁証を明確に行い薬物を慎重に選択してその効果を活かすことが必要である。医学理論を知らなければ弁証は困難であり，弁証が明確でなければ治療方法は立たず，薬物をただ書き並べただけでは効果は得られない」と言われた。

　古人の治療法は単味薬物から始まったと思われる。いわゆる単方である。その後，薬物を組み合わせて用いることを見出し，単味薬物に比較して治療効果が強まることを経験した。その後，七方の分類が生まれるに至った。十分に薬物配伍の効果が経験，蓄積された結果である。

　施今墨先生は処方に常に二薬の組み合わせを用い薬物配合を応用した。配合により協同作用を示すもの，副作用が抑えられるもの，長所を引き立たせるもの，相互作用により特殊な効能を示すものなどがあり，これらすべてが対薬と称される。私は施先生の処方から百数十種の対薬を集めて北京中医学院で講義していた。呂景山は当時学生でその後，私の助手になり施今墨先生の臨床に立ち会う機会を得た。その後に研究，整理，注釈を加えて対薬の効用を説明する臨床的に有用な本書を著した。北斉の除之才は『雷公薬対』を基にさらに書き加えて『薬対』を著し薬物配合応用の意味を示したが，呂景山の著作は現代の『薬対』ともいえよう。

　対薬に関する知識を必要とする人は多いので，この本が出版され，広い範囲の医療関係者に役立ててもらえることを嬉しく思う。

　　1981年3月　　北京にて

　　　　　　　　　　　　　　　　　　　　　　　　　祝　諶　予

自 序

　「対薬」は「薬対」とも呼ばれる。その起源はいつ頃であるか未だ定説はない。歴史唯物主義と弁証唯物主義の観点にもとづいて，漢代以前からすでに多くの経験が蓄積されてきた。『中薬概論』では「薬物は単味から複合へ，そして複合から方剤が形成された。これは発展の過程である」と述べている。文字に記載されたものを見てみると，最初に『内経』の半夏秫米湯（半夏と秫米の配伍）の胃不和，睡眠障害に対する治療がみられる。また，後漢張仲景『傷寒雑病論』には統計にもとづけば147対がみられる。後世になり薬対は1つの学問に発展した。それを扱った専門書籍には『雷公薬対』『徐之才雷公薬対』『新広薬対』『施今墨薬対』などがある。

　『雷公薬対』について『漢書・芸文志』に記載はみられない。梁朝『七録』の中の『本経集注』陶弘景序文に「桐（桐君）・雷公にいたり初めて著書に記載した。『雷公薬対』4巻では佐使相須を論じた」という記述がある。また，『制薬総訣』の序で陶氏は「その後，雷公・桐君はさらに『本草』の内容を加えた。後の『薬対』では主治が広範囲になり種類も豊富になった」と述べている。しかし，惜しいことにこれらの書籍はすでに失われて，現在見ることのできるのは5対のみである。

　『徐之才雷公薬対』は『新唐志』によると2巻あったがすでに亡失した。北宋・掌禹錫は「『薬対』は北斉時代の尚書令，西陽王であった徐之才が著したもので，多くの薬物を君臣佐使の配伍法，毒性，配合禁忌，適応症に分類して記載したもので2巻ある。これまでの本草はよくこれを引用するが，治療における薬物の用い方が詳細に記されているからである」と述べている。

　『新広薬対』については，宋代『崇文総目輯釈』3巻に『新広薬対』3巻，宋令祺撰との記載があるのみである。『宋史・芸文志』には宋令祺『広薬対』，『通志・芸文略』には3巻，逸と記載されている。

　元代以降は目録学上，薬対に関係する記載は見あたらない。すなわち薬対

に関する専門書はすでに亡逸してしまったと思われる。

『施今墨薬対』は1958年北京中医学院第一教務長であった祝諶予教授が我々を引率して下京西鉱務局医院で実習を行った際に，詳しく講義した「施氏薬対」100余対を整理して書籍にしたものである。

　1961年卒業実習の際に祝先生は私の指導教官であった。豊富な臨床経験の指導を受け，時には施今墨先生の臨床にも同伴して指導していただいた。先生の指導のもとで薬対は100余増えた。これら2人の先生に校閲をお願いし先に『施今墨臨床常用薬物配伍経験集』をまとめることができた。この本は広く大学生，同学者に受け入れられた。増版を行うほどの反響を受けて翻訳もされ広く読まれるにいたった。

　その後，先生の指導のもとで勉学，臨床を積み重ね，理論との結合をさらに実践した。経験蓄積と資料収集を重ねて1978年に『施氏薬対』を執筆した。祝諶予，李介鳴両先生の校閲，指摘を得て『施今墨対薬臨床経験集』に改名して世に問うた。この本も広く多数の読者，専門家，教授からお褒めの言葉を受けることができた。

　中医の大先輩である葉橘泉教授は「『施今墨対薬臨床経験集』は興味深い実用意義のある学習資料であり，中薬と方剤学の橋渡しになる」と述べた。周風梧教授は「北斉代にすでに徐之才の記した『薬対』があったが，惜しいかな紛失してしまった。呂景山先生は施先生および諸先輩の経験を整理してこの書物を著した。本書は南北朝から現在にいたるまでの千四百多年に渡る薬物配合に関する知識経験伝達の空白を埋めるとともに，今後の発展を促す意味で臨床においてきわめて重要な指導書である。祖国の豊富な伝統医学に1つの意義のある貢献をするものである」と述べた。李維賢教授は「薬対」は新興学科であり薬対学と称するべきであると考えている。李教授は「薬対学は薬物学と同じではない。薬対は簡単な配合のみで薬方（方剤）とも異なる。薬対学には方剤学のような配合の完全性はない。薬物学から方剤学を学んだのみでは，方剤学を離れてよい処方をなすことはできない」と述べている。葉廷珖教授は「本書は施先生の薬対配合を集めて詳しく解説したもので，その数も多く分類も詳細になされて調べるにも便利である。薬物単味の効用，配合による効能および臨床応用まで記載されて，系統的かつ科学性を持ち合

自　序

わせている」と述べている。唐代・孫思邈の『千金方』には「大医になるには素問，甲乙，黄帝針経……本草，薬対および張仲景，王叔和の著書を熟読しなければならない」という記載もみられる。

　本書が世に問われて10余年になる。その間多くの読者に受け入れられ，専門家および政府からお褒めの言葉を受けることができた。1982年全国優秀科学技術図書1等，1983年山西省科学技術成果2等を受けた。また，中華人民共和国建国35周年に中国革命博物館の重大なる成果の陳列に加えられた。

　各界人の言葉に答え，中国医薬学の発展を継承するため筆者はさらに改定を加えてここに『施今墨対薬』を編纂した。
　本書の編集，改定の過程で多くの人から支持と協力を得た。とくに祝諶予先生，李介鳴先生には多くの指摘，指導を受けた。ここに深く感謝の意を示したい。

　　1995年10月　　太原にて

　　　　　　　　　　　　　　　　　　　　　　　　呂　　景　　山

施今墨先生の紹介

　施今墨先生は1881年3月28日生まれで，出身は浙江省蕭山県，1969年8月22日に亡くなった。元の名は施毓黔，医者になった後に改名して施今墨となった。

　施今墨先生は母が病気がちであったために幼年期にすでに医学を志し，伯父で河南省安陽の名医であった李可亭先生から中医学を学んだ。

　父が山西で仕事をしていたので1902年に山西大学に入学した。1903年に山西法政学堂，1906年には北京京師法政学堂に転入した。学校では法律を学びながら中医学も学習した。1911年に京師法政学堂を卒業した。

　1913年山西に戻り医者として臨床に携わった。医業を自分の一生の職業と決心して1921年に再び北京に戻り，臨床に専念し医術の研鑽を積み重ねた。その後，施今墨先生の名は全国に知れわたるものとなり北京四大名医の一人に数えられるまでになった。近代の著明な中医学者となったのである。

　施今墨先生は臨床に携わるとともに，中医教育の改革にも携わった。1932年には私財で北平に華北国医学院を設立し院長に就任した。医学院では中医基礎および臨床過程のほかに，西洋医学の解剖・生理・病理・細菌学・内科・外科・日本語・ドイツ語などの過程を設けた。これは当時の医学界にとって画期的なことであった。施今墨先生は自ら教壇に立ち，学生実習を指導した。医学院設立10余年の間に600～700人の学生を育成し，数10年にわたって学外においても多くの中医学の人材を輩出した。そのほかに，先生は1931年中央国医館副館長を任せられ，1941年には上海復興中医専科学校の理事長，あわせて北京・上海・山西・ハルピンなどの中医学院設立にも協力した。講義・研究などを通じて多くの中医学の後継者を育成し，その貢献には突出したものがみられる。

　解放後，農工民主党に入党し，中国人民政治協商会議の第2～4回全国委員会委員に選出された。また，中華医学会副会長・中医研究院学術委員会委員・北京医院中医顧問などを歴任した。

施今墨先生は学術的に中西医結合を提唱し，30年代すでに「中医学を進歩させるには西洋医学の生理・病理学を参考にする以外に道はない」と明確な指摘をしていた。また，中医学の病名を統一すべきであるとも考えていた。20年代の診療に西洋医学の病名を応用して中医弁証との結合を試みた。血圧計・聴診器・体温計などを診断の補助に用いたがこれは当時とすれば珍しいことであった。また，中成薬の創製においてもこれまでの伝統を破り，気管支炎丸，神経衰弱丸など現代医学の名称を採用した。これら成薬は有効性が高く国内外から多くの支持を受けた。

　施今墨先生は祖国伝統医学理論への造詣が深く『内経』『難経』『傷寒』『金匱』『本草』および金・元・明・清代の医家を深く研究し，『傷寒』『金匱』の諸処方を熟知して証に応じた活用を行い，しばしば著明な効果が認められた。先生は中医を温補派と寒涼派などの門派に分けることには反対であった。また，中医と西洋医の区別についても同様であった。すべては治療を受ける病人が主体であり，治療効果を高めるためにそれぞれの医家のすぐれたところを融合し自己の経験を交えて己の見解，新しい考え方を提示した。学術面では先生は独特の見解をもち，「気・血は身体の物質的基礎であり，実が重要である。それゆえ弁証では，陰陽を総綱とし，表・裏・虚・実・寒・熱・気・血を八綱とする」と認識していた。これは祖国医学基礎理論の八綱弁証における新たな発展であり，祖国の医療業務に対する突出した貢献であった。1981年には中華全国中医学会および農工民主党が施今墨先生の生誕100周年記念会を行い，生前に成した偉業を高く評価した。

凡　例

　　本書は，呂景山著『施今墨対薬』（人民軍医出版社1996年刊）を底本として翻訳したものである。原書は，中国で現代中医学の古典的名著の１つに数えられ，中医師の必読文献とされている。

　　「対薬」は「薬対」とも呼ばれ，処方のなかで中心的役割を果たす二味の配合をいう。二味の薬物は互いに依存・制約し合いながら，それぞれの単味とは異なる独特の治療効果を生み出す。日本ではこれまで中薬学と方剤学が主に導入され普及してきたが，処方学はまだあまり紹介されていない。本書で紹介される「対薬」は処方の基礎単位であるが，これにより処方の性格・作用がほぼ決定される。処方をまるまる憶えるのは容易ではない。「対薬」を把握することによって，多味の処方の本質，意味合いをより深く理解することができるようになるだろう。

　　本書には，著名な老中医であった施今墨先生が生前臨床で常用した対薬294対の組成，単味の効能，配合効果，適応症，常用量，臨床応用が詳細に示されている。各対薬は効能にもとづき24種類に分類して配列されている。
　　各対薬に関する記載内容は以下の順序で示されている。
1．対薬：各対薬の組成を示す。本書に記載された対薬には，過去に多くの医家によって用いられてきたものと，施今墨先生が自ら創製したものが含まれているが，いずれも実際の臨床経験から得たものであり，貴重な組み合わせである。
2．単味の効能：それぞれの薬物の性味・帰経・効能・主治を示す（最初に記載されたところに詳しく説明し，以後の記載は参照頁を示すにとどめている）。
3．配合による効能：二味の薬物の組み合わせによる効能，作用を重点的に

示している。①相互に協力し合って薬力を増強するもの，②相互に抑制し合って副作用を抑えるもの，③長所を高めるもの，④組み合わせによって新たな作用を生み出すものなどが含まれる。
4．適応症：各対薬の主治証・主治病および対薬の適する範囲を示す。
5．常用量：臨床上用いられる通常の分量を示す。臨床では病人の病状に応じて増減することが必要である。
6．服用法：特別な用法（砕いてそのまま服用する，布袋に包んで煎じる，他の薬物より先に鍋に入れて煎じる，煎じ終わる直前に鍋に入れて短時間だけ煎じるなど）を除いて，みな通常の煎じ方をする。
7．臨床応用：古人の経験を基礎とした施今墨先生の経験を記載し，また著者・呂景山先生の体験も記載して対薬の理解，使用の助けとしている。

　本文中（　）で表記しているものは原文注であり，〔　〕で表記しているものおよび＊を付けて別欄に注を設けているものは訳者注である。
　翻訳は，江崎宣久，鈴木元子，福田裕子の3人が分担して行い，相互にチェックを行った。全体の用語の統一と文体の統一は主として鈴木元子が行った。江崎宣久は3ページから131ページまで，鈴木元子は132ページから246ページまで，福田裕子は247ページから374ページまでをそれぞれ担当した。

目　次

日本語版序文 ……………………………………………………… i
序 ………………………………………………………………… ii
自序 ……………………………………………………………… iii
施今墨先生の紹介 ……………………………………………… vi
凡例 ……………………………………………………………… viii

1　疏風解表・清熱退焼類　3

1	麻黄・桂枝 …………………3		14	知母・石膏 …………………22
2	荊芥・防風 …………………5		15	鮮地黄・乾地黄 ……………24
3	葱白・淡豆豉 ………………6		16	乾地黄・白茅根 ……………25
4	桑葉・桑枝 …………………8		17	鮮地黄・石斛 ………………26
5	山梔子・淡豆豉 ……………9		18	南沙参・北沙参 ……………27
6	桑葉・菊花 …………………11		19	栝楼皮・天花粉 ……………28
7	金銀花・連翹 ………………12		20	赤芍・白芍 …………………29
8	鈎藤・薄荷 …………………14		21	天冬・麦門冬 ………………31
9	蔓荊子・連翹 ………………15		22	鼈甲・亀板 …………………32
10	僵蚕・荊芥穂 ………………16		23	青蒿・鼈甲 …………………34
11	金銀花・金銀藤 ……………18		24	知母・黄柏 …………………35
12	白茅根・芦根 ………………19		25	乾地黄・熟地黄 ……………37
13	淡竹葉・荷梗 ………………21		26	杏仁・豆豉 …………………38

2　芳香化濁・清熱去暑類　40

1	藿香・佩蘭 …………………40		4	六一散・薄荷葉 ……………44
2	滑石・甘草 …………………41		5	六一散・灯心草 ……………46
3	車前子・六一散 ……………43		6	車前子・車前草 ……………47

3 疏表透疹・解毒止痒類　48

1　葛根・升麻 …………… 48
2　浮萍・紫草 …………… 50
3　浮萍・牛蒡子 ………… 51
4　蝉蛻・薄荷 …………… 52
5　刺蒺藜・荊芥穗 ……… 53

4 和表裏・調気血類　55

1　白芍・桂枝 …………… 55
2　白芍・柴胡 …………… 57
3　柴胡・黄芩 …………… 58
4　黄芩・半夏 …………… 60
5　知母・草果 …………… 61
6　常山・草果 …………… 63

5 止汗類　64

1　黄耆・防風 …………… 64
2　山茱萸・牡蛎 ………… 66
3　麻黄根・浮小麦 ……… 67
4　黄耆・牡蛎 …………… 68
5　黄耆・浮小麦 ………… 69
6　五味子・五倍子 ……… 70
7　黄耆・附子 …………… 72
8　烏梅・五味子 ………… 73

6 清熱解毒・消腫止痛類　75

1　黄芩・黄連 …………… 75
2　紫花地丁・蒲公英 …… 77
3　牛蒡子・連翹 ………… 78
4　馬勃・青黛 …………… 79
5　馬勃・黛蛤散 ………… 80
6　板藍根・山豆根 ……… 81
7　板藍根・玄参 ………… 82
8　石膏・細辛 …………… 83
9　細辛・乾地黄 ………… 84

7 通竅亮音・療耳鳴類　86

1　蝉蛻・鳳凰衣 ………… 86
2　訶子・橘皮 …………… 87
3　訶子・桔梗・甘草 …… 88
4　石菖蒲・蝉蛻 ………… 90
5　磁石・石菖蒲 ………… 91
6　蒼耳子・辛夷 ………… 92

8 化痰止咳・下気平喘類　94

◆◆◆　化痰止咳　◆◆◆

1　浮海石・旋覆花 ……… 94

xi

2	半夏麹・旋覆花 …………95
3	黛蛤散・浮海石 …………96
4	枇杷葉・半夏 ……………97
5	胆星・旋覆花 ……………98
6	天竺黄・半夏麹 …………99
7	橘紅・橘絡 ……………100
8	紫苑・橘紅 ……………101
9	白前・前胡 ……………102
10	白前・百部 ……………103
11	半夏・橘皮 ……………105
12	杏仁・川貝母 …………105
13	知母・川貝母 …………106
14	栝楼子・栝楼皮 ………107
15	枇杷葉・六一散 ………108
16	麻黄・罌粟殻 …………109
17	人参・三七 ……………110
18	阿膠・紫苑 ……………112
19	木瓜・青黛 ……………113

◆◆◆ 下気平喘 ◆◆◆

1	五味子・細辛 …………114
2	五味子・乾姜 …………115
3	蘇子・紫苑 ……………116
4	莱菔子・白芥子 ………117
5	葶藶子・大棗 …………119
6	射干・麻黄 ……………120
7	山薬・牛蒡子 …………121
8	橘皮・桑白皮 …………122
9	桑白皮・地骨皮 ………123
10	桑白皮・桑葉 …………125
11	熟地黄・麻黄 …………126
12	熟地黄・当帰 …………127
13	大棗・黒錫丹 …………128
14	補骨脂・胡桃仁 ………129

9　益胃止渇・健脾降糖類　132

1	蒼朮・玄参 ……………132
2	黄耆・山薬 ……………134
3	緑豆衣・薏苡仁 ………135
4	葛根・丹参 ……………136
5	玄参・麦門冬 …………137
6	知母・黄柏・肉桂 ……138
7	地黄・淫羊藿 …………140

10　醒脾開胃類　142

1	鶏内金・丹参 …………142
2	鶏内金・麦芽（または穀芽）…144
3	烏梅・木瓜 ……………145
4	佩蘭・石菖蒲 …………146
5	厚朴花・代代花 ………147
6	玫瑰花・代代花 ………148

11　健脾和胃・降逆止嘔類　151

1	蒼朮・白朮 ……………151
2	半夏麹・建神麹 ………153
3	半夏麹・沈香麹 ………154
4	白朮・鶏内金 …………155
5	枳実・白朮 ……………156
6	白朮・茯苓 ……………157
7	半夏・竹筎 ……………159
8	枳実・竹筎 ……………160

9	瓦楞子・半夏麹	160	13	丁香・柿蒂	166
10	黄連・呉茱萸	161	14	橘皮・竹筎	167
11	左金丸・血余炭	163	15	蒼朮・白脂麻	168
12	乾姜・黄連	165	16	馬宝・沈香	169

12　瀉下通便類　171

1	大黄・芒硝	171	6	油当帰・肉蓯蓉	179
2	玄明粉・栝楼	173	7	橘紅・杏仁	180
3	大黄・荊芥穂	175	8	火麻仁・郁李仁	181
4	大黄・肉桂	176	9	半夏・硫黄	183
5	蚕砂・皂莢子	177			

13　健脾止瀉・固精止遺類　185

1	芡実・蓮子	185	8	血余炭・禹余粮	193
2	山薬・扁豆	186	9	赤石脂・白石脂	194
3	木香・黄連	187	10	金桜子・芡実	197
4	左金丸・蚕砂	188	11	桑螵蛸・海螵蛸	198
5	花椒・蒼朮	189	12	茯苓・益智仁	199
6	肉豆蔲・補骨脂	190	13	蒼朮・防風	200
7	赤石脂・禹余粮	192			

14　理気解鬱・行滞消脹類　202

1	青皮・橘皮	202	12	桔梗・枳殻・薤白・杏仁	215
2	枳殻・鬱金	203	13	砂仁・白豆蔲	216
3	枳実・枳殻	205	14	栝楼・枳実	218
4	香附・紫蘇梗	206	15	香附・烏薬	219
5	青橘葉・鬱金	207	16	延胡索・川楝子	220
6	薤白・栝楼	208	17	高良姜・香附	222
7	橘皮・枳実	209	18	莱菔子・莱菔纓	223
8	橘皮・沈香	210	19	木香・檳榔	224
9	旋覆花・代赭石	211	20	川楝子・沢蘭	226
10	紫蘇梗・桔梗	213	21	月季花・代代花	227
11	紫蘇梗・藿香梗	214	22	艾葉・香附	228

15　活血化瘀・止血止痛類　229

1　桃仁・杏仁 …………229
2　丹皮・丹参 …………230
3　三稜・莪朮 …………232
4　乳香・没薬 …………233
5　花蕊石・鐘乳石 …………235
6　三七・白芨 …………237
7　蒲黄・五霊脂 …………238
8　当帰・川芎 …………239
9　桃仁・紅花 …………240
10　大黄・䗪虫 …………242
11　大黄・升麻 …………243
12　海螵蛸・茜草 …………244
13　木耳炭・柿餅炭 …………245

16　寧心安神・療失眠類　247

◆◆◆　養神・補心安眠　◆◆◆
1　茯苓・茯神 …………247
2　茯神・麦門冬 …………248
3　生棗仁・熟棗仁 …………249
4　酸棗仁・柏子仁 …………250
5　遠志・石菖蒲 …………252
6　何首烏・刺蒺藜 …………253
7　甘松・鹿角霜 …………255
8　百合・知母 …………256

◆◆◆　清心安神　◆◆◆
1　酸棗仁・山梔子 …………257
2　半夏・夏枯草 …………258
3　肉桂・黄連 …………260
4　黄連・阿膠 …………261

5　女貞子・旱蓮草 …………262
6　白薇・刺蒺藜 …………264
7　半夏・秫米 …………265

◆◆◆　重鎮安神　◆◆◆
1　竜骨・牡蛎 …………266
2　紫石英・紫貝歯 …………268
3　竜歯・紫貝歯 …………269
4　石決明・紫石英 …………270
5　紫石英・鉄落 …………271
6　石決明・磁石 …………273
7　紫石英・磁石 …………273
8　珍珠母・磁朱丸 …………274
9　秫米・磁朱丸 …………276
10　朱砂・琥珀 …………276

17　平肝熄風・鎮静鎮驚類　278

1　刺蒺藜・僵蚕 …………278
2　僵蚕・地竜 …………279
3　全蠍・鈎藤 …………281
4　全蠍・蜈蚣 …………282
5　茺蔚子・天麻 …………283
6　珍珠・海参腸 …………285
7　鬱金・白礬 …………286
8　阿膠・亀板膠・鹿角膠 …………287
9　白芷・僵蚕 …………289

18　降血圧類　291

1　茺蔚子・夏枯草 …………291
2　槐花・黄芩 …………292
3　鈎藤・牛膝 …………294
4　牡蛎・葛根 …………295
5　仙茅・淫羊藿 …………296

19　強心止痛類　298

1　地錦草・分心木 …………298
2　丹参・檀香 …………299
3　五霊脂・降香 …………300
4　丹参・三七 …………301
5　石菖蒲・鬱金 …………302
6　阿膠・仙鶴草 …………303
7　地錦草・仙鶴草 …………304
8　人参・附子 …………305
9　附子・乾姜 …………307
10　羌活・菊花 …………308
11　石菖蒲・鬱金 …………309
12　附子・白芍 …………310

20　利水消腫・利湿排膿類　313

1　車前草・旱蓮草 …………313
2　萹蓄・瞿麦 …………314
3　紅麹・車前子 …………315
4　赤小豆・赤茯苓 …………316
5　赤茯苓・赤芍 …………317
6　黄耆・防已 …………318
7　大腹皮・檳榔 …………320
8　麻黄・浮萍 …………321
9　麻黄・石膏 …………322
10　益智仁・萆薢 …………323
11　血余炭・韭菜子 …………325
12　血余炭・車前子 …………326
13　冬瓜子・甜瓜子 …………327
14　冬瓜子・冬葵子 …………328
15　冬瓜子・青橘葉 …………328
16　杏仁・薏苡仁 …………329
17　冬葵子・茯苓 …………330

21　軟堅散結・化石通淋類　332

1　浮海石・海金沙 …………332
2　金銭草・海金沙 …………333
3　滑石・浮海石 …………334
4　浮海石・瓦楞子 …………335
5　瓦楞子・滑石 …………336
6　瓦楞子・魚脳石 …………337
7　鶏内金・芒硝 …………338
8　血余炭・六一散・薏苡仁 …339
9　浙貝母・夏枯草 …………339
10　玄参・牡蛎 …………340
11　海藻・昆布 …………341
12　橘核・茘枝核 …………342
13　合歓皮・刺蒺藜 …………344

22 補肝腎・強筋骨類 345

1	杜仲・続断 …………345	5	蚕砂・夜明砂 …………349
2	熟地黄・細辛 …………346	6	枸杞子・菊花 …………350
3	続断・黄精 …………347	7	狗脊・功労葉 …………351
4	刺蒺藜・沙苑子 …………348	8	女貞子・続断 …………352

23 去(疏)風除湿・通絡止痛類 354

1	桑枝・桑寄生 …………354	5	海桐皮・豨薟草 …………359
2	羌活・独活 …………355	6	呉茱萸・木瓜 …………360
3	海桐皮・秦艽 …………357	7	白芍・甘草 …………361
4	海風藤・絡石藤 …………358		

24 その他 363

1	党参・黄耆 …………363	7	蒼朮・黄柏 …………369
2	升麻・柴胡 …………364	8	白朮・黄芩 …………370
3	桑葉・黒脂麻 …………365	9	桔梗・杏仁 …………372
4	紫石英・白石英 …………367	10	檳榔・南瓜子 …………372
5	白茅根・白茅花 …………368	11	鴉胆子・竜眼肉 …………374
6	升麻・荊芥穂 …………368		

索引 …………376

中医対薬

―― 施今墨の二味配合法 ――

1 疏風解表・清熱退焼類

1　麻黄・桂枝

単味の効能

【麻黄】味は辛・微苦，性は温，肺・膀胱経に入る。中空で軽く浮の性質があり，上昇・発散の作用にすぐれる。発汗・散寒・解表の効能があり，悪寒・発熱・頭痛・鼻塞・無汗・浮脈，緊脈などの表実証を呈する外感風寒に用いられる。また散風止痒・散邪透疹の効能があるので，麻疹の透発しないもの，風疹による痒みなどに用いられる。さらに宣肺平喘・利尿消腫の効能から，風寒外束，肺気壅閉によって起こる咳嗽気喘・胸悶不舒や，水腫を伴う表証に用いられる。このほか温散寒邪の効能により，風湿痺痛・陰疽痰核〔結核性寒性膿症や，顎項部・下顎部・四肢背部にできる脂肪腫またはリンパ節炎〕にも用いられる。

【桂枝】味は辛・甘，性は温，心・肺・膀胱経に入る。肉桂の幼枝で体は軽く赤色で上昇の性質がある。以下のような効能に分類できる。

1）解肌発表・調和営衛・温陽化気・利水消腫の効能により，発熱，悪風，若干の発汗があり表証が解けないなどの体弱表虚，外感風寒証。

2）心脾陽虚による水湿内停・胸肋支満・心悸・息切れ・浮腫・小腹脹満・小便不利など。

3）腕を横行して経脈を温め，通じて去風除湿・宣通閉阻・散寒止痛の効能を示すことから，胸陽不振・心血瘀阻・胸膈不利・胸満悶痛・痛引肩背・心悸・気短で，結脈や代脈などをあらわすもの。

4）風寒が経絡に侵入して生じた関節の疼痛，および女性の経寒瘀滞・月経不順・無月経・痛経の諸症状。

配合による効能

　麻黄は辛温で体表に達する性質がある。肌表の衛分をよくめぐり，腠理を開いて寒邪を散らし，玄府〔汗孔〕を開いて発汗させる。桂枝は辛温で発散の性質があり，営分に入って解肌して営分を調和させる。麻黄と協同して営分に入り，また血分より出て，営分にある邪気を肌表に引き出し，汗とともに排出する。両薬を配合すると発汗解表の作用により，悪寒発熱・頭痛・身痛など表実証の風寒感冒に，すぐれた効果をあらわす。辛温解表の主要配合である。

適応症

1．発熱・無汗・悪寒・怕風・頭痛・身痛など，表実証の風寒感冒
2．風寒湿邪による痺痛の諸症状
3．表邪が盛んなため陽気が体表に宣発できなくなって起こる咳喘

常用量　　　麻黄　3～6g　　　桂枝　6～10g

臨床応用

　麻黄と桂枝の組み合わせは，張仲景『傷寒論』の麻黄湯に由来する。風寒の邪気が体表にとどまった表実証〔太陽病〕や，風・寒・湿の邪気が引き起こした痺証，風寒による哮嗽に用いられる。

　麻黄と桂枝の配合は辛温解表薬の組み合わせで，腠理を開いて寒邪を散らす作用が最も強い。冬季に深夜外出して強い寒邪を感受し，悪寒発熱して四肢に疼痛を発し，寝返りができなくなった高冷地在住の患者に，麻黄湯を1剤服用させて完治した経験がある。麻黄が玄府を開いて衛気をめぐらせると同時に，桂枝が肌表を解いて営気を和ませたためと考えられる。痺痛の治療では，桂枝の，経脈を温め寒気を散らして血脈を通じる効能を主とし，麻黄の，風寒を解いて衛気を宣発させることを補助とする（麻黄と桂枝の組み合わせは痺痛，とくに風寒痺痛に効果がよい。佐薬として附子・防風を用いれ

ばさらに効果がよくなる）。喘息に対しては麻黄はすぐれた作用をもつので，主薬として用いるべきである。

　滕宣光は「裏外に寒証を呈した喘息の症例に，桂枝6ｇ・麻黄3ｇを用いたところ，発汗があらわれないうちに平喘止咳の作用があらわれた。表裏に寒をもつ喘息には，桂枝と麻黄の組み合わせが適している」と述べている。

2　荊芥・防風

単味の効能

【荊芥】味は辛，性は温，肺・肝経に入る。生品には発汗・去風・解表の効能があり，発熱悪寒・無汗・頭痛・身痛など風寒感冒に用いられる。また透発麻疹の効能があり，麻疹の透発しないものの諸症状にも用いられる。炒品は血分に入って止血去風の効能をあらわすので，鼻血・血便・崩漏などに用いられる。このほか表証を伴う瘡瘍初期にも用いられる。

【防風】味は辛・甘，性は微温，膀胱・肝・脾経に入る。浮上する性質があり，去風の効能にすぐれる。発熱悪寒・頭痛・身痛などの風寒感冒，また発熱悪寒・赤目・喉の痛みなどの風熱感冒にも用いられる。さらに去風湿・止痛の効能もあって，風湿痺痛〔風湿邪により生じた関節痛〕にも用いられる。防風の炒品にも止血の効能があり，血便・崩漏に用いることもできる。

配合による効能

　荊芥は芳香により散の作用があり，気味は軽く温性で燥〔津液を消耗する〕の性質はない。辛による発散の効能から，上焦の風寒を発散させる傾向がある。黒く炒めれば血分に入るようになり，血分の鬱熱を発散することもできる。防風は温性で柔潤，上昇（昔は「風薬の中の潤剤」と呼んだ）の性質があり上焦に入ることにすぐれ，上焦の風邪を治療することができる。また気分に入ることもでき，全身の風邪を除き，同時に湿邪を除くこともできる（一般的に風薬はすべて，湿邪を除く作用もある）。両薬は相互に補い合って上

焦にはたらき，発散風寒・去風除湿の作用を強め合う。

適応症

1. 発熱悪寒・無汗・鼻塞・声重・頭痛・身痛などをあらわす四季感冒
2. 風疹（現在の蕁麻疹に類似），皮膚の痒み
3. 表証を伴う瘡瘍〔化膿性炎症〕の初期
4. 血便・月経過多・泄瀉・痢疾

常用量　　　荊芥　6〜10g　　　防風　6〜10g

臨床応用

　荊芥と防風を配合したものに荊防散がある。『本草求真』では「防風と異なり荊芥の気は軽揚ではない，駆風するには骨肉まで入る必要があり，宣散風邪に防風を用いるときには必ず荊芥を合わせて用いる。そうすれば荊芥は肌膚深く入り宣散の効能を発揮できるようになる」と説いている。荊芥の発汗散寒の作用は強く，防風の去風の作用も強い。両薬を合わせて用いれば発散風寒の作用を発揮し，また経絡にある風熱を除くこともできる。よって悪寒怕風・発熱無汗・全身疼痛などの四季感冒に用いることができる。

　施先生は，もし外感表証で麻黄桂枝（辛温解表重剤）では温熱の性質や作用が強すぎ，銀翹散では寒涼性が強すぎるときには，荊芥と防風の組み合わせ（辛温発表軽剤）が適すると考えていた。

3　葱白・淡豆豉

単味の効能

【葱白】味は辛，性は温，肺・胃経に入る。生品は辛散，熟品は甘温である。中空で上昇の性質があり，発散・疏散風寒・発汗解肌（発汗作用は強くない）の効能を示すので，風寒感冒の軽症に用いられる。また明目利竅・通便・通

陽気・散陰寒の効能もあるので、気血凝聚による頭重感・頭痛・寒凝気滞・腹脹腹痛や、膀胱気化の失調による小便不利などにも用いられる。

【淡豆豉】豆科植物大豆の成熟種子を発酵加工したもので、2種類の製法がある。

1. 通常は夏期に黒豆を洗浄し、蒸した後、広げて桑葉と新鮮な青蒿で上を覆い発酵させる。黄色になった後に取り出し、桑葉、青蒿を除き、清水の中に攪拌した後、瓶に入れて蓋をして露天に3週間放置する。その後取り出して日陰干ししたものを用いる。
2. 百斤〔50kg〕の黒豆を蘇葉・麻黄各2kgとともに水浸する。黒豆を煮て透明にした後、さらに煮つめて干して竹筒に入れる。8日間日陰干しして乾燥させた後、大壺に入れて、夏期は3日間、冬季は5日間放置し十分に発酵させる。取り出して日陰干しの後、再度蒸して日陰干しを行い使用する。

1の方法で製したものの味は辛・甘・微苦、性は寒である。2の方法で製したものの味は辛、性は微温である。発散表邪・透邪外達の効能があり、発熱・悪寒・悪風・頭痛などの四季感冒に用いられる。また散鬱・清熱・除煩の効能もあるので、発熱性疾病後期の微熱・胸中煩悶・虚煩不眠などにも用いられる。

配合による効能

葱白は辛潤で温の性質をもつが、燥〔津液を消耗する〕の性質はない。上昇して肺経に入り宣散・発汗解肌の効能をあらわし、上下の陽気を通じる。

淡豆豉は降の性質をもち、去風散熱・利水下気・活血解毒・散鬱除煩の効能をあらわす。両薬を組み合わせると上昇・下降ともにはたらき、上下および左右を通じて通陽発汗・解表散邪・去風散寒の効能をあらわす。両薬は通陽発汗するが陰を傷つけることなく、さらに寒涼が邪を阻止する心配もない。

清代の張璐は「豆豉は虚熱による懊憹〔心窩部に灼熱のような不快感を自覚し落ち着かない〕を吐き出させ、葱を得て発汗させる」と述べている。両薬は協力してそれぞれの長所を発揮する。

適応症

外感病の初期で、邪気がまだ衛分にとどまっているもので、悪寒発熱（あ

るいは微悪風寒)・頭痛・四肢がだるく痛む・苔薄白・浮脈数脈，また鼻塞・咳嗽などをあらわすもの

常用量　　葱白　　3～10gまたは2～5寸
　　　　　　淡豆豉　6～12g

臨床応用

　葱白と淡豆豉の組み合わせは『肘後方』の葱豉湯に由来する。風寒感冒初期の頭痛や鼻塞など，邪気が軽く病状の軽いものに用いられる。また，温病初期の悪寒にも用いられる。両薬の組み合わせには解肌発汗の効能があり，麻黄湯の代用となると考えられる。清代の張璐は「本方の薬味は軽いが，効能は顕著である。虚に傾いた人の風熱，伏気発熱〔病邪が潜伏し時間が経過してからの発熱〕，産後の感冒，手の麻痺に効果がある」と述べている。

4　桑葉・桑枝

単味の効能

【桑葉】 桑の木の葉で，冬桑葉，霜桑葉などの別名もある。味は苦・寒，性は寒，肺・肝経に入る。軽質で清熱・発散の性質をもつ。表の風熱を疏散し，清泄肺熱・滋肺燥・止咳嗽の効能をあらわすので，外感風熱による発熱・頭痛・咽喉腫痛・咳嗽などに用いられる。また散風熱・清肝熱の効能もあり，肝経風熱あるいは実火により生じた眼睛流涙・紅腫渋痛などに用いられる。このほか涼血止血や頭髪を黒くする効能があることから，血熱吐血・白髪・脱毛などにも用いられる。

【桑枝】 桑の木の幼枝で，嫩桑枝とも呼ぶ。味は苦，性は平，肝経に入る。去風活絡・通利関節・利水消腫の効能により，風熱による全身の痒みや，発疹，身体に潤いがない，風湿による痺痛，経絡瘀滞による関節疼痛・筋肉のひきつり・四肢麻痺などに用いられる。

配合による効能

桑葉は軽質で寒の性質ももつので,清熱・発散の作用をあらわす。疏表邪・散風熱・涼血滋燥・清肝明目の効能にすぐれる。桑枝は絡道を通じ,津液をめぐらせ,関節を滑らかにして去風除湿・止痛の効能を発揮する。桑葉は散,桑枝は通が主作用である。両薬を組み合わせると疏通のはたらきが際立ち,清熱・疏風解表・去風通絡・止痛の効果がさらに強くなる。

適応症

1. 外感初期の発熱・頭痛・身体のこわばり・疼痛など
2. 風湿痺痛・四肢のひきつり・関節疼痛など
3. 風熱痒疹

常用量　　桑葉　6～10g　　　桑枝　15～30g

臨床応用

桑葉と桑枝の組み合わせは四季感冒の諸症状によい。もし風寒が強いときは荊芥・防風を組み合わせ,風熱が強いときは銀花・連翹を組み合わせると,さらに効果がよくなる。

5　山梔子・淡豆豉

単味の効能

【山梔子】梔子または山梔とも呼ばれる。味は苦,性は寒,心・肝・肺・胃・三焦経に入る(心・肺・三焦が主である)。生品は瀉火(内熱には実を,表熱には皮を用いるとよい),黒く炒めたものは止血,生姜汁で炒めたものは止煩嘔吐の効能をあらわす。三焦の火邪を清し煩悶〔いらだち感〕を除く効能があるので,熱病による心煩で鬱悶不快・イライラ・落ち着きがないなど

をあらわすものに用いられる。また清肝明目の効能があり，肝熱による目赤腫痛などに用いられる。さらに清熱解毒・清利湿熱の効能もあり，湿熱黄疸・胸脇張満・疼痛・発熱・納呆・尿少色黄などにも用いられる。このほか清熱瀉火・涼血止血の効能もあり，血熱妄行による吐血・鼻血・血尿などにも用いられる。
【淡豆豉】6ページ参照

配合による効能

　山梔子の味は苦，性は寒で，軽く風に揺れる姿は肺に似ている。赤色で心に入り，心肺の熱邪を瀉して小便とともに排出させる。また三焦の鬱熱を解き，清熱除煩の作用をあらわす。炒品は血分に入り血熱を清し，また気分の熱も清す。淡豆豉は黒色，味は苦，性は寒である。蘇葉・麻黄とともに煮ると寒から温に薬性が変化し，発汗・開腠理・宣透表邪・散鬱除煩の効能をあらわす。山梔子は清，淡豆豉は解にはたらき，両薬は清解の組み合わせとなって，発汗解肌・宣透表邪・清泄裏熱・解鬱除煩の力がさらに強くなる。

適応症

1．外感風熱や温病初期の諸症状
2．熱性病後期で微熱が下がらず，胸中煩悶・イライラ・落ち着きがない・不眠などをあらわすもの

常用量　　　山梔子　4.5〜10ｇ　　　淡豆豉　6〜10ｇ

臨床応用

　梔子と淡豆豉の配合は張仲景の『傷寒論』梔子豉湯に由来する。傷寒病が汗，吐，下法でも治癒せず，虚煩・不眠・転倒・心中懊憹〔心窩部に灼熱感を自覚する〕などを示すものに用いられる。『本草求真』では，「煩は気，躁は熱に属する。傷寒論の梔子豉湯では梔子を用いて肺煩を治し，豆豉を用いて腎燥を治す。また梔子は吐薬として作用し膈上の邪気を散らす。これは上焦にある病邪を催吐して排出するのである。梔子豉湯は虚煩客熱を吐し，瓜蒂散は痰食宿食を吐く」と述べている。

　著者の経験では通常の感冒のみならず，流行性感冒〔インフルエンザ〕の

発熱にも使用できる。外感初期で銀翹散や荊芥防風の類の剤では熱が下がりきらないもので，心下に鬱積があり不快なときに有効である。

施先生は外感病の治療では，清熱・解表が重要であると考えていた。内側を清すと同時に表面を解くの意味である。患者の臨床表現，脈象，舌苔にもとづいて寒熱の比重を明らかにし，清と解の割合を考慮して処置するとその効果は大きい。清の梔子，解の豆豉，両薬の組み合わせは簡単であるが，後に外感病の治療における重要な方法となった。

6　桑葉・菊花

単味の効能

【桑葉】8ページ参照
【菊花】味は辛・甘・苦，性は微寒，肝・肺経に入る。軽質で気は涼のため，疏風清熱の要薬である。外感風熱，温病初期の頭痛，発熱などに用いられる。また清肝瀉火・平降肝陽の効能から，肝陽上擾による頭痛・めまい，肝火上攻による目赤腫痛などに用いられる。さらに清熱解毒の効能から，瘡瘍腫毒〔急性化膿性疾患〕の諸症状にも用いられる。

配合による効能

桑葉は軽質で寒のため，軽清による発散と，昇降両方の性質をもち，疏散風熱・宣肺泄熱・潤肺止咳の要薬である。菊花も軽質で涼，上走の性質があり，疏風清熱・清肝明目の作用にすぐれる。桑葉は散風，菊花は清熱が主作用である。桑葉の清疏は強いが菊花の清疏は弱い。両薬を組み合わせると疏風清熱・解毒退焼・清肝明目・潤肺止咳の効力が，さらに強くなる。

適応症

1．風熱感冒のうち風温の初期で，発熱はひどくなく，汗があって表が解けず，咳嗽しわずかに喉が渇くもの

２．肝陽上擾，あるいは風熱により起こるめまい・頭痛・目赤腫痛など

常用量　　　桑葉　6〜10ｇ　　　菊花　6〜10ｇ

臨床応用

　桑葉と菊花の配合は辛涼解表の剤で，清代の呉鞠通の『温病条弁』桑菊飲に由来し，風温咳嗽に用いられる。
　筆者の経験では桑葉は散風の，菊花は清熱の作用がすぐれている。両薬を組み合わせると散風清熱・解表退焼の効力がさらに強くなる。四季感冒，風熱証，風温初期の発汗があり表証が解けないもの，いずれにもよい効き目が得られた。

7　金銀花・連翹

単味の効能

【金銀花】忍冬花・銀花・二花・双花などの別名がある。味は甘，性は寒，肺・胃・心・脾経に入る。軽質で香気があり，気分の熱を清し血分の毒を解く効能がある。また宣散の効能もあり，外感風熱や温病初期の，表証が解けず裏熱が盛んな病状に用いられる。金銀花の清熱解毒の作用は強く，涼血・解毒熱の作用も合わせ持っているので，瘡瘍腫毒・咽喉腫痛・瀉痢膿血などにも用いることもできる。

【連翹】の味は苦，性は微寒，心・胆経に入る。軽いため浮の性質があり上焦を清するので，心火を瀉し，血結を破り，気滞を散じ，腫毒を消し，尿の出をよくすることから，瘡の要薬とされる。外感風熱や温病初期の発熱・煩躁・喉の渇きなどに用いる。また瘡瘍腫毒・瘰癧〔結核性頸部リンパ節炎〕・丹毒・乳癰〔急性乳腺炎〕などにも用いられる。

配合による効能

　金銀花は軽質で芳香をもつ。気分の熱を清し血分の毒を解くことができる。連翹は軽質，浮で上焦に作用して，心火を瀉し，血結を破り，気滞を散じ，癰腫〔急性化膿性の腫脹〕を消す効能がある。両薬を組み合わせれば，ともに上焦に作用して，清昇浮・宣散・清気涼血・清熱解毒の効能を強め合う。また気血を流通させて十二経脈の気滞血凝を宣導し，消腫散結・止痛の効能を発揮する。

適応症

1．風熱証を示す四季感冒
2．温熱病初期で表証が解けず裏熱が盛んなもの
3．風熱による頭痛・目痛・歯痛・鼻淵〔副鼻腔炎〕・咽喉腫痛など
4．風熱痒疹
5．瘡癰腫毒の陽証に属するもの（血管炎にも使用可）

常用量　　金銀花　10～15ｇ　　　連翹　10～15ｇ

臨床応用

　金銀花と連翹の組み合わせは，清代の呉鞠通が著した『温病条弁』の銀翹散に由来する。温病初期の諸症状や，さまざまな熱性伝染病初期の諸症状に用いられる。

　筆者の経験ではさらに瘡瘍腫毒，血管炎などの諸病にも有効である。ただし使用量をいずれも15～30ｇに増量することが必要である。紫地丁・蒲公英を配合してもよい。

8 鈎藤・薄荷

単味の効能

【鈎藤】双鈎藤，鈎藤鈎とも呼ばれる。味は甘，性は微寒，肝・心包経に入る。清肝熱・平肝風・降血圧・舒筋脈〔筋肉の強ばりをほぐす〕・除眩暈〔めまい〕などの効能から，肝経の熱による頭脹・頭痛，肝陽上亢による頭暈・目のくらみ・血圧上昇，風熱による頭脹・頭重感などに用いられる。また心包絡の火を瀉し，清心熱・熄風止痙の効能をあらわすので，ひきつけや熱性病による手足の痙攣，四肢の硬直および小児の驚啼瘈瘲（筋肉が強ばり収縮するものを瘈，筋肉が緩みほぐれるものを瘲，伸縮ができなくなったものを瘈瘲と言う，いずれもひきつけに相当する）などに用いられる。

【薄荷】味は辛，性は涼，肺・肝経に入る。本薬は発散・去風清熱の効能にすぐれ，風熱感冒や温病初期で発熱・微悪寒・無汗・頭痛・身体痛などを伴うものに用いられる。涼ゆえに清熱・清利が可能であり，清利咽喉の効能から，咳嗽失音・咽喉腫痛・頭痛・目赤・口蓋歯の諸症状にも用いられる。また散邪透疹・去風止痒の効能があり，痘疹や麻疹の初期の十分に発疹していない状態，外感風邪が閉塞して症状が出てこない状態，風疹，皮膚の痒みなどにも用いられる。このほか浮・上昇の性質をもち解鬱散気の効能をあらわすので，肝気鬱滞による胸痛・脇痛などにも用いられる。また嘔吐・腹瀉・腹痛などの暑月痧症〔胃腸症状をあらわす夏季の感染症〕にも用いられる。

配合による効能

鈎藤は清熱平肝・鎮痙熄風の効能をもち，薄荷は清熱解表・透疹・清利咽喉・疏肝解鬱の効能をもつ。鈎藤は軽質で気は薄く上向の性質があり，清熱鎮痙にすぐれる。薄荷は軽質で芳香があり辛涼行散を示し，表散風熱・清利咽喉の効能にすぐれる。両薬を組み合わせると，去風清熱・利咽鎮咳・解表退焼の作用を発揮する。

適応症

1．風熱感冒や温病の初期で，発熱・微悪寒・無汗・頭痛・身体痛などをあ

1　疏風解表・清熱退焼類

　らわすもの
2．内傷または外感による咳嗽で長引くもの
3．風熱上擾による頭重感・頭痛・目のかすみなど
4．肝陽上擾による頭脹・頭痛・頭暈・めまいなど
5．小児の夜泣き・痙攣・咳嗽

常用量　　　鈎藤　10〜15 g　　　薄荷　6〜10 g

臨床応用

　鈎藤と薄荷はすぐれた去風清熱・利咽止咳・解表退焼の作用をあらわす。祝先生は傷寒感冒・咽痒咳嗽の患者に対し，お茶代わりに飲んでもよい効果が得られると考えていた。もし病状が重ければ症状に応じてさらにほかの薬物を組み合わせて応用する。煎じる際には，長く煎じないようにし，ほかの薬が煎じ終わる直前に鍋に入れるようにすると，良好な効果が得られる。

9　蔓荊子・連翹

単味の効能

【蔓荊子】味は辛・苦，性は平，膀胱・肝・胃経に入る。本薬は軽浮で昇散，頭部に作用する性質があり，疏散風熱・去風止痛・通利九竅の効能から，外感風熱・上犯清竅・偏頭痛・正頭痛〔頭部全体の疼痛〕・目赤腫痛・涙が出て目が眩しい・歯痛・耳鳴りなどに用いられる。また捜風除湿の効能もあり，風湿痺痛・肢体攣縮などにも用いられる。
【連翹】12ページ参照

配合による効能

　蔓荊子は昇散，軽浮で，上行して涼散風熱・清肝明目・通竅止通の効能をあらわす。連翹は軽清，浮で，散肺熱・清心火の効能がある。両薬は互いに

協力し合って上焦の風熱を清し，解表清熱・解毒止痛の効能を発揮する。

適応症

1．風熱が上焦に聚(あつ)まって，頭重感・頭痛・発熱などをあらわすもの
2．風火による頭痛・赤目・目の炎症など

常用量　　　蔓荊子　6〜10g（砕いて煎じる）　　　連翹　9〜15g

臨床応用

　施先生は蔓荊子と連翹の組み合わせを頭痛の治療に用いた。風寒頭痛には荊芥穂・防風を，風熱頭痛には桑葉・菊花を配合したが，その効果は著明であった。

10　僵蚕・荊芥穂

単味の効能

【僵蚕】白僵蚕とも呼ばれ，白僵菌により感染死した蚕の幼虫である。味は鹹・辛，性は平，肝・肺経に入る。本薬は清化の気を有し腐敗しない。気味は薄く軽浮・上昇の性質をもち，疏散風熱・去風止痛の効能により，風熱により生じた頭痛（神経性頭痛に類似）・喉痺（咽喉炎に類似）・喉風（咽喉部化膿性疾患に類似）・目赤腫痛などに用いられる。また熄風止痙の効能をもつので，盛んな痰熱により生じたてんかん，小児（急性および慢性）のひきつけ，中風失語症に用いられる。さらに化痰散結の効能もあり，瘰癧痰核に用いられる。このほか去風止痒の効能から，風疹による痒みなどにも用いられる。また，崩漏帯下・面䵟（頬の色素沈着に類似）にも用いられる。

【荊芥穂】荊芥の花穂である。気は辛で芳香があり，性は温であるが燥の性質はない。軽質で上・表にとどまる風寒邪気を発散，疏解する。また血分に入って血分の伏熱を清散し，外邪を表に引き出す効能がある。感冒，外感が

長引き血分に入ったもの，麻疹の透発不利に用いられる。

配合による効能

　僵蚕は清化の気を有し腐敗しないものが最も良品である。気は薄く軽浮，昇の性質により，去風清熱・熄風解痙・化痰散結・通絡止痛の効能をあらわす。荊芥穂の気味は辛，芳香があって軽揚，宣発昇散の効能をあらわし，散風熱・清頭目・止疼痛の作用がすぐれている。両薬はともに上焦に作用し，去風清熱・清肝明目・行血散瘀・除湿止帯・通絡止痛の効能を強め合う。

適応症

1．風寒感冒の悪寒発熱・鼻づまり・鼻水・無汗頭痛など
2．風疹（蕁麻疹に類似），皮膚の痒みなど
3．赤白帯下の諸症状
4．風熱が脾に乗じることにより生じる崩漏の諸症状
5．中風失音

常用量　　僵蚕　　6〜10g（散剤の場合は1回1〜1.5gを服用）
　　　　　　荊芥穂　6〜10g

臨床応用

　僵蚕と荊芥穂の組み合わせの適用範囲は極めて広い。弁証が正しく，適切な配薬であればいずれもよい効果が得られる。崩漏（子宮出血）には荊芥穂を黒く炒めて用いる。必要なときには米酢を50〜100mℓ加えて煎じると，止血作用が迅速に得られる。

11 金銀花・金銀藤

単味の効能

【金銀花】12ページ参照

【金銀藤】常緑蔓性植物，金銀花〔スイカズラ〕の葉の付いた若枝である。冬でも枯れないことから忍冬藤とも呼ばれる。本薬は金銀花の清熱解毒のほかに，経絡に入り込んだ風湿熱邪を清し，絡脈の気機を疏通して止痛消腫する効能があるので，風熱感冒の頭痛・身体痛，風湿熱痺（風湿の盛んな風湿性関節炎に相当し，結節性紅斑をあらわすもの）による関節の腫脹・熱・痛み・屈伸困難などに用いられる。

配合による効能

　金銀花は軽質で芳香があり気分の熱を清す。また血分の毒を解くので清熱解毒のすぐれた薬物である。金銀藤は忍冬の若枝で生発の気を有し，理気行滞・通絡止痛・疏風清熱の効能がある。金銀花は清熱解毒，金銀藤は通絡止痛が主である。両薬を組み合わせると，清熱消炎・解毒（抗菌・抗ウイルス）・消腫・通絡止痛の効能が，さらに強くなる。

適応症

1. 温病初期の邪気が衛分にあるもの，あるいは外感風熱による発熱・悪風・咽喉腫痛・四肢の痺れ・疼痛など
2. 瘡瘍紅腫の諸症状
3. 熱痺の諸症状
4. 脈管炎の諸症状

常用量　　　金銀花　10〜15ｇ　　　　金銀藤　15〜30ｇ

臨床応用

　金銀花と金銀藤の組み合わせは，外感風熱や温病初期の四肢の痺れ・疼痛などによく使われる。熱痺諸症状には牡丹皮・丹参・蒼朮・黄柏を配合する

ことで，迅速な効果が得られる。両薬を脈管炎に用いると，解毒消炎・通絡止痛の効能をあらわすことが報告されている。

12　白茅根・芦根

単味の効能

【白茅根】味は甘，性は寒，中空で節があり，肺・胃経に入る。肺胃の熱を清し生津止渇の効能があるので，熱性病の煩渇・肺熱咳嗽・胃熱嘔吐などに用いられる。また涼血止血の効能により，血熱妄行・吐血・血尿などに用いられる。このほか利尿作用から導熱下行の効能もあらわし，水腫・熱淋・黄疸などにも用いられる。

【芦根】葦根は同一の薬物である。水辺の乾地に生育する小さなものを芦，水の深いところに生育する大きなものを葦と呼ぶ。味は甘，性は寒で，肺・胃経に入る。形状は中空で肺気を理し，甘く水分が多いので滋陰養肺の効能がある。上焦では去痰排膿・清熱透疹，中焦では清胃熱・生津止渇・止嘔，下焦では利尿により導熱外出の作用をあらわす。温熱病の高熱・口渇・胃熱嘔吐，肺熱による咳嗽・濃厚な痰・黄痰の排出ができないなどの症状に用いられる。

配合による効能

　白茅根の味は甘であるが膩膈〔油っこくて胸腹部に膨満感を感じさせる〕はなく，性は寒であるが胃を傷めることはない。また利水の作用があるが陰を傷つけることはなく，血分の熱をよく清す。芦根の味は甘であるが滋膩ではない。生津の作用があるが邪気を抱き込むような性質はなく，もっぱら気分の熱を清す。両薬は気血に対する薬物の組み合わせであり，気血をともに清し，発汗解表・清熱退焼する。また白茅根は裏を清し，芦根は透表するので清透の組み合わせでもあり，肺熱咳喘がある者における清透疹毒の作用がとくにすぐれている。

適応症

1. 感冒発熱，感冒の初期には芦根を用いる。2，3日で解けなければ白茅根を加える
2. 温病の発熱・煩渇・煩燥不安など
3. 肺熱咳喘（気管支炎，大葉性肺炎，ウイルス性肺炎のいずれにも使用できる）
4. 麻疹初期に臓腑に熱が鬱積し，疹毒が盛んで表散を必要とするものの透発疹毒
5. 急性腎炎や尿路感染で発熱・小便不利・水腫のあるもの
6. 熱性のしゃっくり
7. 流行性出血熱

常用量　　白茅根　（新鮮なものを用いるときには30〜60ｇ）
　　　　　　　　　　（乾燥品を用いるときには10〜15ｇ）
　　　　　　芦根　　（新鮮なものを用いるときには30ｇ）
　　　　　　　　　　（乾燥品を用いるときには10〜15ｇ）

臨床応用

　芦根と白茅根の配合は『千金方』に由来する。芦根・白茅根それぞれ60ｇに水4lを加えて，2lになるまで煮詰めたものを数回に分けて服用する。胃反上気〔食べたものを吐出する〕，嘔吐に用いるとある。施先生の経験では外感発熱のみならず，内傷発熱，原因不明の微熱のいずれにも有効である。発熱が激しいものには山梔子・淡豆豉を配合すると，退熱の作用が迅速に得られる。

　このほか両薬の煎液をお茶の代わりに頻回服用させると，小児麻疹に合併する肺炎を予防する効果がある。

13 淡竹葉・荷梗

単味の効能

【淡竹葉】竹はマダケとハチクに分類されるが，これらいずれの薬も薬用する。新鮮なものは鮮竹葉，乾燥したものは淡竹葉と称される。味は甘・淡，性は寒であり，心・胃・小腸経に入る。上焦では清心火・除煩の効能があり，熱病煩熱・口舌生瘡・咳逆喘促・小児の風熱てんかんなどに用いられる。中焦では清胃熱の効能があり，煩熱口渇，嘔吐，吐血などに用いられる。下焦では滲湿・利小便の効能があり，濃縮尿・湿熱黄疸に用いられる。

【荷梗】荷葉〔ハスの葉〕の葉柄であり，味は苦，性は平で，肝・脾・胃経に入る。本薬は荷葉の解暑清熱・昇発清陽の効能のほか，理気寛胸の効能にもすぐれ，夏期に暑湿を感受したことによる胸悶不舒・悪心嘔吐・食欲不振などに用いられる。このほか通気利水の効能もあり，泄瀉・痢疾・淋病・帯下にも用いられる。

配合による効能

淡竹葉は軽質で気は薄く味は甘・淡，寒涼である。軽ゆえに身体上部に作用し，辛ゆえに散鬱，甘ゆえに緩脾，涼ゆえに清心，寒ゆえに清熱の効能をあらわす。荷梗の味は苦・平，中空で軽質，湿った土の下に生育し長養生発の気に富み，去暑清熱・理気寛胸・昇発清陽（脾胃の気を昇発する）の効能がある。淡竹葉は清利を主とし，熱を下行させ小便とともに排出させる。荷梗は昇清を主とし理気寛中・消脹除満・醒脾開胃の効能がある。両薬を組み合わせると昇降ともにはたらき，清心火・利小便・去暑湿・快胸膈・消脹除満・開胃・増食の効能がさらに強くなる。

適応症

1．夏期の日射病の諸症状
2．衛分から気分に転入した熱性病における煩熱・口渇・小便不利など
3．小児の発熱や濃縮尿など
4．心熱が小腸に移行したことによる小便渋痛〔排尿時の痛み〕など

5．湿熱発黄の諸症状

常用量　　淡竹葉　　（新鮮なものでは15～30ｇ，乾燥品では10～15ｇ）
　　　　　　荷梗　　　10～50cm

14　知母・石膏

単味の効能

【知母】味は苦・甘，性は寒，肺・胃・腎軽に入る。潤質で苦寒であるが燥の性質はない。沈の中に浮，降の中に昇の性質をもっている。上行すれば肺気を静粛し，瀉肺火・潤肺燥・除煩熱・止咳嗽の効能を示すことから，温熱病で気分に邪気がある時の高熱・煩躁・口渇・洪脈の甚だしいもの，および陰虚燥咳や肺熱咳嗽に用いられる。中焦に入れば清胃火・除煩渇の効能を示すことから，消渇病の中消〔糖尿病の一種，多食で空腹になりやすく外見は痩せた状態を示す〕に用いられる。下焦に入れば瀉相火〔肝腎の陽気を瀉す〕・滋腎躁の効能を示すことから，陰虚火旺・骨蒸潮熱・寝汗などに用いられる。
【石膏】多くは生で用いられることから，生石膏とも呼ばれる。味は辛・甘，性は大寒，肺・胃経に入る。重質であるが気は浮であり，肺経に入って清泄肺熱・平喘の効能を示すことから，肺熱気喘に用いられる。また清熱瀉火の効能があり，気分の実熱を清泄して解肌邪熱するので，温病で邪気が気分にあるときに生じる壮熱汗出・口渇・煩躁・洪脈の甚だしいものに用いられる。また胃経に入って清熱瀉火の効能を示すことから，胃火亢盛や胃火上炎による頭痛・歯根腫痛などにも用いられる。

配合による効能

　知母は甘・苦・寒で，潤質多液，上昇と共に下降の性質もあり，上焦では清肺熱，中焦では清胃火，下焦では瀉相火の作用をあらわす。石膏は甘・辛・淡であり，重質下降であるが気は浮，上昇である。大寒で肺胃の熱をよく冷

ます。また気分に作用し気分の実熱を清することもできる。両薬は相互に促進しあって肺・胃の実熱を清する力を強め合う。

適応症

1. 外感風寒が熱に変化したり，温熱の邪気が肺・胃に入ることにより引き起こされる，高熱・口渇・煩躁，さらには神昏狂乱，洪脈で脈が速いなどをあらわす外感気分実熱の症状
2. 口の乾燥，口渇，甚だしきは大渇で大飲など糖尿病の上消の症状

常用量　　　知母　6～10ｇ　　　石膏　15～30ｇ（砕いて先に煎じる）

臨床応用

　生石膏と知母の配合は『傷寒論』の白虎湯に由来する。陽明病の洪脈が甚だしく，悪寒はないが悪熱があり，舌が乾き煩躁で横になるのがつらい，沢山の水を飲みたがるなどの症状や，また滑脈で脈拍数が多く手足が冷えた熱厥の症状に用いる。

　生石膏は細かく砕いて多量の水に溶かし，お椀1～2杯を頻回に飲むと微汗を取る効果がよい。古人は石膏の解肌退熱の効能を認識していた。

　糖尿病は中国伝統医学では「消渇」の範囲に属する。いわゆる上消はその多くが肺陰虚から化熱したものなので，生石膏と知母を用いて治療する。生石膏は甘寒清熱・除煩止渇の作用，知母は苦寒堅陰・滋陰潤燥の効能があり，両薬の組み合わせは相乗的な効果となって，上渇の諸症状を治療することができる。祝先生は糖尿病で節度なく飲水するものに浮萍30ｇを配合すると，その渇きを解くことをたびたび経験したと述べていた。

15 鮮地黄・乾地黄

単味の効能

【鮮地黄】鮮生地とも呼ばれ，ゴマノハグサ科植物アカヤジオウの新鮮な根茎である。味は甘・苦，性は寒，心・肝・腎経に入る。甘寒で水分が多く，わずかに苦味がある。涼性であるが不滞であり，潤質であるが膩ではない。清熱瀉火・生津止渇・涼血止血の効能にすぐれるが血流を妨げることはない。熱性病の邪熱が営分に入って生じた発熱・口渇・舌が赤くなる，あるいは身体の発疹，陰虚火旺による咽喉疼痛などに用いられる。また血熱妄行による吐血・喀血・鼻血・血尿・血便・崩漏などの諸症状，虚労骨蒸による消渇，便秘などにも用いられる。

【乾地黄】乾生地・大生地とも呼ばれ，ゴマノハグサ科植物アカヤジオウの根茎を日陰干ししたものである。味は甘・苦，性は涼で，心・肝・腎経に入る。味は濃いが気は薄く，滋陰清熱・養血潤燥・涼血止血・生津止渇の効能にすぐれる。温病の発熱・舌が赤くなる・口渇，陰虚発熱や熱性病後期の持続的な微熱，消渇・吐血・鼻血・血尿・血便・崩漏・月経不順・胎動不安・陰傷便秘などに用いられる。

配合による効能

鮮地黄は水分を多く含み，清熱瀉火・生津涼血の効能が強い。乾地黄の水分は少なく滋陰養血の効能にすぐれる。両薬を組み合わせると互いの作用を引き出して，養陰清熱・涼血退熱・生津止渇の力がさらに強くなる。

適応症

1．熱性病の邪熱が営分に入り込んだもの
2．温熱病により傷陰から営血が傷つき微熱が継続するもの
3．血熱妄行や陰虚血熱によって，迫血妄行（咳血・吐血・鼻血・皮下出血など）をあらわすもの

常用量　　鮮地黄　15～60g（その絞り汁を用いてもよい）
　　　　　乾地黄　10～15g（大量に用いるときは30～60g）

臨床応用

施先生は乾地黄と鮮地黄を組み合わせて処方する習慣があった。乾地黄は滋陰養血の力が強く，慢性陰虚の微熱症状によく効く。鮮地黄は清熱涼血の作用にすぐれ，急性熱性病の発熱・失血などによく効く。両薬を組み合わせると長所を高め合って，清熱涼血・滋陰生津の作用が増強される。

鮮地黄：北京の薬局では新鮮な細生地が販売されている。その薬効は生地黄に劣るので，用いるときには注意すべきである。

16 乾地黄・白茅根

単味の効能

【乾地黄】24ページ参照
【白茅根】19ページ参照

配合による効能

乾地黄は黒色で，味は濃いがその気は薄く血分によく作用する。滋陰涼血・生血益精の効能をもつ。白茅根には透発の性質があり，血分によく作用する。血分の熱を清し，托毒退熱の効能をもつ。両薬を組み合わせると，清熱涼血・托毒退焼の効能がさらに強くなる。

適応症

1. 熱性病の熱邪が営に入って生じる，発熱・口渇・舌が赤くなる・発疹など
2. 血熱妄行により鼻血・吐血・脈細数をあらわすもの
3. 熱性病により陰が傷つき微熱が継続するもの
4. 手術後の発熱，および原因不明の微熱

常用量　　乾地黄　10〜15ｇ　　　白茅根　15〜30ｇ

17　鮮地黄・石斛

単味の効能

【鮮地黄】24ページ参照

【石斛】石の上に生育し，体は痩せて色は金の如く黄色である。横枝がかんざしのような形をしているので耳輪石斛とも呼ばれる。味は甘・淡，性は微寒，肺・胃・腎経に入る。養胃陰・生津液・清虚熱・止煩嘔の効能をもち，胃陰不足，虚火上炎により生じる煩渇・乾嘔・飲食乏味・上腹部疼痛・舌の乾き・舌の紅潮，あるいは光沢があり無苔の状態などに用いられる。また熱病後期の陰液が損傷を受けて生じる，虚熱微煩・口乾口渇・食欲不振・自汗などにも用いられる。このほか元気を引き締め腰膝を強くし，筋骨を堅くする作用から，腰膝軟弱無力・陰嚢潮湿〔陰嚢部の多汗〕・精少・小便の切れが悪いなどにも用いられる。

配合による効能

　鮮地黄は甘寒で水分が多く，涼性であるが不滞，潤質であるが胃にもたれることはない。清熱瀉火・生津止渇・涼血散瘀・涼血止血の作用にすぐれるが，血流を妨げることはない。鮮石斛は甘寒でその汁は濃く，養胃陰・生津液・清虚熱・止煩渇の効能にすぐれる。両薬はいずれも甘寒である。ともに新鮮なものを用いるとより多くの汁液が得られ，養陰生津・清熱退焼・泄熱除煩の効能がさらに強くなる。

適応症

1．熱性病後期に高熱が陰を傷つけて起こる，口乾舌燥・煩渇欲飲・津少納呆〔津液が少なくなり胃の受納機能が低下した状態〕・舌紅苔少
2．温熱病が陰を傷つけて生じる，陰虚内熱・継続する微熱
3．慢性の胃病で，陰液不足・胃口不開（食欲不振）をあらわすもの

常用量　　　鮮地黄　15〜30ｇ
　　　　　　　石斛　　6〜12ｇ（新鮮なものを用いるときには15〜30ｇ）

臨床応用

　鮮地黄と鮮石斛の配合は，『時病論』の清熱保津法に由来する。温熱病で汗があり，風熱が火となって熱が津液を傷つけ，舌苔黒変などをあらわすものに用いる。

18　南沙参・北沙参

単味の効能

【南沙参】沙参・白沙参・泡沙参・桔参・土人参とも呼ばれる。キキョウ科植物，輪葉沙参〔*Adenophora tetraphylla*(Thunb.)Fisch.〕，杏葉沙参〔*A.axilliflora* Borb.〕など数種の同属植物の根である。味は甘・微苦，性は涼，肺・肝経に入る。養陰清肺・去痰止咳の効能があり，肺熱燥咳・痰が切れにくい・口燥咽乾・虚労久咳・百日咳・虚火歯痛などに用いられる。

【北沙参】遼沙参・海沙参・銀条参・野香菜根・真北沙参とも呼ばれる。セリ科植物，珊瑚菜〔ハマボウフウ〕の根である。味は甘・苦・淡，性は涼，肺・脾経に入る。養陰清肺・去痰止咳の効能があり，肺熱燥咳・虚労久咳，熱性病後の陰傷咽乾・口渇などに用いられる。

配合による効能

　『本草求真』には，「沙参には南，北の2種類がある。北沙参は堅質で寒，南沙参は弱々しく微力である」の記載がある。施先生は，南沙参は養陰生津・潤肺止咳の作用が弱く，北沙参は養陰生津・潤肺止咳の作用が強いと認識していた。両薬を組み合わせると互いに促進し合って，養陰生津・清熱止渇・潤肺止咳の作用がさらに強くなる。

適応症

1．熱性病により津が傷つけられて生じる，口乾舌燥・舌紅少苔または舌光

無苔など
2．肺虚による発熱・咳嗽など

常用量　　南沙参　10〜15ｇ　　　　北沙参　10〜15ｇ

臨床応用

　昔は南北沙参の識別はみられなかった。清代の『本草綱目拾遺』『本草逢原』からその識別は始まった。北沙参は堅質で作用が強いが，南沙参は粗で作用は弱い。組み合わせて用いれば薬効を高めることができる。

19　栝楼皮・天花粉

単味の効能

【栝楼皮】原植物は栝楼である。その果実の果皮が栝楼皮であり，栝楼殻とも呼ばれる。味は甘，性は寒で，肺・胃・大腸経に入る。清肺化痰・寛中利気〔鬱積した気を動かす〕・胸間胃口の痰熱を除く効能があるので，痰熱咳嗽・咽痛・胸痛・吐血・鼻血・消渇・便秘・癰瘡腫毒に用いられる。

【天花粉】栝楼根とも呼ばれ，ウリ科植物栝楼の根である。味は甘・苦・酸，性は涼・潤で，肺・胃経に入る。生津止渇・清肺潤燥・胸中の燥痰を除く・寧肺止咳の効能をもち，肺熱燥咳・熱病口渇・消渇・黄疸などに用いられる。また通行経絡・消腫排膿・瘡瘍の熱毒を解く効能もあり，癰腫瘡瘍〔化膿性炎症〕にも用いられる。

配合による効能

　栝楼皮は清肺化痰・寛中利気の効能をもち，天花粉は清熱化痰・養胃生津・解毒消腫の効能をもつ。両薬を組み合わせると薬効を高め合い，清熱除痰・生津潤燥・開胸散結・潤肺止咳の作用が顕著になる。

適応症

1．肺燥による咳嗽で，痰が少ないから咳が長期間続くもの
2．熱性病により陰が傷つけられて起こる，口乾・口渇・胸悶気逆など

常用量　　　栝楼皮　6〜10ｇ　　　　天花粉　10〜30ｇ

臨床応用

　施先生はしばしば栝楼皮と栝楼根を組み合わせて処方した。肺燥咳嗽に対する効果は明らかであった。南沙参・北沙参を配合すれば，作用はさらに著明になる。

20　赤芍・白芍

単味の効能

【赤芍】赤芍薬・紅芍薬とも呼ばれる。味は苦，性は微寒で，肝経に入る。涼血散瘀・清熱退焼の効能があり，温熱病の熱が営分に入って生じる発熱・発疹・舌絳や，血熱妄行による吐血・鼻血などに用いられる。また活血化瘀・消腫止痛の効能があり，無月経・疝瘕積聚〔下腹部の腫瘤〕・脇痛・腹痛・鼻血・血痢・腸風下血〔便に鮮紅色の出血があるもの〕・赤目・癰腫〔急性化膿性疾患〕などに用いられる。

【白芍】白芍薬とも呼ばれる。味は苦・酸，性は微寒，肝経に入る。養血斂陰の効能をもち，血虚により生じた月経不順・痛経・崩漏，および自汗・寝汗などに用いられる。また平抑肝陽の効能があり，肝陰不足，肝陽上亢による頭脹・頭痛・眩暈・耳鳴り・煩躁・怒りやすいなどの症状に用いられる。さらに柔肝止痛の効能があり，肝気鬱滞による胸脇疼痛や，肝気犯胃による上腹部疼痛，肝脾不和による腹部の攣急や疼痛，血虚や血不養筋による手足筋肉の攣急〔痙攣〕・疼痛などに用いられる。

配合による効能

　赤芍には清熱涼血・活血散瘀・瀉肝火の効能があり，散であって補の性質はない。白芍には養血斂陰・柔肝止痛・養肝陰の効能があり，補であって瀉の性質はない。両薬を組み合わせると散と斂，瀉と補が同時に作用し，清熱退焼・養血斂陰・散瘀止痛の作用がさらに強くなる。

適応症

1．血分に熱があり微熱が継続するもの
2．陰虚津虧による口乾舌燥・赤目・目痛で，余熱が残っているもの
3．胸脇疼痛・腹痛堅積〔硬いしこりの触れる腹痛〕の諸症状
4．女性の月経不順，無月経の諸症状

常用量　　　赤芍　6～10g　　　白芍　6～10g

臨床応用

　昔から赤芍と白芍の効能は異なると考えられてきた。赤芍には散邪行血，白芍には斂陰益営の効能がある。施先生には炒赤芍と炒白芍を組み合わせて使う習慣があった。補瀉の組み合わせで互いに補い合い，陰分によく作用する。白芍は斂陰，赤芍は涼血で，両薬は血分の熱を清する（斂陰涼血だが邪熱を抱き込むことはない）。また白芍は柔肝，赤芍は行血で両薬は止痛の効能にもすぐれる。一般的な腹痛堅積・無月経・赤目・積熱に対して，その効能は著明である。営衛不和・気血不調・絡道不暢による肢体疼痛には，柴胡・桂枝を配合すると，さらに効果はよくなる。

21 天冬・麦門冬

単味の効能

【天冬】天門冬とも呼ばれる。味は甘・苦，性は大寒で，肺・腎経に入る。甘寒の滋陰，苦寒の泄熱のはたらきから，滋陰潤燥・清肺瀉火・化痰止咳・滋腎陰・退虚熱の効能をあらわし，陰虚発熱・潮熱盗汗・陰虚肺燥・乾咳少痰，甚だしきは吐血・肺痿〔咳嗽・粘稠痰・白沫の吐出を主症とする慢性虚弱性疾患〕，肺癰〔肺膿症・気管支拡張などの肺化膿性疾患〕・咽喉腫痛・消渇・便秘などに用いられる。

【麦門冬】味は甘・微苦，性は微寒，心・肺・胃経に入る。養陰潤肺・化痰止咳の効能から，陰虚肺燥・乾咳少痰，あるいは咳逆痰稠・咽喉不利・吐血・喀血・肺痿・肺癰に用いられる。また養胃陰・生津液・潤腸燥の効能から，熱病傷津による咽乾口渇・舌紅少苔・大便燥結に用いられる。このほか清心除煩の効能により，心陰不足による心煩・不眠・心悸・怔忡にも用いられる。

配合による効能

　天冬は養陰清熱・潤燥生津・潤肺止咳の効能をもち，麦門冬は清心潤肺・養胃生津・養陰潤燥の効能をもつ。両薬を組み合わせると互いに補い合って長所を発揮し，滋陰潤燥して肺心胃腎の虚熱を清す。また甘寒清潤の性質が潤肺滋腎の効能を示し，通利三焦の作用がさらに際立つ。

適応症

1. 陰虚発熱・津少口乾・口渇・乾咳少痰・心煩不安など
2. 熱が肺絡を傷つけ血液が経脈の外に漏れ出すことによる咳血の諸症状
3. 上消・中渇をあらわす糖尿病
4. 肺燥陰虚に属する慢性気管支炎。常用するとよい

常用量　　天冬　10～15 g　　麦門冬　10～15 g

臨床応用

　天冬と麦門冬の組み合わせは二冬膏と呼ばれる。清代の張璐の『張氏医通』に由来し，肺胃燥熱・咳嗽少痰・咽喉燥症に用いられる。

　張錫純は，「天冬の味は甘・微辛，性は涼，津液は濃厚・滑潤である，その色は黄色および白色で，肺に入り清燥熱の作用を示し利痰寧嗽にすぐれる。また胃に入り消実熱の作用を示し，生津止渇にすぐれる。津濃液滑の性質ゆえに通利二便・流通血脈・暢達経絡の効能もある。滋陰の薬物ではあるが気分を補益する作用も兼ねそなえている。

　麦門冬の味は甘，性は涼，微香がある。津液は濃厚で黄白を兼ねそなえている。胃に入り胃液を養い食欲を高め，さらに脾の運化を助けて肺への散精を促して定喘寧嗽する。また肺気を静粛下行させ，水道を統調し膀胱にいたる。性は涼，液が濃く香があり昇降濡潤の作用もあるので，開通のはたらきもあらわし，幅広い効能をもつ」と述べている。

　筆者の経験では，天冬・麦門冬いずれも甘寒清潤の性質で，養陰潤燥の作用は類似している。組み合わせると相須となり麦門冬は肺経に入り肺陰を養う。天冬は腎経にも入り腎燥を潤す。両薬は金水相生の巧妙な組み合わせである。

22　鼈甲・亀板

単味の効能

【鼈甲】味は鹹，性は平，肝・脾・腎経に入る。肝腎の陰を滋養し，浮陽を潜納する効能があるので，肝腎不足・潮熱盗汗，あるいは陰虚陽亢や熱病による陰虚風動，手足の痙攣などに用いられる。また軟堅散結・破瘀通経の効能により，久瘧〔長期にわたり悪寒・高熱・発汗などを定期的に繰り返す疾病，マラリアなどの熱病〕・瘧母〔瘧が長引いて気血が損なわれ，脇下に瘀血が生じてしこりができること〕・胸脇疼痛・月経不通・肝脾腫大・癥瘕積

聚〔腹腔内のしこり〕などにも用いられる。
【亀板】味は鹹・甘，性は平，腎・心・肝経に入る。滋腎陰・潜浮陽の効能があるので，肝腎不足による骨蒸労熱・潮熱盗汗や，熱病傷陰による陰虚風動の諸症状に用いられる。また益腎陰・健筋骨の効能もあり，腰脚痿軟・筋骨不健・小児の泉門不合などにも用いられる。

配合による効能

　鼈甲は滋陰潜陽・養陰清熱・散結消痞の効能をもち，亀板は滋陰潜陽・腎健骨の効能をもつ。鼈甲は鼈〔スッポン〕の背中側の甲で，亀板は亀の腹側の甲である。亀板は滋陰の作用が，鼈甲は退熱の作用が強い。亀板は心を通って腎に入り滋陰し，鼈甲は肝を通って腎を補益し除熱する。両薬は相互に促進し合い，陰陽がともに任督脈を通じて，滋陰・清熱退焼・熄風止痙の作用を強め合う。

適応症

1．陰虚発熱・骨蒸潮熱・盗汗・肺癆（肺結核に類似）咳嗽など
2．発熱傷陰，虚風内動による手足瘈瘲〔けいれん〕・痿軟無力・舌が赤くなる・苔が少ないなど
3．陰虚陽亢，肝陽上擾による頭暈・めまい・頭張・耳鳴りなど
4．癥瘕積聚の諸症状（肝脾腫大・子宮筋腫など）
5．陰虚陽亢に属する高血圧症
6．陰虚血燥による，無月経・骨蒸潮熱など

常用量　　　鼈甲　10〜30ｇ　　　亀板　10〜30ｇ

臨床応用

　鼈甲および亀板には，砂を用いて炒る，酢で灸る，生のままで用いるなど各種の使用法がある。施先生は通常，生品を用いた。熱をかけて炮製したものはその有効成分が分解し，治療効果が低下してしまうので，生品を使用することが多かった。

23 青蒿・鼈甲

単味の効能

【青蒿】芳香があるので香青蒿とも呼ばれる。味は苦・辛，性は寒，肝・胆経に入る。早春の上昇する陽気の勢いを受けたもの（旧暦の2月に芽吹く）で，陰の中に陽，降の中に昇の性質を有し，肝腎・三焦・血分に作用する。骨関節に伏した虚火を除いて涼血除蒸・退虚熱の効能をあらわすので，虚癆による午後の潮熱のような陰虚発熱，あるいは原因不明の持続的な微熱などに用いられる。また熱性病後期に熱邪が陰分に入り込んで，夜発熱し朝は冷えるような症状にも用いられる。青蒿は清熱解暑の効能もあるので，外感暑熱による発熱・無汗などにも用いられる。さらにマラリア原虫の生育を抑える作用があり，瘧疾（悪性マラリアを含む）にも用いられる。

【鼈甲】32ページ参照

配合による効能

青蒿には芳香があり，性は寒で胃を傷つけることはない。表をめぐり肌膚間の鬱熱を透発し，清熱去暑の作用をあらわす。また裏に入っては，昇発舒脾・泄熱殺虫の作用を示す。鼈甲は甲殻類であり，鹹寒で陰に属する。滋陰潜陽・軟堅散結，骨間の邪熱を清する効能をもつ。両薬を配合すると相互に促進し合って，虚熱を清したり，体内に伏した邪を退ける作用が，さらに強くなる。

適応症

1. 陰虚発熱・骨蒸潮熱・盗汗・咳嗽など
2. 発熱し脾臓の腫大を伴う瘧疾（悪性マラリアを含む）
3. 温熱病の回復期で，邪熱が陰を傷つけ陰分に邪が留まることによって起こる，夜発熱し朝は冷え，口乾口渇・舌紅少苔などをあらわすもの
4. 原因不明の持続的な微熱

常用量　　青蒿　5〜10 g
　　　　　　鼈甲　10〜15 g（砕いたのち他薬より先に煎じる）

臨床応用

青蒿と鼈甲の組み合わせは，呉鞠通の『温病条弁』青蒿鼈甲湯に由来する。マラリアや温病の暮熱朝涼〔夕暮れ時には熱が上がり朝方には熱が下がる〕，多汗で喉が渇く症状に用いられる。また邪熱が陰分に留まった状態（いわゆる低焼）にも用いられる。邪熱が陰に留まり陰液が虚した状態には，一味の薬物のみで滋陰することはできない。滋陰では留邪となり邪を散ずることができない。また苦寒薬を用いれば陰を傷つけてしまう。青蒿の透熱と鼈甲の養陰退熱をもって，陰を強くして火を制すれば，邪熱が自ら除かれていくのである。青蒿は退熱するが正気を傷つけないので，古人は「気血の薬に佐薬として用いれば，退陰火・解癆熱のすぐれた効果が得られる」と述べている。

24　知母・黄柏

単味の効能

【知母】22ページ参照

【黄柏】檗皮・黄檗とも呼ばれる。味は苦，性は寒，腎・膀胱・大腸経に入る。沈陰下降の性質があり，生品は実火を降ろし，炙品は胃を傷つけることがなく，酒で制すれば上焦，蜜で制すれば中焦，塩で制すれば下焦に作用する。黒く炒めて用いれば止血・止帯の作用がある。清実熱・退虚熱，とくに瀉相火〔肝腎の虚火の上炎を瀉す〕・退虚熱にすぐれ，陰虚発熱・骨蒸潮熱・夢精などに用いられる。また清熱燥湿・瀉火解毒の効能から，湿熱黄疸・湿熱下痢・熱毒瘡瘍・湿疹・湿熱下注〔湿熱が下焦に注ぐ〕により生じた赤白帯下・足膝腫痛・熱淋〔排尿時の痛み〕などに用いられる。

配合による効能

知母の甘寒は滋腎潤燥，苦寒は清熱瀉火の効能をあらわす。黄柏は苦寒堅陰・清熱燥湿・瀉火解毒・退虚熱の作用にすぐれる。両薬を組み合わせると相

互に促進し合って，滋陰・清熱退焼・瀉火解毒・除湿の作用がさらに強くなる。

適応症

1. 陰虚発熱・骨蒸潮熱・盗汗など
2. 陰虚火旺，相火妄動による夢精・滑清など
3. 陰虚により陽気が化せなくなって生じる小便不利
4. 男子の強中，女子の性欲亢進

常用量　　　知母　6〜10g　　　黄柏　6〜10g

臨床応用

　知母と黄柏の組み合わせは，李東垣の『蘭室秘蔵』滋腎丸に由来する。下焦の湿熱による排尿障害で，少しずつしか排尿できない症状に用いられる。李東垣は以下のことを述べている。「知母は，無根の腎火を瀉し，骨蒸による汗を治し，虚労の熱を清し，陰の源を滋養する，の4つの効能をもつ。張仲景は白虎湯に知母を加えて不眠・煩躁を治療した。肺に煩，腎に燥があるものには石膏を君薬，知母を佐薬として，苦寒により腎の源を清した。また甘草・粳米の緩をもって下焦への作用を緩和した。

　また排尿障害で渇きを訴える症状はすべて，上焦の気分に熱があり肺に伏熱し，水を生むことができず膀胱がその源を失ったものであるので，気味が薄く淡の性質をもつ利水滲湿薬を用い，肺火を瀉し，すなわち肺（金）を清して水の源を滋養するとよい。

　もし熱が下焦の血分にあり渇きを訴えないならば，真蔵の水分が不足し膀胱が乾燥している，つまり陰が無いので陽が化すことができないのである。このときには黄柏・知母の大苦大寒の薬物を用いて腎・膀胱を補い，陰気を行きわたらしめて陽気を自ら化し小便を通じさせる」

　李時珍は「辛苦寒涼の知母は下って腎燥を潤し滋陰し，上って肺（金）を清して瀉火する，肺・腎経気分の薬物である。黄柏は腎経血分の薬物であり，これら二薬は相須に作用する」と述べている。

　『本草正』には「知母は黄柏を補助して滋陰降火の作用を示す。すなわち金水相生である。黄柏は膀胱・命門陰中の火を制し，知母は肺（金）・腎水

の源の火を清し,火を去って陰を保護する。すなわち滋陰である。沽古,李東垣ら皆,滋陰降火の要薬であると認識している」との記載がみられる。

張元素の『医学啓源』は,「一般の小便不利には知母と黄柏を主に,茯苓・沢瀉を従に用いる」と述べている。

知母・黄柏・甘草の組み合わせは,張景岳の「正気湯」にみられ,陰分に火があり盗汗の症状に用いられている。

「強中」とは陰茎が勃起したままで精液が流れ出てしまう症状を指す。

25 乾地黄・熟地黄

単味の効能

【乾地黄】24ページ参照
【熟地黄】地黄を酒・縮砂・陳皮を用い,蒸して陰干しすることを繰り返して黒変させ,油濃く質が柔軟粘性になったものである。味は甘,性は微温,心・肝・腎経に入る。本薬は厚味だが気薄で,補血生精・滋陰補腎・滋陰退熱の要薬である。血虚による萎黄・眩暈・心悸・怔忡〔動悸〕・不眠・月経不順・崩漏や,肝腎陰虚による骨蒸潮熱・盗汗・耳鳴り・頭重感・遺精・滑精・消渇などに用いられる。

配合による効能

乾地黄の性は涼であるが寒ではない。滋陰涼血・養陰生津・生血脈・益精髄・聡明耳目の効能にすぐれる。熟地黄は補血生津・滋腎養肝の効能をもつ。両薬を組み合わせると互いに促進し合って,滋陰補腎・益精填髄・補血生血・養陰涼血・清熱退焼の効果を高め合う。

適応症

1. 熱性病の後で陰が傷つき,微熱が持続するもの
2. 陰虚・血不足・骨蒸潮熱など

3. 肝腎不足や精血不足による眩暈・心悸・不眠・月経不順・月経停止・崩漏など
4. 中消〔糖尿病の一種，多食で空腹になりやすく外見は痩せた状態を示す〕を示す糖尿病

常用量　　　乾地黄　10～15g　　　　熟地黄　6～10g

臨床応用

　乾地黄は生地，熟地黄は熟地とも呼ばれる。両薬の組み合わせは臨床でよくみられ，二地とも書かれる。施先生も生熟地を合せて処方した。生地黄は養陰・涼血止血，熟地黄は滋陰・補血が主要な作用である。組み合わせることにより互いに補い合い，いっそう長所が発揮される。

　生地黄と熟地黄の組み合わせは『景岳全書』の二黄散に由来する。生地黄・熟地黄それぞれ等量をすりつぶして粉末として10gずつ服用する。胎漏下血・内熱脯熱・頭痛頭暈・煩躁作渇・脇肋脹痛などに用いられる。

　熟地黄は粘性が強く油っこいので湿を助長して，胃を傷めることがある。これを「膩膈」という。少量の砂仁〔縮砂〕を加えるとよい。

26　杏仁・豆豉

単味の効能

【杏仁】苦杏仁とも呼ばれる。味は苦・辛，性は温で少毒があり，肺・大腸経に入る。辛は散邪，苦は下気，潤は通便，温は宣滞の効能をあらわし，風寒を発散して咳を止める。外感風寒による咳嗽気喘・痰吐不利・胸悶不舒などに用いられる。このほか潤質で油分が多いので潤腸通便の効能があり，腸燥便秘などにも用いられる。

【豆豉】6ページ参照

配合による効能

　杏仁は苦泄降気・止咳平喘・潤腸通便の効能をもち，豆豉は降で，去風散熱・利水下気・散鬱除煩の効能をもつ。杏仁は宣降が，豆豉は散降が主作用であり，両薬を組み合わせると宣降ともにはたらき，宣肺解表・透邪清熱・止咳平喘の作用を発揮する。

適応症

1．外感表証で寒熱に関わらず咽に痒みを訴えるもの
2．温熱が表にあり，邪気が肺に鬱するために起こる発熱・咽喉作痒・胸悶咳嗽など

常用量　　　　杏仁　6〜10g（砕いたのち煎じる）　　　豆豉　6〜10g

臨床応用

　杏仁と豆豉は外感高熱証のための組み合わせである。医者の多くは「熱者寒之」の原則から，苦寒の薬物を用いて清熱解毒・退焼の作用を得ようとする。しかし熱邪が内に鬱積すると透達せず，高熱は下がらない。この場合には清法が必要となり解法を基礎として，宣と透の作用を組み合わせると，その効果は倍増し散熱の効能がすみやかに得られる。

2 芳香化濁・清熱去暑類

1 藿香・佩蘭

単味の効能

【藿香】味は辛，性は微温，肺・胃・脾経に入る。芳香があり解暑の上品である。暑湿による胸悶不舒・倦怠無力・舌苔白膩などに用いられる。また醒脾和胃・開胃進食・和中止嘔の効能により，湿阻脾胃・胸脘脹満・胃納不佳〔食欲不振で食べる量が減少する〕・悪心嘔吐・心腹疼痛・腹瀉などにも用いられる。

【佩蘭】味は辛，性は平で，香が蘭に似ているのでこう呼ばれる。解暑化湿の効能があるので，暑湿を感受したり暑温初期に起こる，畏寒発熱・頭悶頭脹・胸悶腹満などに用いられる。また化湿和中の効能により，湿阻中焦・胸脘満悶・食欲不振・口中甜膩〔口の中が甘く粘っこい〕・悪心嘔吐・腹瀉・舌苔白膩などにも用いられる。

配合による効能

　藿香の芳香は激しすぎず，温煦の作用をもつが燥熱にかたよらない。表邪を散らし裏湿を除く作用がある。夏秋の新鮮なものは醒脾和胃〔胃腸の調子をととのえる〕の作用や，悪心嘔吐を止めたり，解暑〔夏負けを解く〕の力が強いので多用される。佩蘭にも芳香があり，表を散じて暑邪を除き，湿濁を宣化して痛みをとる作用がある。新鮮なものを用いれば作用はさらに強くなる。両薬を組み合わせると，芳香化濁・清熱去暑・和胃止嘔・醒脾増食の

効能がさらに強くなる。

適応症

　夏の暑さによる，頭重感・頭脹・胸悶脘満・悪心嘔吐，さらには腹痛，腹瀉など

常用量　　藿香　6〜10g　　　佩蘭　6〜10g

臨床応用

　藿香と佩蘭の組み合わせは『時病論』の芳香化濁法に由来し，梅雨時のジメジメや穢濁による病に用いられる。施先生は，藿香・佩蘭ともに新鮮なものを用いる習慣があった。新鮮なものはその香気が強く有効成分が多く含まれているので，化濁の作用が強く，治療効果にすぐれている。湿濁困脾・脘腹脹満・悪心嘔吐などすべてに用いていた。

　これらの薬物を煎じる際には最後に鍋に入れるようにして，長時間煎じることは避けるべきである。さもないと芳香が散失し有効成分が揮発してしまうので，薬効に影響が出ることになる。

2　滑石・甘草

単味の効能

【滑石】その性質が滑であることから付いた名前である。味は甘・淡，性は寒で白色を呈し，膀胱・胃経に入る。清暑泄熱・清熱降火・生津止渇の効能により，暑熱煩悶・頭重感・頭脹・口乾口渇・悪心嘔吐などに用いられる。また利竅通閉・利水通淋・滲湿止瀉の効能もあり，小便不利・濃縮尿・排尿痛・黄疸・水腫・湿熱瀉痢・吐血・鼻血・乳汁不通・分娩遅延などにも用いられる。

【甘草】味は甘，性は平，心・肺・脾・胃経に入る。生甘草は瀉火解毒・潤肺去痰・止咳の効能をもち，癰疽瘡瘍〔急性化膿性疾患〕・咽喉腫痛，およ

び薬物・食物中毒，咳嗽気喘などに用いられる。灸甘草は益気補中・緩急止痛・緩和薬性の効能をもち，心気不足による心悸怔忡・結脈・代脈や，脾胃虚弱・気血不足による倦怠無力・腹中攣急疼痛〔腹部の痙攣による痛み〕などに用いられる。

配合による効能

　滑石の質は滑膩なので利竅〔大小便の排出を促進する作用〕の効能をあらわす。上焦の水源を清し下焦の水道を通じる。六腑の邪熱を洗い清めて小便として排出させる。甘草は瀉火解毒・緩和薬性の効能をもつ。甘草の甘緩は滑石の寒滑を制御し，滑石の寒滑は甘草の甘滞を制御する。両薬の組み合わせは，六一散・天水散とも呼ばれ，その名の通り暑熱による心煩・口渇・小便不利の諸症状を治療することで知られる。六一散は暑熱を除くほかに，滲湿利水・通利膀胱の作用にもすぐれ，湿熱を小便として排出させる。利水通淋の効能から，砂石諸淋〔膀胱結石などにおける排尿困難〕にも用いられる。

適応症

1. 夏の暑さにより表裏に熱がこもるため，煩燥口渇・小便不利・嘔吐・腹瀉を起こすもの
2. 淋濁（急性，慢性腎炎・腎盂腎炎・膀胱炎・尿道炎など，小便不利の症状を示すもの）
3. 石淋（尿路結石）

常用量　　　滑石　10〜18ｇ　　　甘草　3〜6ｇ

臨床応用

　滑石と甘草の組み合わせは，劉完素の『傷寒標本心法類萃』に由来する。滑石180ｇ，甘草30ｇを細かくすりつぶして10ｇずつ水で服用する。暑邪が表裏に熱をこもらせたことにより生ずる，煩燥口渇・小便不通・砂淋石淋・嘔吐・下痢に用いられる。また下乳滑胎・解酒食毒にも用いることが記載されている。

　柯琴は次のように述べている。「滑石は地中の衝和〔洗い和ませる〕の気

を受けたもので，西におもむいて清粛の令を持ち，秋の金の堅い形を有する。その性は寒なので熱に勝ち，甘なので脾を傷めることがない。天乙の精〔水の元素〕を含み流・走の性質を具有している。石膏の凝滞とは異なり，上焦では水源を清し，下焦では水道を通じる。六腑の邪熱を洗い清めて小便より排出する。炙甘草は草本の洗い和ませる性質を有し，内外を調和し，止渇生津の作用をもつ。佐薬として元気を保ち虚火を瀉す。よって五臓は自ら安定となる」

『本草求真』では，「滑石は開竅して利湿するが小便より排出するだけでなく，上部には腠理を宣発して表する（腠理は肺の主るところである）ので，上中焦の湿熱を除く。下には便通を促し中下焦の湿熱を除く。熱が去り三焦は落ち着き表裏は安定する。湿が去ると大小腸が通利して陰陽のバランスがよくなるのである。劉河間の益元散（六一散あるいは辰砂を加えたもの）はすなわちこれを用いて上下・表裏の諸病を治療するものである」と述べている。

施先生の経験では六一散の応用は広範囲に及んでいる。先に述べた中暑・吐瀉などのほかに，尿路感染・尿路結石の諸疾患にいずれも良好な効果を示した。また尿路結石を治療した後に服用を続けると，結石の再発を予防する効果もみられた。

3　車前子・六一散

単味の効能

【車前子】味は甘，性は微寒，肺・膀胱・腎・小腸・肝経に入る。滑利・下降・排泄の性質によって，利水通淋・滲湿止瀉・清泄湿熱の効能をあらわすので，熱が膀胱に結して生じた小便不利・淋瀝渋痛，湿が盛んとなって生じた泄瀉，暑熱による下痢に用いられる。また清熱明目・血圧低下の効能があるため，肝経風熱による目赤腫痛・頭重感・頭痛，および湿熱による血圧上昇などにも用いられる。さらに清粛肝肺・化痰止咳の効能もあるため，肺熱咳嗽にも用いられる。

【六一散】益元散・天水散・太白散とも呼ばれる。『明論方』では滑石180ｇ，

甘草30gと記載されている。擦りつぶして粉末にして水とともに10gを服用する。清暑利湿の効能があり，暑湿身熱・心煩口渇・小便不利や，三焦湿熱による小便淋痛に用いられる。辰砂を配合したものは辰砂六一散，辰砂益元散と呼ばれる。滑石180g，甘草30g，朱砂10gを粉末にして6gを水とともに服用する。暑熱煩渇・驚悸多汗・小便不利に用いられる。汪昂は「六一の数字は，天に生じた一つの水が地上では六つに成ることを意味している」と解いている。よって天水散とも呼ばれる。

配合による効能

　車前子は清熱利尿・滲湿止瀉・清肝明目・化痰止咳の効能をもち，六一散は清熱利湿・利水消腫の効能をもつ。両薬を組み合わせると相互に促進し合って，清暑退熱・鎮静安神・利小便・止痢・通淋止痛の作用が，さらに強くなる。

適応症

1．夏期の暑さ負け・発熱汗出・煩躁口渇・小便黄少・小便不利，あるいは嘔吐・腹瀉など
2．淋濁（急性腎炎・慢性腎炎・腎盂炎・膀胱炎・尿路感染・前立腺肥大で，いずれも小便不利を示すもの）
3．石淋（尿路結石）

常用量　　　車前子　6～10g
　　　　　　　六一散　6～10g（布袋に入れて煎じる）

4　六一散・薄荷葉

単味の効能

【六一散】43ページ参照
【薄荷葉】味は苦・渋，性は平，肝・脾・心・胃経に入る。気味は清く芳香

で解暑清熱・昇発清陽の効能をあらわすので，暑熱を感受することによる頭脹頭痛・胸悶不舒・口乾口渇・小便不利，および夏期の暑熱泄瀉に用いられる。また散瘀止血の効能から，吐血・鼻血・血尿・血便・崩漏・産後の悪露不尽に用いられる。

配合による効能

　六一散は清熱去暑・利尿滲湿・鎮静除煩の効能をもち下降の方向性が主であり，薄荷葉は解暑清熱・昇発清陽・散瘀止血の効能をもち上昇の方向性が主である。上昇・下降の組み合わせで互いに補い合って作用を高め合うので，清熱去暑・滲湿利尿・昇清止瀉・昇陽止血の作用がさらに強くなる。

適応症

1．夏期の暑さにあてられて生じた，頭重感・頭脹・胸悶不舒・食欲不振・全身無力・大便溏瀉・尿量減少
2．血尿の諸症状

常用量　　六一散　　6～10g（布に包んで煎じる）
　　　　　　薄荷葉　　一角（一枚の葉の1/4～1/2）
　　　　　　　　　　　乾燥したものなら3～10g

臨床応用

　施先生は益元散を新鮮な薄荷葉で包んで水で服用させる習慣があった。夏風邪にしばしば著効がみられた。その意味について黄宮繡は「薄荷葉は水土の下に生育し，長養・生発の気をもっている。その色は青で木に属し，その形は仰なので上行し，中空なので上発する。その象は震で胆経に入り，胆木に必須の薬物である。潔古枳朮丸では薄荷を用いて飯を焼き丸薬とする。脾胃の気を昇発する作用がある」と述べている。薄荷葉は昇陽散瘀にすぐれ，上昇を主とする。益元散は清熱去暑・利尿滲湿・鎮静除煩の効能をもち，上中下焦の湿熱を下降させるので，下降を主とする。両薬を組み合わせると昇と降が互いに促進し合うと同時に調和して，清熱去暑・滲湿利尿・昇清止瀉・昇陽止血の作用がさらに強くなる。

5　六一散・灯心草

単味の効能

【六一散】43ページ参照

【灯心草】灯心・灯草とも呼ばれる。味は甘・淡，性は微寒で，心・小腸経に入る。清熱利尿・止血通淋の効能があるので，心火旺盛による心煩不眠・小便灼熱渋痛，および小児の心熱煩躁・夜泣き・黄疸・水腫・小便不利などに用いられる。

配合による効能

　灯心草は心火を瀉し水毒を消して，上部の鬱熱を下行させ小便から排出する。六一散は開竅利湿および上中下焦の湿熱を下降させる効能がある。両薬を組み合わせると下降の効果が強くなり，清熱瀉火・去暑除煩・滲湿利尿の作用がさらに強くなる。

適応症

1. 夏の暑さを感受して生じた，身熱・赤ら顔・唇が赤い・口乾口渇・心煩不安・小便が少ないなど
2. 淋証

常用量　　六一散　10〜12ｇ（布袋に包んで煎じる）
　　　　　　灯心草　1.5〜3ｇ

臨床応用

　施先生は，灯心草と六一散の組み合わせをよく用いた。夏の暑さ負け，五淋諸症状のほかに尿路結石症にも常用した。通淋利尿のほかにも瀉火澄源の作用があり，結石再生を防止する効果がある。両薬の組み合わせの理論について『本草求真』には「灯草……味は淡，性は寒，その形状は小さく気は微である」と記載されている。灯心草の清心火・利小便の作用は軽微であるが，六一散とともに用いれば清熱降下・滲湿利尿の作用が相合されて，その効果は顕著になる。

6 車前子・車前草

単味の効能

【車前子】43ページ参照
【車前草】オオバコ科植物オオバコの全草である。味は甘，性は寒，肝・肺・腎・小腸経に入る。清熱去暑・利尿通淋・滲湿止瀉の効能があり，暑熱吐瀉・湿熱下痢・水腫・小便不利・小便黄少，あるいは小便混濁不清・小便赤渋熱痛（急性腎炎，尿路感染症などに類似）に用いられる。また清熱解毒・涼血止血の効能から，湿熱黄疸・帯下・鼻血・血尿・皮膚瘡毒に，去痰止咳・明目降圧の効能から，咳嗽・目赤腫痛・高血圧症などにも用いられる。

配合による効能

車前子は形ある水液に作用〔利水・利尿〕する傾向にある。また車前草は形無き湿熱に対する作用〔清利湿熱〕にすぐれ，涼血止血の作用から血尿症にも使用できる。両薬を組み合わせると清熱利湿・通淋利尿の作用が，さらに強くなる。

適応症

1. 暑熱瀉痢
2. 小便短少・小便不利，甚だしきは尿閉塞・小便に血が混じる・血尿，および浮腫（急性腎炎・慢性腎炎・腎盂炎・膀胱炎に使用できる）
3. 石淋（尿路結石）

常用量　　車前子　6～10ｇ（布袋に包んで煎じる）
　　　　　　車前草　10～30ｇ

臨床応用

車前子と車前草の組み合わせを施先生は習慣的に用いた。泌尿器系疾患すべてに良好な効果がみられた。筆者の経験では車前草は新鮮なものがよく，またお茶代わりに飲むことも可能である。尿路結石には海浮石・海金沙・金銭草・鶏内金・益元散を組み合わせると，よりよい効果が得られる。

3 疏表透疹・解毒止痒類

1 葛根・升麻

単味の効能

【葛根】 味は甘・辛，性は平，胃・脾経に入る。本薬は軽く，浮上・昇発の性質があり，発表散邪・解肌退熱の効能をもつため，感冒・発熱・悪寒・頭痛・無汗・背部痛に用いられる。また足太陽膀胱経の気を疏通する効能があり，脳および末梢の血液循環を改善するので，高血圧による頭痛・頭暈〔めまい〕・項強〔項部強直〕・耳鳴り・肢体麻痺・胸悶・前胸部の発作性疼痛〔冠動脈疾患・狭心症など〕に用いられる。さらに清陽の気を昇発し，内にこもった邪気を体表に引き出すことから疏表透疹の効能をあらわし，麻疹の透発不利にも用いられる。清陽を昇発し脾胃の陽気の上昇を強めて止瀉・生津止渇の効能をあらわすので，脾虚泄瀉・湿熱瀉痢・熱性病による口渇・上消証（糖尿病に類似）の口乾口渇などにも用いられる。

　近年の中薬成分研究により，葛根にはフラボン（プエラリン・ダイジン・ダイジェインなど）および多量のデンプンなどの成分が含まれることが明らかになっている。また動物実験では脳および心血管の拡張作用，脳および冠状血管の血流改善，血糖降下，解熱，筋肉痙攣を和らげる作用が証明されている。

【升麻】 緑升麻とも呼ばれる。味は辛・甘，性は微寒で，肺・脾・胃・大腸経に入る。本薬は軽く昇散の性質があり，疏散風熱・解毒透疹の効能から，

外感風熱（流行性毒邪を含む）による頭痛・咽痛・発熱や，斑疹初期（初期の発熱）・斑疹透発不利などに用いられる。また昇陽散鬱・清熱解毒・引薬上行の効能から，陽明胃熱による頭痛・歯痛・口舌生瘡および皮膚の痒み・風熱瘡癰〔急性化膿性疾患〕に用いられる。さらに脾胃清陽の気を昇挙〔上昇〕することから，中気下陥による気短・乏力・長引く下痢・脱肛・子宮脱垂・崩漏などにも用いられる。

組み合わせによる効能

　葛根は昇挙陽気・発表透疹・清熱解毒の効能をもち，升麻は解肌退熱・疏表透疹・生津止渇・止瀉の効能をもつ。葛根は軽く昇散の性質があり解肌透疹ができる。升麻は軽浮で上昇の性質があり透疹解毒ができる。両薬を組み合わせると体表の内外にはたらき，昇陽を収め邪気を散じて透発疹毒の作用をあらわす。

適応症

1．斑疹初期の頭痛・発熱
2．麻疹初期の発熱・発疹不利，あるいは麻疹消退の時期が早すぎるもの

常用量　　　葛根　6〜10ｇ　　　升麻　3〜6ｇ

臨床応用

　葛根と升麻の組み合わせは銭仲陽の『閻氏小児方論』升麻葛根湯に由来する。陽明傷寒の中風頭痛身痛・発熱微悪寒・無汗口渇・目痛鼻乾・横になれない，陽明の発斑で発疹がすっきりと出ないなど，天候の不順，寒暖の激変と関係している外感病に用いられる。

　葛根と升麻の組み合わせは，疹毒を透発させる効能に最もすぐれており，麻疹透発不利・くしゃみ・軽い咳・発疹がすみやかに出ないなど，その病機が外に向いているものに対して，この薬物を利用することができる。肺熱気喘・疹毒内陥・肺陰損傷には，薬効が弱すぎるので適さない。

2 浮萍・紫草

単味の効能

【浮萍】水面に浮き，風に吹かれて波打つ様からその名がついた。その背部が紫色であることから紫背浮萍とも呼ばれる。味は辛，性は寒で，肺経に入る。本薬は軽質でその気は浮なので，昇散の性質が強い。肺経に入り皮膚に達して毛口を開き，発汗解表・透発疹毒の効能をあらわすので，外感風熱・発熱・無汗などに用いられる。また麻疹がなかなか発疹しない，疹出不透，さらに風熱隠疹・皮膚の痒みなどにも用いられる。さらに疏表通竅・利水消腫の効能から，水腫不消・小便不利，および風湿内侵により生じた肢体民讃〔麻痺〕などにも用いられる。このほか通毛口・利血脈によって長鬚生髪の効能をあらわすので，風盛血虚に属する若禿にも用いることができる。

【紫草】紫草根とも呼ばれる。味は甘，性は寒で，心・肝経に入る。本薬は甘くかつ塩辛く，気は寒で紫色を呈し，滑の性質があってよく血分にはたらくので，清熱涼血・解毒透疹の良薬である。九竅を通じ二便を利して涼血し，毒を消して種々の疾患を除くので，急性伝染病（麻疹，猩紅熱，丹毒など）の，熱毒が盛んで斑疹の透発が不利なものや，斑疹が暗紫色のものに用いる。また化膿性疾患・湿疹・皮膚炎・外陰炎・火傷・凍傷にも用いられる。さらに麻疹を予防し症状を軽くし，麻疹の流行を減少させることもできる。

配合による効能

浮萍は軽質，浮で気分にはたらく傾向にあり，気分の邪毒を清し，散風・去邪・透疹・利尿の効能をもつ。紫草はもっぱら血分にはたらき血分の熱毒を清し，清熱涼血・解毒化斑の効能がある。両薬を組み合わせると気分血分ともにはたらき，気血両清・透疹解毒・去風止痒の作用がさらに強くなる。

適応症

1．小児が初めて麻疹に罹ったときの発疹が出ないものや，血熱が旺盛で疹出不透・疹斑の色が不鮮明・疹斑が暗紫色を呈するもの。また熱毒が肺を犯し高熱・気粗・気喘・便閉を起こすもの

2．風熱の部類に属する風疹（蕁麻疹に類似）
3．風熱表証を呈する瘡瘍癰腫〔急性化膿性疾患〕

常用量　　浮萍　6〜10g　　　紫草　10〜12g

臨床応用

　疹病の治療では「清，透」がポイントとなり，宣肺透発が重要である。浮萍は肺気を上宣させ，皮毛に到達する。もし裏熱が旺盛で疹色が深紅色のときは，血分の裏熱を清することが必要であり，紫草がその作用にすぐれる。両薬の配合は互いの作用を強め合ってすぐれた作用を発揮させる。

　施先生は痘瘡を治療するときには常に紫草茸を用いた。これは活血起脹・昇発透疹の効能を増強させるためであり，邪気をすみやかに退かせることができた。

3　浮萍・牛蒡子

単味の効能

【浮萍】50ページ参照
【牛蒡子】大力子・鼠粘子とも呼ばれる。味は辛・苦，性は寒で，辛寒宣散・苦寒泄熱の性質がある。疏散風熱・清熱解毒・利咽消腫の効能をもち，外感風熱が上焦に蓄積して起こる咽喉腫痛・発頤〔化膿性耳下腺炎など下顎部の化膿性感染症〕・咳嗽・痰吐不利・瘡毒腫痛に用いられる。また散風熱・透疹毒の効能により，麻疹の透発不利・発疹しても再び隠れてしまう状態・便秘などにも用いられる。

配合による効能

　浮萍は軽浮昇散で毛口を開き，肺経に入って皮膚に達し発汗解表・利水消腫・宣肺透疹の効能をあらわす。牛蒡子は降気下行・宣散風熱・透発疹毒・解毒消腫の効能をもつ。両薬を組み合わせると軽と清の作用が上焦にはたらき，すぐれた宣散風熱・透発疹毒・去風止痒の作用をあらわす。

適応症

1. 外感風熱による咽喉腫痛など
2. 麻疹透発不利の諸症状
3. 風熱による隠疹・瘙痒など

常用量　　浮萍　4.5～10ｇ　　　牛蒡子　6～10ｇ

臨床応用

　浮萍と牛蒡子の組み合わせは風熱毒邪を解く作用がすぐれている。浮萍は浮・軽，味は辛，性は寒である。辛は行散解表，寒は降下清裏の効能をあらわす。古人は発汗の作用は麻黄よりすぐれ，下水の作用は通草にまさると考えていた。これは表裏双解の解釈である。牛蒡子は辛苦冷滑で降気下行・散風除熱の効能があり，これもまた表裏双解という考え方である。これら両薬は互いに補い合ってよりすぐれた作用を発揮する。

　しかし，牛蒡子の性は冷・滑利で滑腸通下の作用が強いので，便秘がなければその使用は避けるべきである。また多量を続けて服用することも，中気を傷めやすいので避けるべきである。

4　蟬蛻・薄荷

単味の効能

【蟬蛻】蟬衣・蟬退殻・知了皮とも呼ばれる。味は甘，性は寒である。土木の余気が化したもので，体は軽浮，その気は軽虚である。疏散風熱・清熱透疹の効能をもち，感冒風熱，あるいは温病初期の発熱・咽喉腫痛に用いられる。また小児の麻疹風熱が甚だしく疹出不利のもの，風邪束表による風熱痒疹・皮膚瘙痒のものにも用いられる。このほか肝経の風熱を清し，去風解痙・鎮静安神の効能をあらわすので，風熱による目赤・目生翳膜〔そこひ〕，お

よび破傷風・小児の驚風・夜泣きなどにも用いられる。

【薄荷】14ページ参照

配合による効能

蟬蛻は清軽昇散で，皮膚・汗腺に作用する。薄荷は軽清芳香で，辛涼行散の効能がある。両薬を組み合わせると，昇散の効能が増強されて，収散風熱・利咽喉・行肌表・透斑疹・去風止痒の効能を高め合う。

適応症

1．風熱による温疫発疹
2．麻疹初期の発疹が不透なもの
3．風疹塊（蕁麻疹に類似），皮膚瘙痒
4．小児の夜泣き，不眠

常用量　　蟬蛻　4.5〜6ｇ　　　薄荷　6〜10ｇ

臨床応用

蟬蛻と薄荷の組み合わせは二味消風散といい，『景岳全書』に由来する。施先生は皮膚瘙痒や風疹塊（蕁麻疹）の治療に，過敏煎（銀柴胡・防風・烏梅・甘草）と組み合わせて常用し，著明な効果をあげている。筆者は長年にわたって蕁麻疹の患者には，施先生に教わった処方に浮萍・紫草・丹皮・丹参を組み合わせて治療を行ってきたが，その効果は良好であった。とくに初めて蕁麻疹を患った患者に対しては著効がみられ，常に２〜４回の投与で治癒した。

5　刺蒺藜・荊芥穂

単味の効能

【刺蒺藜】白蒺藜とも呼ばれる。味は苦・辛，性は平で，肝経に入る。質は

軽く白色で昇と降、散と補の両方の性質をもつ。肝経の風邪を宣散し、去風明目・除風止痒の効能をあらわすので、風熱による目赤多涙・頭目疼痛・風疹瘙痒・白癜風などに用いられる。また平肝息風・疏肝解鬱の効能から、肝経の風邪が上擾したことによる頭暈・めまい・頭痛（高血圧症、肝陽上亢のものに可能）に用いられる。肝気鬱結により生じた胸肋不舒・乳汁不通・乳房脹痛にも用いられる。このほか行血去瘀の効能もあり、癥瘕積聚（肝脾腫大）・冠心病の疼痛にも用いられる。

【荊芥穂】16ページ参照

配合による効能

　刺蒺藜は軽質で白色、昇と降の性質があり、去風平肝・鎮静止痒の効能をもつ。荊芥穂の気は軽く、軽宣発散・泄熱散風の効能をもつ。黒く炒めれば血分にはたらいて血分の伏熱を清散し、邪気を引き出し排出するので、清血散熱止痒の作用をあらわす。両薬を組み合わせると散風行血・鎮静止痒の作用が、さらに明らかになる。

適応症

1. 蕁麻疹
2. 皮膚瘙痒症
3. 陰部瘙痒症

常用量　　　刺蒺藜　10～15ｇ　　　荊芥穂　5～10ｇ

臨床応用

　刺蒺藜と荊芥穂の組み合わせは、施先生が各種瘙痒症のために考案したもので、その効果はすぐれている。蕁麻疹には烏梅・五倍子・銀柴胡・炒防風・生甘草を組み合わせるとよい。女性の陰部瘙痒症には竜胆草・柴胡を、胃腸積滞や便秘には蚕砂・炒皂角子を組み合わせるとよい。

4 和表裏・調気血類

1　白芍・桂枝

単味の効能

【白芍】29ページ参照
【桂枝】 3ページ参照

配合による効能

　白芍は和営斂陰の効能をもち，桂枝は和営解肌の効能をもつ。両薬を組み合わせると発汗の中にも斂汗の意味が，和営には調衛の力が含まれる。白芍は養血斂陰であるが滞邪することはなく，桂枝は和営解肌であるが陰を傷めることはない。両薬は収斂と発散，寒と温の組み合わせであり，相互に制御して調和営衛・調和気血・鼓舞心陽・益陰止汗の効能をあらわす。

　桂枝の色は赤であり，血分に入って血脈を通ずる。白芍は陰分にはたらき，益陰和中・緩急止痛の効能をあらわす。また桂枝は振奮脾陽，白芍は養胃陰の作用をもつ。両薬を組み合わせると陰陽ともに作用し，通調血脈・緩急止痛・振奮中陽・調整脾胃の効能を発揮する。

適応症

1．外感風寒表虚証における発熱・頭痛・汗出悪風・鼻鳴乾嘔・口不渇で，舌苔薄白・脈浮緩をあらわすもの

2．営衛不和で，悪風・寒さを嫌う・背筋がゾクゾクするなどの症状をあらわす自汗や盗汗，あるいは風邪を引きやすい者や，心血不足・脾肺虚弱のものの躁汗
3．心陽不振で，経気不和・気血不調をきたしているものの胸痺・胸痛
4．気血不調に属する腹痛や，虚寒性の腹痛（腸痙攣に類似）
5．気血不調に属する四肢の痺れ，疼痛，麻痺
6．血管炎
7．妊娠悪阻で，畏寒・食欲不振・乏力・悪心嘔吐，尺脈が弱い，などをあらわすもの

常用量　　白芍　6～10g　　桂枝　6～10g

臨床応用

　白芍と桂枝の組み合わせは張仲景『傷寒論』の桂枝湯に由来する。発熱頭痛・汗出悪風・鼻鳴乾嘔・口不渇・舌苔薄白・脈浮緩を示す，外感風寒表虚証に用いられる。

　『傷寒論』では「太陽病，頭痛，発熱し，汗出で，悪風する者は，桂枝湯之を主る」「病人，蔵に他病なく，時に発熱し自汗出でて，癒えざる者は，此れ衛気和せざる也，其の時に先だちて，汗を発すれば則ち癒ゆ，桂枝湯に宜し」と述べている。

　『医宗金鑑』では，「張仲景の方剤の中で最もすぐれたものである。解肌発汗・調和営衛の効能を示す代表方剤である」と述べている。

　施先生は川桂枝と杭白芍の炒めたものを用いる習慣があったが，営衛不和で時に躁汗のある表虚寒証の解けないものによい効果がみられた。四肢の麻痺・痺れ・関節疼痛のあるものには桂枝木を大量（15～30g）用いるとよい。寒がはなはだしく四肢発涼のあるものには，制附片を加えると効果がよくなる。

2　白芍・柴胡

【白芍】29ページ参照

【柴胡】味は苦・辛，性は微寒で，心包・肝・胆・三焦経に入る。本薬の味は薄く，気は上昇するので，透表泄熱の効能にすぐれる。少陽病半表半裏の寒熱往来・胸脇苦満・口苦咽乾・頭暈目眩の要薬である。また瘧疾の寒熱往来や，外感発熱などにも用いられる。疏肝解鬱・宣暢気血・散結調経の効能から，肝気鬱結により生じた胸脇脹痛・頭暈目眩・耳鳴り・耳が聞こえない，および月経不順・乳房脹痛（乳腺症によるものを含む）などに用いられる。

柴胡の気は陽で上昇の性質をもち，清気を上行させて昇陽挙陥の効能をあらわす。気虚下陥による気短・乏力・内臓下垂などにも用いられる。

配合による効能

白芍は養血斂陰・柔肝和血・緩急止痛・清熱虚熱の効能をもち，柴胡は疏肝開鬱・和解退熱・昇挙陽気の効能をもつ。白芍の酸寒収斂の性質は，斂津液・護営血・収陽気・瀉邪熱・養血柔肝・緩急止痛・瀉肝邪熱・補脾陰の効能をあらわす。柴胡は軽清辛散で，清陽の気を上昇させ，少陽の気を疏調し，理肝脾・調中宮・消痞満の効能をあらわす。両薬を組み合わせると相互に依存し促進し合って，短所を制御し長所を高め合う。白芍の酸斂は柴胡の辛散を制し，また柴胡の辛散は芍薬の散斂を佐薬として少陽の経に引薬し，清胆疏肝・和解表裏・昇陽斂陰・解鬱止痛の作用をあらわす。

適応症

1. 肝鬱気血不調に属する寒熱諸証
2. 肝鬱気滞・表裏不和に属するものの頭暈・めまい・胸脇苦満・両脇脹痛・串痛（急性肝炎・慢性肝炎・胆囊炎・肋間神経痛における脇肋の疼痛・脹悶不舒などの症状）
3. 月経不順

常用量　　　白芍　10～15 g　　　柴胡　6～10 g

臨床応用

　白芍と柴胡の組み合わせは『太平恵民和剤局方』の逍遙散に由来する。五鬱（木，火，土，金，水）〔五臓を指す〕および骨蒸労熱に用いられる。肝は風木の臓で，自身は陰臓であるが，陽を動かし喜び条達の性質を有する。白芍の酸斂により養血柔肝し，肝の体を補いその機能を制する。また柴胡の辛散は補肝のはたらきをする。両薬を組み合わせると剛柔，動静ともに作用し，短所を補い長所を高め合う。昇陽斂陰・調和表裏の作用巧妙になるので，肝鬱気滞・表裏不和によるすべての症状に用いることができる。

　柴胡と白芍の組み合わせは疏肝和血に重点がおかれているので，少陽証の寒熱を示すものには赤芍の組み合わせがよい。

　施先生は，杭白芍と酢柴胡を炒用する習慣があった。これは疏肝止痛の効能を増強するためである。

3　柴胡・黄芩

単味の効能

【柴胡】57ページ参照

【黄芩】味は苦，性は寒，肺・胆・胃・大腸経に入る。本薬の苦は燥湿，寒は清熱の性質をあらわし，清熱燥湿・瀉火解毒の効能をもつ。湿熱蘊結による瀉痢腹痛・裏急後重〔悪臭のある下痢便は出るがすっきりしない〕・痢下赤白・湿熱黄疸などに用いられる。黄芩の体は軽く浮で，上焦肺火をよく清するので肺熱咳嗽に用いられる。また炭で炒めて用いれば瀉火止血の効能をあらわし，激しい発熱や，迫血妄行による咳血・鼻血・血便などにも用いられる。このほか清熱安胎の効能があるので，妊娠胎動不安などにも用いられる。現代薬理学の研究では，解熱・利尿・鎮静・降圧作用が認められている。高血圧症・動脈硬化・自律神経失調症，肝陽の亢進による頭痛・めまい・目赤・口苦・赤ら顔・心煩・不眠などに用いられる。

配合による効能

　柴胡は苦平で疏肝開鬱・和解退熱・昇挙陽気の効能をもち，黄芩は苦寒で清熱燥湿・瀉火解毒・止血・安胎の効能をもつ。柴胡は半表半裏の外邪を瀉し，黄芩は半表半裏の裏邪を瀉す。柴胡は清陽を上昇させ，黄芩は濁火を降ろす。両薬は昇清降濁・調和表裏・和解少陽の組み合わせであり，少陽の邪熱を清する作用がさらによくなる。柴胡は開鬱に長じ黄芩は泄熱にすぐれるので，両薬を組み合わせると肝胆の気機を疏調し，内にこもった湿熱を清泄することができる。

適応症

1. 外感病（傷寒あるいは中風）で邪気が少陽に入り，表裏の間を往来することにより生ずる，口苦・咽乾・めまい・寒熱往来・胸脇苦満・心煩喜嘔・食欲不振など
2. 瘧疾〔マラリア〕で，寒熱を示すもの
3. 肝鬱気滞が継続して火と化したもので，少陽証を示すもの

常用量　　　柴胡　5〜10g　　　黄芩　6〜10g

臨床応用

　柴胡と黄芩の組み合わせは張仲景の『傷寒論』小柴胡湯に由来する。和解少陽の効能があり，傷寒中風，少陽病の口苦咽乾・めまい・耳鳴り・往来寒熱・胸脇苦満・食欲不振・心煩喜嘔，あるいは胸中煩にして不嘔，時に渇き・腹中痛・脇下痞硬・心下悸を伴うもの，小便不利，あるいは不渇にして身有微熱，時に咳や発汗後の継続する発熱など，また寒熱・婦人傷寒・熱入血室によるうわごとなどに用いられる。また傷寒陽微結による頭汗肢寒・脈細便堅・半表半裏にも用いられる。程応旄は，「柴胡は疏木であり，半裏の邪気を外宣させる。黄芩は清火で半裏の邪気を内側から冷ます」と述べている。両薬を組み合わせると，通調表裏・和解少陽・肝胆の熱を清泄する作用を強める。胃不和で痰飲内停のときには，半夏を加えて痰飲を除き裏気の上逆を降下させる（和胃通陰陽を意味する）ことにより，柴胡と黄芩の和表裏の効

能を高める。

『済生方』では「積熱下痢では柴胡・黄芩を等分として，酒を半量加えて七分に煎じる。空腹時に冷まして服用する」と述べている。

『本草匯言』では，「清肌退熱は柴胡が最もすぐれている。しかし黄芩無しでは涼肌達表することはできない」と述べている。

筆者の経験では，肝・胆・胃・膵臓の疾患で少陽証のあるものには，いずれも良好な作用が得られている。

4　黄芩・半夏

単味の効能

【黄芩】58ページ参照

【半夏】味は辛，性は温で毒があり，脾・胃・肺経に入る。本薬の薬体は滑で薬性は燥であり，よく走ってよく散じ，燥と同時に潤す作用もあって，燥湿化痰の効能をあらわす。湿痰咳嗽・痰が白く薄いもの（感冒咳嗽・慢性気管支炎に多くみられる）に用いられる。降逆止嘔・散結消痞の効能から，胃気不和，胃気上逆による悪心嘔吐（急性胃炎・慢性胃炎・神経性嘔吐・妊娠嘔吐に多くみられる）に用いられる。また痰湿内阻・寒熱互結による胸脘痞満・食欲不振・頻回のげっぷ・悪心嘔吐，痰阻気鬱による梅核気・瘰癧〔単純性甲状腺腫〕・痰核などにも用いられる。さらに燥湿和胃・通陰陽の効能により，胃気不和による不眠症にも用いられる。

配合による効能

黄芩は清熱燥湿・瀉火解毒・止血・安胎の効能をもち，半夏は健脾燥湿・和胃止嘔・消痞散結の効能をもつ。半夏の辛散は降逆の作用をあらわし，黄芩の苦寒は清熱の作用をあらわす。両薬を組み合わせると寒と温が同時にはたらき，辛開苦降の作用をあらわして陰陽を調和するので，清熱瀉火・和胃止嘔・消痞散結の効果がさらによくなる。

適応症

1. 邪が少陽に留まっているのに誤って下したために起こる痞証
2. 温邪が留って痰熱が結びつき，脾胃の昇降失調を起こすために生じる痞証
3. 寒熱互結による胸膈痞満・悪心嘔吐・食欲不振
4. 熱痰による諸症状
5. 胃酸過多・むねやけなど

常用量　　黄芩　6～10g　　半夏　6～10g

臨床応用

　半夏と黄芩の組み合わせは『傷寒論』の半夏瀉心湯に由来する。和胃降逆・開結除痞の効能がある。胃気不和による心下痞満・乾嘔・嘔吐・腸鳴下痢に用いられる。急性胃腸炎で上述の症状のみられるものにもよい。

5　知母・草果

単味の効能

【知母】22ページ参照

【草果】味は辛，性は温で，脾・胃経に入る。本薬の温燥の性質は辛烈であり，温中散寒・燥湿除痰・消積除脹の効能をあらわす。寒湿が中焦を阻滞し，脾胃のはたらきが低下したことによる食積不消（肉食によるもの）・脘悶腹脹，甚だしきは疼痛・食欲不振などをあらわすものに用いられる。また除痰截瘧の効能があり，寒多熱少・胸悶・舌苔白濁で厚膩などを伴う瘧疾〔マラリア〕に用いられる。さらに瘴瘧（山嵐瘴毒を感受して生じた重症の瘧疾を指す。『諸病源候論』では「この病は嶺南一帯の山瘴の気により生ずる」と述べている。『景岳全書』には「南方の嵐湿は尋常でない。その邪気を受けて生じた病を，瘴瘧という」とある。臨床における主要な症状は，発病時に

神識昏迷・狂妄多言，あるいは声が出ないなどである）にも用いられる。

配合による効能

　知母の苦寒は瀉熱，甘寒は滋陰の作用をあらわし，清熱瀉火・滋陰潤燥の効能を発揮する。草果は辛散温通・温中燥湿・化濁・截瘧の効能をもつ。知母は清裏，草果は解表が主作用である。両薬を組み合わせると表裏・寒熱・陰陽すべてにはたらき，相互に制御すると同時に促進して，表裏を和ませ，陰陽を調整し，寒熱を除いて瘧疾を治療できる。

適応症

1．表裏不和で寒熱の変化が激しい寒熱往来の症状
2．瘧疾（瘴瘧を含む）の諸症状

常用量　　　知母　10〜12g　　　草果　3〜6g

臨床応用

　知母と草果の組み合わせは明代の李時珍『本草綱目』に由来する。「草果・知母の組み合わせは瘴瘧寒熱を治療できる。陰陽の組み合わせで偏りによる害がなく，草果は太陰独勝の寒を，知母は陽明独勝の火を治す」と記載されている。『本草正義』では「草果は辛温燥の性質が強く，寒湿を除き温燥中宮の効能にすぐれ，脾胃寒湿の主要な薬物である」「嵐瘴は皆陰湿の邪気であり，清陽の気を最も傷つける。よって瘴気を避けるために温燥芳香の薬物を多用し，陰湿の邪気にうち勝つ。草果の瘴瘧に対する効能はこの点においてすぐれている。しかし一般の瘧疾は湿痰によるもので，寒熱往来がみられ治癒しがたい。治療では先ず開泄を行うのがよい。草果は湿痰を流れやすくして脾陽を強め，さらに知母を補助としその分量にも注意すれば，瘧疾の治療効果は高まり，嵐瘴のための治療に固守する必要はなくなる」と述べている。

　筆者の経験では知母・草果を瘧疾に用いる際には，さらに常山・青蒿・柴胡・黄芩を組み合わせると，よい効果が得られた。また表裏不和で寒熱の変化が激しい寒熱往来の症状にもよい。

6 常山・草果

単味の効能

【常山】ユキノシタ科植物ジョウザンアジサイの根部を乾燥したものである。味は苦・辛，性は寒で毒があり，心・肺・肝経に入る。辛開苦降・清熱の性質があり，胸中の痰涎を吐かせ，脇下の痰水を除く効能がある。中医学では「痰が無ければ瘧は成り立たない」と認識される。ゆえに截瘧の効能により，各種瘧疾に用いられる。

【草果】61ページ参照

配合による効能

　常山は辛開苦降・清熱截瘧の効能をもち，草果は辛散温通・温中燥湿・化濁瘴瘧の効能をもつ。常山は清裏，草果は解表が主作用である。両薬を組み合わせると表裏・寒温ともに作用し，互いに制御すると同時に促進し合って，化湿濁・和表裏・退寒熱の効果を発揮する。

適応症

1．表裏不和で瘧疾のような寒熱往来
2．反復する発作，寒湿が内阻して邪気が陰を傷つけ胸脇痞満，食欲不振，神疲肢倦，苔濁膩などの症状をあらわす瘧疾

常用量　　常山　5〜10g　　　草果　6〜10g

臨床応用

　常山と草果の組み合わせは截瘧の要薬であるが，臨床経験ではさらに青蒿・知母・柴胡・黄芩・半夏を組み合わせると効果がよい。

5 止汗類

1 黄耆・防風

単味の効能

【黄耆】味は甘，性は微温，脾・肺経に入る。本薬は軽質で皮は黄色，肉質部は白色を呈し，浮の性質は表に入って衛を強くし，すぐれた昇陽補気の効能をあらわす。生品は昇発の性質により昇陽挙陥の効能をあらわし，中気不足・中気下陥・脱肛・子宮下垂，および内臓下垂の諸症状に用いられる。また温分肉〔筋肉を温める〕・実腠理・補肺気・瀉陰火の効能により，体弱表虚のものの自汗盗汗・感冒に罹りやすい・消渇（糖尿病に類似）などにも用いられる。炙品には補中気・益元気・温三焦・壮脾陽・利水消腫・生血生肌・排膿内托の効能があるので，気虚衰弱による体倦乏力・語音低微・短気食少・便溏腹瀉や，気虚脾弱・水不化気による身面浮腫・小便不利などに用いられる。さらに気血不足・陽気衰微による慢性化して陥没した瘡瘍，あるいは瘡瘍が潰れて薄い膿が出てなかなか治らないもの，小児虚弱体質，痘疹の毒邪が内臓を犯すなどにも用いられる。

【防風】5ページ参照

配合による効能

　黄耆は補気昇陽・固表止汗・利水消腫の効能をもち，防風は去風解表・勝湿解痙・止瀉止血の効能をもつ。黄耆の甘温は補気・固表扶正の効能をあらわし，

防風の辛散は去風・解表・駆邪の効能をあらわす。両薬を組み合わせると，防風の辛散温通が黄耆の補気の効能とともに全身に行きわたるため，黄耆は防風の疏散の力により邪気を抱き込まず，防風は黄耆の固表の効能により散泄を抑制することができる。この組み合わせは散の中に補の作用を有し，補中と疏散を兼ねた動静の結合となり，相互に作用し合って固表止汗の作用を高め合う。

適応症

1. 表虚による自汗・四肢の痺れなど
2. 虚弱体質で感冒に罹りやすいもの

常用量　　　黄耆　10～15g　　　防風　6～10g

臨床応用

　黄耆と防風の組み合わせは『王旭高医書六種』の玉屏風散に由来する。気虚表弱・自汗不止に用いられる。風邪が長く留まり散らすことができないものによい。李東垣は「黄耆は防風を得るとその効力が高まる，相畏であり相使でもある」と述べている。王晋三は『古方選注』で，「黄耆の性は鈍，防風の性は利，鈍者は利者の制約を受ける。そのために防風に従って周身を巡り固護表気の作用を示す」と述べている。防風・黄耆の等量の組み合わせは『医宗金鑑』の防風黄耆湯にみられ，中風により話すことができなくなり，脈遅弱のものに用いられている。柯琴は「風は百病の長である。風邪はそのいたりであり，風雨の如くである。治療には皮毛を治すことが必要であり，防風で表邪を駆逐する。また邪気の集まるところ，その気は虚であり，黄耆で正気を奮い立たせる。防風により黄耆の効力は増大する。攻補の組み合わせで相互の特長が生かされている」と述べている。

　黄耆と防風を合わせれば固衛疏表の効能が得られる。黄耆は防風の協力を得て固表するが邪気を留居することはなく，防風は黄耆の協力を得て去邪するが正気を傷つけることはない。両薬の組み合わせは，外邪の侵入を防御する。古人は「邪気の集まるところ，その正気は必ず虚になる。風邪による疾病を治療するには風邪を駆逐する薬より，侵入を防ぐ薬が大切である。正気不足であれば邪気が去ってもまた繰り返し侵入してしまうので，邪気をなか

なか駆逐できない」と述べている。近年では黄耆はインターフェロンを含有するといわれている。抵抗力を増強し，外邪の感染を防衛する。これは先に述べた黄耆・防風の組み合わせの効能に相当する。

　夏でも常に衿巻きをして重ね着をし，冬には厚着をして風に当たる勇気もなかった女性の悪風を，玉屛風散の10数回服用により治療したことがある。また感冒に罹りやすいものや風疹塊（蕁麻疹）の発作のない時に投与すると，扶正することにより発作を減少させ症状を軽くする効果がある。

2　山茱萸・牡蛎

単味の効能

【山茱萸】山茱肉とも呼ばれる。味は甘・酸，性は温，肝・腎経に入る。本薬の温の性質は燥の弊害をもたず，肝腎の陰を補い，また腎陽を温補することができるので，一味で陰陽をバランスよく補うことのできる重要な薬物である。肝腎不足による頭重感・めまい・耳鳴り・難聴・腰や膝がだるい・頻回の小便・インポテンスなどに用いられる。また収斂固脱・渋精止遺・止汗止血の効能により，陽気虚衰による遺精・遺尿・虚汗不止，および月経過多・崩漏などにも用いられる。

【牡蛎】味は鹹・渋，性は微寒，肝・腎経に入る。本薬は貝殻で重質であるので，平肝潜陽の効能をもつ。陰虚陽亢による煩躁不安・心神不寧・心悸亢進・不眠・頭暈目眩・耳鳴りなどに用いられる。また軟堅散結の効能により，痰火鬱結による瘰癧・痰核・癭瘤や，気血不活による肝脾腫大などに用いられる。本薬を焼いて用いると収斂固脱・渋精止帯・制酸止痛の効能が強くなるので，自汗・盗汗・遺精・白帯・胃酸過多・胃潰瘍などに用いられる。

配合による効能

　山茱萸は補益肝腎・斂汗固脱・固精縮尿の効能をもち，牡蛎は重鎮安神・平肝潜陽・収斂固渋・軟堅散結・制酸止痛の効能をもつ。山茱萸の酸渋は収

斂，微温で渋精気・止脱汗の効能をあらわし，牡蛎の鹹は軟堅，気寒は除熱，重質は潜陽，渋は収斂の効能をあらわす。両薬を組み合わせると相互に促進しあって，斂陰止汗・救亡固脱の作用がさらに強くなる。

適応症

1．自汗・盗汗の諸症状
2．男子の遺精・滑精，女子の帯下の諸症状
3．糖尿病で尿糖が持続的に高いもの

常用量　　　山茱萸　10〜15g
　　　　　　　牡蛎　　10〜25g（砕いたのち他薬より先に煎じる）

臨床応用

　山茱萸と牡蛎の組み合わせは張錫純『医学衷中参西録』の来復湯に由来する。斂陰止汗・救亡固脱の効能があり，寒温外感で病が長引いて寒熱往来や虚汗があらわれたり，熱があって寒はなく汗が出ると解熱するもの，熱や汗があり目がうわずり危険な状態にあるもの，喘逆，怔忡，気虚による呼吸困難など，これらの症状の一端がみられたならばすみやかに服用するとよい。本方は山茱萸が主薬で斂汗・補肝の効能をもつ。肝虚が激しく元気の虚脱したものに対して，最も効果がよい。牡蛎を組み合わせれば，その効果はさらに明らかになる。
　黄耆・山茱萸はともに固脱の効能があるが，その活用範囲は異なっている。黄耆は気分に，山茱萸は陰分にはたらいて固脱する。組み合わせることにより固脱は増強されて効果が顕著になる。

3　麻黄根・浮小麦

単味の効能

【麻黄根】味は甘，性は平，心・肺経に入る。本薬は体表をめぐる性質があ

り，ほかの薬物を引き連れて衛分に入り腠理を固めて止汗する効能をもつ。陽虚の自汗，陰虚の盗汗いずれにも使用できる。

【浮小麦】味は甘，性は涼で，心経に入る。本薬は平性であり，甘により益気，涼により除熱ができる。心経に入って益気除熱・止汗の効能をあらわす。汗は心の液であるので養心退熱することにより，津液不足による熱邪から生じた自汗・盗汗を止めることができる。また骨蒸虚熱や，すべての虚汗にも用いられる。

配合による効能

麻黄根の甘平は止汗，浮小麦の甘涼は止汗の効能をあらわす。麻黄根は肺経に入る。肺は皮毛とつながっており，表を実することにより止汗する。浮小麦は心経に入る。汗は心液であるので，益気清熱により涼心止汗の効能をあらわす。浮小麦は軽質であり昇浮の性質をもつ。体表の腠理に達して散熱して盗汗を止める。両薬を組み合わせると相互に促進し合って，益気養心・清熱涼気・固表止汗の効果がさらに強くなる。

適応症

1. 体虚による多汗・自汗
2. 陰虚で熱があり盗汗をあらわすものなど

常用量　　　麻黄根　6～10g　　　浮小麦　10～30g

臨床応用

麻黄根と浮小麦の配合は確実な止汗作用をあらわす。五味子・麦門冬・党参を組み合わせると，さらに効果が高まる。

4　黄耆・牡蠣

単味の効能

【黄耆】64ページ参照

【牡蛎】66ページ参照

配合による効能

　黄耆は補気昇陽・固表止汗・利水消腫の効能をもち，牡蛎は重鎮安神・平肝潜陽・収斂固渋・制酸止痛の効能をもつ。黄耆の甘温の性質は補中の作用をあらわし，昇陽補気・実腠理・固表止汗の効能を発揮する。牡蛎は重質・鹹・渋の性質をもち，益陰潜陽・収渋止汗の効能をあらわす。両薬を組み合わせると益気斂陰・固表止汗の作用がさらに強くなる。

適応症

1．気陰不足による自汗・盗汗など
2．陽虚による自汗

常用量　　　黄耆　10〜15g
　　　　　　　牡蛎　10〜25g（砕いたのち他薬より先に煎じる）

臨床応用

　黄耆と牡蛎の組み合わせは，斂陰固衛による止汗作用を示す。衛気が虚していると体表を固めることができず，営陰が虚していると体内を守ることができない。両薬の組み合わせはこういった症状に効果がよい。

5　黄耆・浮小麦

単味の効能

【黄耆】64ページ参照
【浮小麦】67ページ参照

配合による効能

　黄耆は補気昇陽・固表止汗・利水消腫の効能をもち，浮小麦は止汗の効能をもつ。黄耆は甘温補中により昇陽補気・実腠理・固表止汗をあらわす。浮小麦は甘涼益気により，清熱除煩・養心退熱・止汗をあらわす。両薬を組み合わせると相互に補い合って作用を強め，益気清熱・固表・実腠理により止汗する。

適応症

　表虚による自汗

常用量　　　　黄耆　10〜15 g　　　浮小麦　10〜30 g

臨床応用

　黄耆と浮小麦，黄耆と牡蛎は，いずれの組み合わせも止汗作用を示す。しかしその機序は異なっている。黄耆・浮小麦の組み合わせは，養心固衛により止汗する。汗は心液であり汗が多いと心気に影響するので，黄耆・浮小麦を用いる。黄耆・牡蛎の組み合わせは斂陰固衛により止汗する。衛気が虚すと体表を固めることができず，営陰が虚すと内側を守ることができないので，黄耆・牡蛎を用いる。

　浮小麦がないときには施先生は小麦のふすまや糠で代用したが，よい効果を経験した。

6　五味子・五倍子

単味の効能

【五味子】皮と実は甘・酸，核は辛・苦で鹹味も帯びている。このように五つの味をそなえているのでこの名前がある。実は酸味が最も強く，苦・鹹味がそれに次ぐ。酸には収斂，苦には清熱，鹹には滋陰の性質があり，温性で

あるが熱・燥の性質はない。益気生津・補腎養心・斂肺帰腎・止咳平喘の効能により，気虚傷津による体倦乏力・表虚多汗・口乾口渇などに用いられる。また心陰不足・心失所養による心悸怔忡・不眠健忘・気短・久嗽虚喘などにも用いられる。さらに収斂固渋の効能があるため，体虚による自汗・盗汗・遺精・尿頻・遺尿・久泄不止など，滑脱不固の症状にも用いられる。

【五倍子】味は酸・渋，性は寒，肺・大腸・腎経に入る。収斂・斂肺止嗽・降火化痰の効能により，長引く肺虚咳嗽・肺熱咳嗽・痰中帯血・咳血などに用いられる。また収斂止汗・渋腸止瀉・収斂止血・渋精固脱の効能により，体虚による自汗・盗汗・久瀉不止・脱肛・血便・遺精・帯下・子宮下垂などに用いられる。

配合による効能

　五味子は斂肺滋腎・斂汗止汗・生津止渇・渋精止瀉の効能をもち，五倍子は斂肺降火・斂汗止汗・渋腸止瀉の効能をもつ。両薬を組み合わせると，益腎固精・斂汗止汗・渋腸止瀉の作用がさらに強くなる。

適応症

1．自汗・盗汗
2．肺虚による久咳・久喘
3．久瀉・久痢
4．遺精・滑精・赤白帯下・崩漏
5．脱肛・子宮下垂，および各種内臓の弛緩や下垂

常用量　　　五味子　6～10g　　　五倍子　3～6g

臨床応用

　五味子と五倍子を組み合わせると収斂固渋の効能が強くなるので，固摂無能で滑脱の症状のあるものすべてに，症状に応じて使用できる。陽虚自汗には黄耆・附子を，久瀉や久痢には赤石脂・禹余粮を，脱肛・子宮下垂・各種内臓の弛緩や下垂には升麻・柴胡を，気虚が甚だしいものには党参・黄耆を組み合わせるとよい。また枳殻を組み合わせても効果がよくなる。

7　黄耆・附子

単味の効能

【黄耆】64ページ参照

【附子】附片とも呼ばれる。味は辛・甘，性は大熱，純粋な陽薬で毒性がある。作用は強く，上焦では心陽を助けて通脈し，下焦では腎陽を補して益火する。一味で命門の火を温補し，温裏・回陽救逆の効能を示す重要な薬物である。陽気衰微，陰寒内盛，または大汗・大吐・大瀉により引き起こされた四肢厥逆・冷汗自出・脈微欲絶などの亡陽に用いられる。また大汗淋漓・手足厥冷・気促喘急など陽気暴脱の症状にも用いる。さらに益命門火・暖脾胃・助陽化気・利水消腫の効能により，腎陽不足・命門火衰・畏寒肢冷・インポテンス・頻尿などに用いられる。陰寒内盛から脾陽不振を起こすために生じる脘腹冷痛・大便溏瀉や，脾腎陽虚から水湿内停を起こすため生じる小便不利・肢体浮腫にも用いられる。さらに十二経脈を通行して去寒除湿・温経止痛の効能をあらわすため，寒湿が盛んで全身の骨節の疼痛をあらわす風寒湿痺に用いられる。

配合による効能

　黄耆は補気昇陽・固表止汗・利水消腫の効能をもち，附子は回陽救逆・温腎助陽・去寒止痛の効能をもつ。黄耆には生発の性質があり益気固表・止汗固脱にすぐれ，附子を組み合わせることにより温陽益気・回陽救逆・固表止汗の作用が，さらに強くなる。

適応症

　陽虚による自汗・畏寒・四肢不温で，舌淡苔白，脈細弱などをあらわすもの

常用量　　　黄耆　10〜30ｇ　　　附子　6〜10ｇ

臨床応用

　黄耆と附子の組み合わせはショック症状，すなわち脈微欲絶・四肢逆冷・

大汗の状態をそなえるものに用いられる。附子は「熟附片」がすぐれている。用量が15ｇを越えるときには１時間ほどじっくり煎じることにより，結代脈（心室性期外収縮）の出現を防ぐ。黄耆は大量を用いることもでき，１回に60〜90ｇを濃厚な煎液とすると，止汗固脱の効能は高まる。

8　烏梅・五味子

単味の効能

【烏梅】梅の未成熟果実（青梅）を蒸して黒色に変色させたものである。味は酸・渋，性は平，肝・脾・肺・大腸経に入る。酸渋なので清涼収渋の性質がある。斂肺渋腸・和胃生津・止咳・止瀉・止血・止渇の効能があり，「回虫は酸味に伏す」ことから安蛔止嘔の効能もある。肺虚久咳・久瀉久痢・虫積腹痛・胆道回虫症・大便下血・崩漏不止・煩熱口渇・胃酸欠乏・食欲不振などに用いられる。

【五味子】70ページ参照

配合による効能

　烏梅は酸味で清涼生津・益胃止渇・斂肺止咳の効能をもち，五味子は斂肺滋腎・斂汗止汗・生津止渇・養心安神・渋精止瀉の効能をもつ。両薬を組み合わせると特長を発揮しあって，養陰強心・斂肺止汗の作用がさらに強くなる。

適応症

1．自汗・盗汗
2．尿糖が持続的に高い糖尿病

常用量　　　烏梅　6〜10ｇ　　　五味子　6〜10ｇ

臨床応用

　烏梅と五味子はいずれも酸味により収斂し，益陰止汗の作用をあらわす。多汗が長引くと必ず陰を傷つけることから，汗が心の液であることがわかる。施先生は自汗・盗汗の患者に対して，標を治療すると同時に，益陰強心によりその本を治療することを忘れなかった。このとき常に麦門冬・党参を配合した。

　山茱肉・牡蛎・烏梅・五味子はいずれも尿糖が持続的に高い糖尿病に用いられる。その治療原理は，収斂脾精〔食物から化生した水穀の精気を収斂させて無駄に流出させない〕・止漏濁である。

6 清熱解毒・消腫止痛類

1　黄芩・黄連

単味の効能

【黄芩】58ページ参照

【黄連】味は苦，性は寒，心・肝・胃・大腸経に入る。本薬の苦寒は瀉心火・除湿熱の効能をあらわす。清熱瀉火（清瀉心火・胃火を主とする）・清心安眠・涼血止血・解毒止痢の効能により，熱性病の高熱・煩躁・神昏・譫言〔うわごと〕などに用いられる。また陰血不足による心煩不眠や，心火内熾が血流を乱すことによる鼻血・吐血，腸澼下痢〔腸炎・痢疾〕の諸症状にも用いられる。さらに瀉火解毒・清胃止嘔・解渇除煩・消痞除満の効能により，目赤腫痛・口舌生瘡・癰疽疔毒・胃熱嘔吐・心下痞満・胃火熾熱・消穀善飢・口乾口渇などにも用いられる。

配合による効能

　黄芩は清熱燥湿・瀉火解毒・止血・安胎の効能をもち，黄連は清熱燥湿・瀉火解毒・止痢の効能をもつ。黄芩の苦寒は清肺・大腸火熱がすぐれており，黄連の苦寒は瀉心火・除湿散鬱がすぐれている。両薬を組み合わせると，清熱燥湿・瀉火解毒の効果が，さらに強くなる。

適応症

1. 上焦または中焦の熱が盛んになることによる，目赤腫痛・歯肉腫脹・歯痛・口舌生瘡など
2. 熱性病による高熱・煩躁不安など
3. 癰腫疔瘡〔急性化膿性疾患〕
4. 湿熱下痢
5. 女性の更年期ののぼせ・多汗など
6. 糖尿病で燥熱のみられるもの

常用量　　黄芩　6～10ｇ　　　黄連　3～6ｇ

臨床応用

　黄芩と黄連の配合は『傷寒論』に由来する。張仲景は湿熱中阻による胸膈痞悶にこの組み合わせを用いた。半夏瀉心湯・乾姜瀉心湯・甘草瀉心湯・葛根黄芩黄連湯に含まれる。

　筆者の経験では湿熱が体内奥深くにあるものに対して，黄連は湿により生じた熱を清し，黄芩は熱により生じた湿を解くので，両薬を組み合わせると顕著な作用をあらわす。

　黄芩と黄連を組み合わせたものに『医宗金鑑』の二黄湯がある。上焦火旺による頭面赤腫・目赤腫痛や，心胸・咽喉・口・耳・鼻の熱が盛んで瘡毒を生じたものに用いられる。

　施先生は，黄芩は清肺火，黄連は瀉心火と認識し，いずれも酒で炒めたものを用いた。配合により清熱解毒の作用は倍増し，上焦の実火の諸症状を除くのにすぐれた効果がみられた。

2　紫花地丁・蒲公英

単味の効能

【紫花地丁】味は辛・苦，性は寒，心・肝経に入る。清熱解毒・消散癰腫の効能により，火毒疔瘡・丹毒・乳癰・腸癰・目赤腫痛などの化膿性炎症に用いられる。また黄疸・蜂窩組織炎〔蜂巣炎，蜂窩織炎〕・尿路感染にも用いられる。
【蒲公英】黄花地丁とも呼ばれる。味は甘・苦，性は寒，肝・胃経に入る。清熱解毒・散結消癰の効能により，疔瘡腫毒・乳癰・尿路感染・結核などに用いられる。また利胆去湿の効能もあり，湿熱黄疸・慢性胃炎などにも用いられる。

配合による効能

　紫花地丁は清熱解毒・消散癰腫の効能をもち，蒲公英は清熱解毒・散結消腫の効能をもつ。両薬を組み合わせると促進し合って，清熱解毒・消炎止痛・散結消腫の作用が，さらに強くなる。

適応症

1．疔瘡腫毒・丹毒・乳癰など赤腫灼痛があるもの
2．腸癰（急性虫垂炎に類似）
3．尿路感染の諸症状
4．化膿性炎症，非化膿性炎症のいずれにも使用可能

常用量　　　紫花地丁　10〜30ｇ　　　蒲公英　10〜30ｇ

臨床応用

　紫花地丁と蒲公英の組み合わせは，あらゆる化膿性炎症に用いることができる。しかし大量使用することが必要で，いずれも30〜60ｇ用いるべきである。尿路感染には益元散・車前子・旱蓮草を配合すると，さらにすぐれた作用になる。
　筆者は耳下腺炎の男児に対し，紫花地丁・蒲公英を各30ｇ，さらに金銀花10ｇ，連翹10ｇ，大青葉10ｇ，板藍根10ｇ，柴胡６ｇ，升麻３ｇを用いて治療した

ことがある。このとき煎じ薬を4回に分けて服用させたところ，2剤の服用で熱，痛みともなくなり，腫脹は半分ほど治まった。さらに2剤服用することにより全快した。

3　牛蒡子・連翹

単味の効能

【牛蒡子】51ページ参照
【連翹】12ページ参照

配合による効能

　牛蒡子は疏散風熱・清熱解毒・清咽消腫の効能をもち，連翹は清熱解毒・消癰散結の効能をもつ。両薬はともに上焦に作用して，清熱解毒・消炎止痛・去風止痒・宣透疹毒の作用を強め合う。

適応症

1．熱が上焦に聚まる(あつ)ことによる，口舌生瘡・歯齦の腫痛・咽喉腫痛など
2．癰腫瘡瘍〔急性化膿性疾患〕
3．風熱による痒疹・斑疹など

常用量　　　牛蒡子　6〜10g　　　連翹　6〜15g

臨床応用

　施先生は習慣的に牛蒡子と青連翹を，急性咽炎や急性喉炎による咽喉腫痛の諸症状に用い，毎回良好な効果をあげた。馬勃・青黛を配合すると，さらに効果は著明になった。上述のような病症で，熱が盛んで大便乾燥がみられるものには，大量の牛蒡子（15g程度）を用いると，さらに効果がよくなることが，臨床経験により明らかになっている。

4 馬勃・青黛

単味の効能

【馬勃】味は辛，性は平で，肺経に入る。本薬は軽質で，宣肺気・清熱解毒・解散鬱熱・利咽喉の効能をもつため，咽喉腫痛・咳嗽失音などに用いられる。外用では止血の効能があり，鼻血や外傷の出血に用いられる。

【青黛】灰藍色または深藍色の微粉末で，軽く舞い上がる性質をもち上焦に作用する。味は苦，性は大寒，肝・肺・胃経に入る。清熱涼血・解毒利咽の効能により，温病による発熱・発斑発疹・喀血・吐血・咽喉腫痛・小児のてんかん・流行性耳下腺炎・瘡腫・丹毒・虫蛇咬傷などに用いられる。

配合による効能

馬勃は清熱解毒・宣肺気・利咽喉の効能をもち，青黛は清熱解毒・涼血止血の効能をもつ。馬勃は辛平で宣散の性質が顕著である。青黛は苦寒で清熱の性質にすぐれている。両薬は上焦に作用して，清熱解毒・消腫止痛・清利咽喉の作用を高め合う。

適応症

1．熱邪火毒が上焦に聚まって生じる咽喉腫痛など
2．急性咽喉炎・慢性咽喉炎・扁桃腺炎いずれにも使用できる

常用量　　馬勃　1.5〜4.5g　　　青黛　6〜10g
　　　　　（ともに袋で包んで煎じる）

臨床応用

施先生は咽喉腫痛の治療に馬勃・青黛を組み合わせて用いる習慣があった。錦灯篭・金果橄・桔梗・生甘草を配合すると，その作用はさらに著明になった。

5　馬勃・黛蛤散

単味の効能

【馬勃】79ページ参照

【黛蛤散】宋代の民間方で，中成薬にもなっている。『医説』四巻に由来するが処方名はない。清代の祝補斎『衛生鴻宝』では青蛤丸と名付けられている。その後，黛蛤散と命名された。本処方は，煅蛤殻180ｇ・青黛18ｇから成る。粉末にして10～15ｇを布袋に入れて煎じ服用する。蛤粉には滋養肺陰・軟堅散結・化痰止咳・止血，青黛には散肝鬱・泄肝火・清熱解毒・涼血止血の効能がある。両薬を配合すると清泄肝肺鬱熱・化痰止咳・涼血止血の効能をあらわし，肝火犯肺による頭暈耳鳴・咳嗽不已・痰中帯血・咽喉不利・胸脇作痛などに用いられる。このほか気管支拡張による咳嗽吐痰・痰吐不尽・咳血・喀血などにも用いられる。外用では黄水瘡にも使用できる。

配合による効能

　馬勃は清熱解毒・宣肺気・利咽喉の効能をもち，黛蛤散は清熱化痰・散結の効能をもつ。両薬を組み合わせると，瀉火解毒・清熱消炎・涼血止血・消腫止痛・化痰散結・清利咽喉の作用が，さらに強くなる。

適応症

１．熱が上焦に聚まることによる，咽喉腫痛・リンパ腺腫痛など
２．肝火犯肺により咳が止まらず，熱が肺絡を傷ることによって痰に血が混じったり，ひいては喀血・鼻血などをあらわすもの

常用量　　　馬勃　4.5～6ｇ　　　黛蛤散　6～10ｇ
　　　　　　（ともに布袋で包んで煎じる）

6 板藍根・山豆根

単味の効能

【板藍根】味は苦，性は寒，心・肺経に入る。清熱解毒・清熱涼血・利咽消腫の効能により，流行性感冒・流行性耳下腺炎・大頭瘟毒・熱毒斑疹・丹毒などの，急性熱性病・癰腫瘡毒など火毒熱証に用いられる。さらに血熱妄行による吐血・鼻血や，暴発火眼・目赤腫痛・咽喉腫痛にも用いられる。このほか急慢性肝炎・流行性脳脊髄膜炎・流行性B型脳炎にも用いられる。

【山豆根】味は苦，性は寒で，肺経に入る。大苦大寒で清熱解毒・消腫止痛・清利咽喉の効能をもつため，咽喉腫痛の要薬とされる。熱毒蘊結による咽喉腫痛・牙齦腫痛・口舌生瘡，肺熱咳嗽の諸症状に用いられる。このほかレプトスピラ症や，早期の肺癌・喉頭癌・膀胱癌・子宮頸癌，皮膚潰瘍・ケロイド症にも用いられる。

配合による効能

板藍根は清熱涼血・解毒利咽の効能をもち，山豆根は清熱解毒・消腫止痛・利咽喉の効能をもつ。両薬を組み合わせると互いに促進し合って，清熱解毒・清利咽喉の効能がさらに強くなる。

適応症

1．咽喉腫痛
2．牙齦腫痛
3．口舌生瘡

常用量　　板藍根　10〜15g　　山豆根　6〜12g

臨床応用

文献によると山豆根には悪性腫瘍に対する抑制作用があり，咽喉悪性腫瘍に試用されている。白花蛇舌草・半枝蓮・藤梨根を組み合わせてもよい。

7　板藍根・玄参

単味の効能

【板藍根】81ページ参照

【玄参】元参とも呼ばれる。味は甘・苦・鹹，性は寒，肺・胃・腎経に入る。本薬は潤質で水分が多く，黒色で腎に作用する性質があるので，無根で浮遊する火を瀉す聖薬とされる。その効能は以下の通りである。

1) 養陰涼血・清熱瀉火・除煩止渇により，熱毒実火や陰虚内熱，または温熱病の熱入営分，傷陰去液により引き起こされた，口乾口渇・煩熱・睡眠不安・神昏などを治療する。
2) 消渇（糖尿病に類似）の口乾口渇など。
3) 養陰潤燥・清利咽喉・消腫止痛により，陰虚肺燥・咳嗽痰少・喀血・潮熱などを治療する。
4) 陰虚火旺・虚火上炎による頭重感・頭痛・目赤疼痛・赤脈貫晴・口乾舌紅・咽喉腫痛を治療する。
5) 解毒散結により，陰虚火旺・痰火鬱結のため生じた結核性頸部リンパ節炎・痰核・単純性甲状腺腫などを治療する。

玄参の糖尿病に対する作用機序について，現代医薬の研究では，フィトール・アルカロイド・脂肪酸・微量の揮発油・ビタミンAの類似物質などの成分を含有することがわかっており，この浸出液またはエキスを皮下注射すると動物の血糖値を降下させるので，これにより糖尿病を治療すると考えられている。

配合による効能

板藍根の味は苦，性は寒で，清熱解毒・清熱涼血・利咽消腫の効能をもつ。玄参は甘苦で寒，潤質で水分が多く，瀉火滋陰・清熱涼血・養陰潤燥・除煩止渇の効能をもつ。両薬は苦寒の組み合わせであり，互いに協力して清熱解毒・滋陰降火・清利咽喉・消腫止痛の作用を高め合う。

適応症

陰虚火旺・虚火上炎による，咽喉腫痛・口乾舌紅・脈細数など

常用量　　　　板藍根　10〜15ｇ　　　　玄参　10〜15ｇ

臨床応用

　板藍根と山豆根，板藍根と玄参は，いずれも咽喉腫痛の要薬である。前者は急性咽喉腫痛，後者は慢性咽喉腫痛に，すなわち前者は熱毒が上焦を攻めるもの，後者は陰虚火旺・虚火上炎によるものに，使い分けることが必要である。

8　石膏・細辛

単味の効能

【石膏】22ページ参照

【細辛】味は辛，性は温で，肺・腎経に入る。味は辛で厚く，気は温で燥烈である。上行して肺に入り体表の風寒を発散し，下行して腎に入り腎経の風寒を散じるので，宣通内外・発散風寒の要薬とされる。素体陽虚な者の外感風寒で，悪寒・発熱があるのに脈は沈のものに用いられる。風寒を発表すると同時に強い止痛の効能をあらわすので，さまざまな原因による頭痛・歯痛・関節疼痛などにも用いられる。このほか温肺化飲・鎮咳去痰の効能により，肺寒による咳喘で痰が白く清稀なもの，または風寒による咳嗽で痰液稀薄なものにも用いられる。

配合による効能

　石膏は清熱瀉火・解肌除煩の効能をもち，細辛は発散風寒・去風止痛・温肺化飲・去痰鎮咳の効能をもつ。細辛の香は強く昇散・通絡止痛の著明な作

用がある。生石膏の気味は寒涼で清熱瀉火をあらわす。両薬を組み合わせると，細辛の昇散が生石膏の寒涼を引き連れて上焦に達し，ともに清熱瀉火・通絡止痛の作用をあらわして，燥烈遏邪の弊害を伴わない。熱性の薬物と寒薬の組み合わせなので反佐の意味がある。

適応症

1．内蘊鬱熱による歯痛・歯茎の腫痛・口舌生瘡など
2．風熱による頭痛など

常用量

石膏　15～30g（砕いたのち他薬より先に煎じる）
細辛　1～3g

臨床応用

施先生は胃火熾盛による歯痛や口舌生瘡に，生石膏と細辛を組み合わせて用いる習慣があった。生地黄・牛膝を組み合わせると，効果はさらによくなる。

9　細辛・乾地黄

単味の効能

【細辛】83ページ参照
【乾地黄】24ページ参照

配合による効能

細辛は発散風寒・去風止痛・温肺化飲の効能をもち，乾地黄は清熱涼血・養陰生津・補腎養心の効能をもつ。細辛には強い香があり昇散の力が強いため，通絡止痛の作用がすぐれている。乾地黄の甘寒は滋陰・清熱・涼血の作用をあらわす。両薬を組み合わせると，細辛の昇散が乾地黄の甘寒を引き連れて上焦に直接到達し，ともに清熱止痛の効能を発揮するが，その作用は強

すぎず燥烈昇散の弊害をあらわさない。

適応症

風火による頭痛・歯痛など

常用量　　　細辛　1〜3g　　　乾地黄　6〜10g

臨床応用

　乾地黄は乾生地・大生地とも呼ばれる。施先生は大生地を用いる習慣があった。

　生石膏と細辛，大生地と細辛の組み合わせは，いずれも頭痛・歯痛・口舌生瘡などに用いられる。しかし前者は胃火盛によるもの，後者は陰虚津少・虚火上炎による症状に適するので，弁別することが必要である。

　寒者は熱し，熱者は冷ます，これは治療の常法である。しかし，臨床では病状はしばしば複雑で，寒熱の入り交じった状態が多くみられる。常法を基礎に仲介する薬物を配合して寒熱を和らげ，両者の衝突を緩和するとしばしば良好な効果が得られる。

7　通竅亮音・療耳鳴類

1　蟬蛻・鳳凰衣

単味の効能

【蟬蛻】52ページ参照

【鳳凰衣】キジ科動物ニワトリの卵殻内膜で，鶏蛋膜衣とも呼ばれる。本薬の味は甘，性は平で，肺経に入る。養陰・潤肺・止咳の効能により，長引く咳・咽痛・失音・瘰癧結核〔結核性頸部リンパ節炎〕・なかなか癒合しない潰瘍などに用いられる。また鳳凰衣を粉にして外用すると，口瘡・口疳・喉癬・目翳に有効である。

配合による効能

　蟬蛻は軽く清らかな性質で，甘寒清熱・宣肺利竅・昇散増音の効能を有する。鳳凰衣は甘平で無毒，肺を潤し止咳開音の効能をあらわす。両薬を組み合わせると互いに促進し合って，潤肺止咳・宣肺開竅・亮音〔声の出をよくする〕の効能を高める。

適応症

　かすれ声・嗄れ声（慢性咽喉炎，喉頭結節など）

常用量　　　蟬蛻　3〜6g　　　鳳凰衣　6〜10g

臨床応用

蟬蛻と鳳凰衣の配合は，声帯麻痺のかすれ声に使用できる。桔梗・訶子・甘草を組み合わせるとよい。かつて次のような治療経験を得た。劉×，男性，50代，声帯麻痺を5年間患い嗄れ声で症状が重かったり軽かったりしてなかなか治癒しなかった。本薬を10剤余りを服用することにより，快癒した。

2　訶子・橘皮

単味の効能

【訶子】味は苦・酸・鹹，性は平，肺・大腸経に入る。生品は斂肺・下気・消瘀のほか，泄降火・利咽喉の効能をあらわすため，痰火鬱肺により長引く咳や失声をあらわすもの，肺虚によって咳が長引いて，動くと呼吸困難になるものなどに用いられる。焼いて用いれば鹹斂大腸・止瀉の効能をあらわし，邪気が衰えて滑泄不固となっている久瀉久痢のほか，脱肛・血便・帯下・遺精・頻尿などに用いられる。

【橘皮】陳皮とも呼ばれる。味は辛・苦，性は温，脾・肺経に入る。辛散苦降の作用は温和だが，わずかに燥の性質もある。脾および肺の気分に対する薬物である。行気健脾・調中快膈の効能があるので，脾胃気滞による脘腹脹満・疼痛・不思飲食などに用いられる。また健脾燥湿・導滞化痰・止咳平喘の効能もあり，痰湿内停による胸膈満悶・咳嗽気逆，稀痰が多いときにも用いられる。さらに健脾和胃・降逆止嘔の効能もあり，痰湿阻滞・胃気不降によるしゃっくりや嘔吐などにも用いられる。

配合による効能

訶子は散渋収斂・斂肺利咽の効能をもち，橘皮は辛散走竄・理気健脾・燥湿化痰の効能をもつ。訶子は収斂，橘皮は散が主作用である。両薬を組み合わせると，散と斂が互いに制御するとともに促進し合って，斂肺・理気・清

音の作用を高め合う。

適応症

咽喉不快・嗄れ声など

常用量　　　訶子　3～10g　　　橘皮　6～10g

臨床応用

　訶子と陳皮の組み合わせについて，李時珍は「訶子を烏梅・五味子と組み合わせると収斂，橘皮・厚朴を組み合わせると下気の作用をあらわす」と述べている。このように訶子には降下・収斂の効能がある。金〔肺〕が空になって喘鳴したり声嗄れを起こしたものに対し，降斂肺気の作用によって肺竅の塞がりを取り除き，声をハッキリさせる。

3　訶子・桔梗・甘草

単味の効能

【訶子】87ページ参照

【桔梗】その根茎が梗直に結実することからその名がついた。味は辛・苦，性は平で，肺経に入る。本薬は辛開苦泄の性質をもつが，乾燥・峻烈の副作用がない。開宣肺気・瀉火散寒の作用により外邪を追い出し，通利胸膈・利咽喉の効能をあらわすため，感冒咳嗽・咽喉腫痛・嗄れ声などに用いられる。また宣通気血・去痰排膿・載薬上行〔他薬の作用を上方向へ運ぶ〕の効能があるため，胸膈痞悶・咳嗽痰多・咳痰不快に対して，肺寒・肺熱にかかわらず用いることができる。また肺癰胸痛・痰吐膿血，匂いのある黄色い痰などにも用いられる。

【甘草】41ページ参照

配合による効能

　訶子は渋腸止瀉・斂肺利咽の効能をもち，桔梗は宣肺去痰・散鬱利咽・排膿の効能をもち，甘草は補中益気・瀉火解毒・潤肺去痰・緩急止痛・緩和薬性の効能をもつ。訶子の収斂肺気・降火開音が主作用で，甘草の瀉火解毒の効能も重要であり，桔梗は宣開肺気・散外邪の効能に加えて，訶子と甘草の薬効を咽喉まで運ぶはたらきをする。諸薬を配合することにより，宣肺清咽・開音止咳の作用が際立つ。

適応症

1．かすれ声・嗄れ声の諸症状
2．慢性喉炎・喉頭結節（ポリープ）など喉部の疾患すべて

常用量　　訶子　6〜10g（生品と焼いたもの半量ずつ）
　　　　　　桔梗　6〜10g（生品と炒めたもの半量ずつ）
　　　　　　甘草　6〜10g（生品と炙ったもの半量ずつ）

臨床応用

　訶子・桔梗・甘草の配合は『赤水玄珠』の訶子湯に由来する。訶子亮音丸とも呼ばれ，声が出なくて喋れないものに用いられる。

　筆者の経験ではこの処方は煎剤とすることもできる。慢性の疾患で喉部の結節やポリープがあるものには，大量（10倍量）を煮詰めて，砂糖を加えてトローチにすると効果がよい。

　慢性咽炎・喉炎によるかすれ声・嗄れ声いずれにも良好な効果が得られる。喉頭結節の女性を1回投与で治療した経験もある。

4　石菖蒲・蟬蛻

単味の効能

【石菖蒲】九節菖蒲とも呼ばれる。味は辛,性は温,心・胃経に入る。芳香の気味があり辛温行散の力が非常に強いので,宣気通竅の良薬である。芳香化湿・醒脾健胃の効能があるため,湿濁が中焦を阻滞して気機がスムーズでなくなるため起こる,胸脘悶脹・不思飲食などに用いられる。また化濁去痰・開竅寧神の効能もあり,湿濁が清竅を塞ぐために起こる,神志昏乱で舌苔白膩のものに用いられる。さらに痰熱が心包に滞るために起こる神識不清〔意識不明〕・抽搐〔けいれん〕などにも用いられる。このほか痰が原因で起こる癲狂〔精神分裂病〕・癇症〔てんかん〕のほか,耳鳴り・難聴・健忘にも用いられる。

【蟬蛻】52ページ参照

配合による効能

　蟬蛻は軽清昇散・散風熱・利咽喉・宣肺竅による増音の効能をもち,石菖蒲は芳香去濁・化痰湿・開竅の効能をもつ。両薬を組み合わせると互いに促進し合い,啓閉・醒神・開竅の力がさらに強くなる。

適応症

1．頭暈・耳鳴り
2．神経性の耳鳴り・難聴

常用量　　　石菖蒲　6～12g　　　蟬蛻　3～6g

臨床応用

　蟬蛻は軽質で昇散の性質をもち,石菖蒲は宣気通竅の効能をあらわす。両薬はともに上焦に作用して啓閉開竅の作用を高めることにより,難聴を治療する。霊磁石を配合するとその効果はさらに著明になる。

5 磁石・石菖蒲

単味の効能

【磁石】磁性をもった鉄鉱石で霊磁石とも呼ばれる。磁石が鉄を引きつけることが慈母が子を招くのに似ているので，磁石の名が付いた。味は辛，性は寒，肝・腎経に入る。本薬は重質で平肝潜陽・鎮静安神の効能をあらわすため，陰虚陽亢による神志不安・心悸怔忡・不眠・驚癇〔驚きのためひきつけを起こすこと〕などに用いられる。また衝逆を静めて腎の納気を促す効能もあるので，腎虚気喘に用いられる。さらに益腎養肝・聡耳明目の効能もあり，肝腎陰虚による頭暈目眩・視力の低下・耳鳴・難聴などにも用いられる。

【石菖蒲】90ページ参照

配合による効能

内経に「腎は耳に開く」と記されている。腎気の不足は聴力に影響する。磁石の益腎平肝・潜陽安神，石菖蒲の芳香化濁・宣閉開竅の組み合わせは，開と補を組み合わせることになり，開竅・益腎平肝・聡耳明目の作用を高め合う。

適応症

1. 腎水不足のため虚火上炎となって起こる，耳鳴・難聴など
2. 陰虚陽亢による頭暈頭痛・心悸心煩・不眠症など

常用量　　磁石　　15～30 g（細かく砕いて先に鍋に入れ，長時間煎じる）
　　　　　　石菖蒲　 6～10 g

臨床応用

蝉蛻と菖蒲，磁石と菖蒲の組み合わせは，いずれも耳鳴・難聴に用いられる。前者は邪阻清竅・気機閉阻によるものに，後者は水虚火旺・上犯耳竅・気機不暢によるものに使い分けるとよい。

6　蒼耳子・辛夷

単味の効能

【蒼耳子】味は辛・苦，性は温で小毒があり，肺・肝経に入る。本薬の辛苦温潤の性質は強い疏散宣通・行気活血の効能をあらわす。上行して脳に，下行して足膝に，内行して骨髄に，外には皮膚に入るので，去風除湿の要薬とされる。散風通竅・活絡止痛の効能により，感冒風寒の頭痛・頭風頭痛・鼻淵頭痛〔副鼻腔炎による頭痛〕などに用いられる。また去風除湿・通絡止痛の効能により，風湿痺痛・四肢拘急・疼痛などに用いられる。さらに去風止痒の効能もあるので，皮膚瘙痒・疥瘡・麻風病などにも用いられる。

【辛夷】味は辛，性は温，肺・胃経に入る。本薬は芳香があり軽・浮の性質で頭目に作用する。宣散風熱・宣痛鼻竅の効能により，鼻淵〔副鼻腔炎〕の要薬である。鼻淵頭痛・鼻づまり・鼻の異臭・常に流れ出る鼻水などに用いられる。さらに風寒感冒・頭痛鼻塞・慢性鼻炎・過敏性鼻炎・肥厚性鼻炎・鼻腔炎・副鼻腔炎・前頭洞炎にも用いられる。

配合による効能

　蒼耳子は辛苦温潤の性質で，上行脳巓・散風除湿・宣肺通竅の効能をもち，辛夷は辛温香散の性質で，軽清上行・散風解表・宣通鼻竅の効能をもつ。両薬を組み合わせると，ともに上行して散風宣肺・通鼻竅の作用を高め合う。

適応症

1．風寒感冒の頭痛鼻塞・鼻流清涕など
2．副鼻腔炎の頭痛鼻塞・不聞香臭・常流濁涕
3．慢性鼻炎・過敏性鼻炎・肥厚性鼻炎・鼻腔炎鼻・副鼻腔炎・前頭洞炎など

常用量　　　蒼耳子　6〜10g　　　辛夷　3〜6g

臨床応用

　蒼耳子と辛夷の組み合わせは『証治准縄』の蒼耳子散に由来し，鼻淵に用

いられる。
　蒼耳子・辛夷の配合は急性鼻炎，慢性鼻炎いずれにも効果があり，煎剤として用いる以外にも，濃厚な液を点鼻薬として用いても効果がある。
　過敏性鼻炎〔アレルギー性鼻炎〕には，過敏煎（烏梅・銀柴胡・防風・甘草）を組み合わせるとよい。

8　化痰止咳・下気平喘類

◆◆◆　化痰止咳　◆◆◆

1　浮海石・旋覆花

単味の効能

【浮海石】浮水石・海浮石とも呼ばれる。味は鹹，性は寒，肺・腎経に入る。軽質で浮の性質があり，清肺化痰・軟堅散結の効能をあらわすので，痰熱咳嗽・頑痰凝結・喀痰不易・瘰癧結核〔結核性頸部リンパ腺炎〕などに用いられる。また消石通淋の効能もあるので，砂淋・石淋〔泌尿系結石〕・血淋・尿痛〔排尿時の痛み〕にも用いられる。

【旋覆花】味は微苦・辛，性は微温，肺・脾・胃・大腸経に入る。下気散結・宣肺平喘・行水消痰・降気止噫の効能があるので，痰涎壅肺による痰の多い咳や，痰飲蓄結による胸膈痞悶などに用いられる。また胃気上逆・しゃっくり・噫気・嘔吐などにも用いられる。

配合による効能

　浮海石は清肺降火・潤肺化痰の効能をもつが，その作用は「化」が突出している。旋覆花は辛温開肺の効能をもつが，その作用は「宣」が突出している。両薬を組み合わせると化宣ともに作用し，去痰・鎮咳の効能をあらわす。

適応症

痰熱による咳嗽で痰が切れにくく，胸悶不舒などをあらわすもの

常用量　　浮海石　6～10ｇ（砕いたのち煎じる）
　　　　　　旋覆花　4.5～6ｇ（布袋に入れて煎じる）

2　半夏麹・旋覆花

単味の効能

【半夏麹】半夏に小麦粉を加え生姜汁などで麹剤〔酵素剤〕にしたものである。味は苦・辛，性は平である。燥湿去痰・和胃止嘔・消食化積・散痞除満・下気寛中の効能により，脾胃不健・運化失常による食欲不振・消化不良・心下痞満・湿痰咳嗽・痰多清稀などに用いられる。
【旋覆花】94ページ参照

配合による効能

　半夏麹は燥湿化痰・健脾和胃の効能をもち，旋覆花は消痰行水・降逆止嘔・宣肺平喘の効能をもつが，半夏麹は燥，旋覆花は宣が主作用である。両薬を組み合わせると燥宣が互いに促進し合って，和胃降逆・去稀痰・止咳嗽の作用を高め合う。

適応症

1．咳嗽気逆・痰湿壅滞・薄い痰を伴う咳・痰を排出しにくいもの
2．支飲に属する痰飲で，胸悶短気，咳と喘息で息が苦しく横たわることが困難で腫張があるもの，または頭暈目眩・顔色が黒い・心下痞堅など

常用量　　半夏麹　6～10ｇ　　　旋覆花　4.5～6ｇ

（ともに布袋に入れて煎じる）

臨床応用

半夏麹と旋覆花の組み合わせは，滲出性胸膜炎の諸症状に用いることができる。冬瓜子・青橘葉・葶藶子・大棗を配合すると，さらに効果が強くなる。

3　黛蛤散・浮海石

単味の効能

【黛蛤散】80ページ参照
【浮海石】94ページ参照

配合による効能

黛蛤散は肝肺鬱熱を清泄し，化痰止咳・涼血止血の効能をもつ。浮海石の気味は鹹寒で，堅いものを柔らかくして清熱するので，清肺化痰・軟堅散結・消石通淋の効能をあらわす。両薬を組み合わせると，清肺熱・泄肝火・化老痰・去頑痰・止咳・止血の作用が，さらに強くなる。

適応症

1．痰火鬱結による胸脇疼痛・咳嗽気喘・痰が多い・粘稠で切れにくい痰
2．気管支拡張で咳とともに頑固な痰が出たり，ひいては喀血するもの

常用量　　黛蛤散　10〜15g（布袋に入れて煎じる）
　　　　　　浮海石　10〜12g（砕いたのち煎じる）

臨床応用

痰を治療するときは，稀痰・稠痰・切れにくい痰など症状を区別しなければならない。稀痰には半夏麹・旋覆花を，稠痰には旋覆花・浮海石を，切れ

にくい痰には浮海石・黛蛤散を用いる。施先生は弁証が的確であってこそ適切な用薬が可能となり，よい効果が得られると述べていた。

4　枇杷葉・半夏

単味の効能

【枇杷葉】味は苦，性は平，肺・胃経に入る。本薬を蜜に浸して炙ったものは，清肺潤燥・化痰止咳・下気平喘の効能をあらわすので，風熱燥火による咳嗽の諸症状，咳が止まらない・咳嗽痰多・気逆咳喘（慢性気管支炎に可）に用いられる。枇杷葉を生で用いると清胃熱・降胃気・止嘔逆の効能をあらわすので，胃熱口渇・胃気不和・胃気上逆・悪心・嘔吐などにも用いられる。
【半夏】60ページ参照

配合による効能

　半夏は燥湿化痰による止咳の作用をもち，枇杷葉は潤肺化痰による止咳の作用をもつ。両薬を組み合わせると燥と潤が互いに制御すると同時に促進し合って，去稀痰・止咳嗽の効果を高め合う。

適応症

　慢性で治りにくく，稀い痰を伴う咳嗽気喘

常用量　　　枇杷葉　6～10 g（布袋に入れて煎じる）
　　　　　　　半夏　　6～10 g

5　胆星・旋覆花(たんしょう)

単味の効能

【胆星】 胆南星(たんなんしょう)とも呼ばれる。天南星(てんなんしょう)を砕いて粉末にし，牛・羊・豚の胆汁を加えて日陰干しにし，乾いたら胆汁を追加する作業を褐色になるまで繰り返す。最後に牛の胆嚢で包んで陰干したものを薬用とする。

　天南星の苦温の性質は強く，痰湿による鬱結を破り燥湿する作用をもつ。胆南星は天南星と異なり，胆汁で加工することにより苦辛温は苦涼に変化し，激しい燥の性質は弱められて燥熱傷陰の弊害を減らし，また，豁痰定驚の効能は強められている。痰熱が清竅を塞ぐことによる中風痰壅・高熱痙厥・驚癇〔驚くことにより起こる痙攣発作〕・癲狂〔精神分裂病〕などに用いられる。

【旋覆花】 94ページ参照

配合による効能

　胆星は清化痰熱・去風鎮驚・解痙の効能をもち，旋覆花は消痰行水・降気止嘔・宣肺平喘の効能をもつ。胆星は清，旋覆花は宣が主作用である。両薬を組み合わせると清宣がともに作用し，熄風・去痰・鎮咳の効能をあらわす。

適応症

1．頑固な痰を伴う咳嗽・胸膈脹悶・痰湿壅滞・気逆痰喘など
2．痰が経絡を塞ぐことによる肢体麻痺など

常用量　　　胆星　　3～6 g
　　　　　　　旋覆花　4.5～6 g（布袋に包んで煎じる）

臨床応用

　旋覆花と半夏麹，旋覆花と胆星の組み合わせは，いずれも痰の治療に用いられる。半夏と胆星は燥湿去痰の効能が共通するが，臨床応用では大きな違いがあり同一視することはできない。半夏は湿痰に，胆星は風痰に用いる。風痰が急閉塞したものは，胆星でなければ開散できない。胆星は経絡に走り，

半夏は腸胃に走る。その効用の違いはきちんと区別せねばならない。

　旋覆花・半夏は去稀痰・止咳嗽の効能により，咳嗽・痰喘（急性気管支炎，慢性気管支炎，哮喘などすべて）に用いられる。旋覆花・胆星は宣燥和化・去痰息風の効能により，頑固な痰を伴う咳嗽や，痰が経絡に滞ることによる肢体麻痺などに用いられる。

6　天竺黄・半夏麹

単味の効能

【天竺黄】竹が病気になった後に出る分泌物が凝結したものである（精気が固まったものと考える）。味は甘，性は寒，心・肝・胆経に入る。竹節に似た形で逐痰利竅・清熱去風・涼心定驚の効能をもち，中風痰壅による失語，小児の痰熱によるひきつけ，驚きによる痙攣発作などに用いられる。

【半夏麹】95ページ参照

配合による効能

　天竺黄は清熱豁痰・涼心定驚の効能をもち，半夏麹は燥湿化痰・健脾和胃の効能をもつ。天竺黄は清が，半夏麹は燥が主作用である。両薬を組み合わせると清と燥が互いに促進し合って，清熱除湿・化痰止咳の作用がさらに強くなる。

適応症

　湿熱内蘊による，咳嗽吐痰・痰が排出できない・胸悶・胸痛など

常用量　　　天竺黄　3～10g
　　　　　　　半夏麹　6～10g（布袋に包んで煎じる）

臨床応用

　天竺黄と半夏麹の配合は，小児の痰熱に関係する消化不良に最も適してい

る。また風痰による失神にも用いられる。

7　橘紅・橘絡

単味の効能

【橘紅】橘皮外側の赤色部分，または柚類果実の外側果皮である。味は苦・辛，性は温で燥の性質が強い。燥湿化痰・理気健脾・発表の効能をもつので，風寒による咳嗽・喉痒痰多・胸膈脹悶・消化不良・噯気・悪心・嘔吐清水〔薄い胃液を嘔吐〕などに用いられる。

【橘絡】ミカンの果皮と内果皮〔袋〕の間にある筋膜である。味は苦，性は平，肝・肺経に入る。行気化痰・通絡止痛の効能をもつので，痰が経絡を塞ぐことによる咳嗽・胸脇疼痛などに用いられる。

配合による効能

　橘紅は燥湿化痰・理気健脾の効能をもち，橘絡は行気化痰・通絡止痛の効能をもつ。橘紅はよく肌表を走り下気消食を主作用とする。橘絡はよく経絡を走って，順気活血・通絡止痛を主作用とする。両薬を組み合わせると，理気寛胸・下気化痰・通絡止痛の作用がさらに強くなる。

適応症

　白い痰が多く出る咳嗽や，痰滞経絡による胸悶・胸脇作痛など

常用量　　　橘紅　3～6 g　　　橘絡　3～6 g

8 紫菀・橘紅

単味の効能

【紫菀】味は苦・甘，性は微温で，肺経に入る。潤で燥の性質はない。紫色を呈し血分に入り，上焦にはたらいて潤肺下気・化痰止咳・瀉肺熱・止血の効能を示すことから，咳嗽気逆・喀痰不爽・肺虚久咳・虚労咳嗽・痰中帯血などに用いられる。また下焦にはたらくと膀胱気化を促し利小便の効能をあらわすので，小便不利・血尿などに用いられる。このほか驚悸や小児の驚癇にも用いられる。

【橘紅】100ページ参照

配合による効能

　紫菀は潤肺下気・化痰止咳の効能をもち，橘紅は散寒理気・燥湿化痰の効能をもつ。紫菀は潤肺によって去痰し，橘紅は燥湿により化痰する。両薬を組み合わせると，燥と潤，化痰と去痰が同時に作用し，痰をとり除いて咳を鎮める。

適応症

1．気機不調のため痰が胸膈を阻むことによる，胸悶不舒・咳嗽吐痰など
2．内傷によるもの，外感によるもの，寒嗽，熱咳などすべての咳に使用可能である。虚労咳嗽（肺結核に類似）に用いてもよい。

常用量　　　紫菀　6〜10g　　　橘紅　4.5〜6g

臨床応用

　施先生は炙紫菀と炙化橘紅を用いる習慣があった。
　化橘紅〔炙った橘紅〕には柚皮と橘紅（すなわち橘皮）の2つがあるが混同してはいけない。化橘紅は去痰の作用が強く燥の性質もあるが，理気和中の効能は橘皮には及ばない。『本草従新』に「化州陳皮は消痰にすぐれているが，その作用は峻烈なので注意を要する」と記述されている。
　炙とは薬物を蜂蜜でまぶし炒めることである。蜂蜜は甘平の性質で，甘に

よる緩和益気・潤肺鎮咳・解毒・矯味の効能をもつ。炙ることにより橘紅の偏性が緩和され，その効能は増強される。

9　白前・前胡

単味の効能

【白前】味は辛・甘，性は微温で，肺経に入る。瀉肺降気の作用がすぐれ痰を除き咳嗽を止める，咳嗽の要薬である。肺気壅実による痰多咳嗽・胸膈逆満などに用いられる。寒熱にかかわらず使用できる。

【前胡】味は苦・辛，性は微寒で，肺経に入る。辛散苦降の性質は宣肺・散風・清熱の効能をあらわすので，風熱感冒・咳嗽痰多・気急〔呼吸が速く苦しい〕などに用いられる。また降気化痰の効能もあり，肺熱咳嗽・痰黄稠粘・胸悶不舒・嘔逆などにも用いられる。

配合による効能

　白前は清肺降気・去痰止咳の効能をもち，前胡は宣散風熱・降気消痰の効能をもつ。肺は気を主り外には皮毛と合ずる。正常な状態では肺気は宣発・降下する。風寒や風熱を感受したり，濁痰が肺に溜まると，肺の清粛の効能が失われて胸悶気逆・咳嗽多痰などの症状があらわれる。白前は清粛肺気・降気化痰の効能をもち，前胡は宣散風熱・下気化痰の効能をもつ。白前は降気，前胡は宣肺が主作用で，両薬を組み合わせると宣と降が互いに作用を高め合って，肺の清粛機能を回復し，痰を除いて咳を止める。

適応症

　肺気が宣発できず清粛の機能が損なわれることによる，咳嗽初期・肺気上逆・咳嗽吐痰・痰吐不爽・咽悶・気促など

常用量　　　白前　6～10g　　　前胡　6～10g

臨床応用

　施先生は白前・前胡いずれも蜜炙品を用いて，潤肺止咳の効能を強めていた。施先生の咳嗽の治療は，宣・降・潤・収の４つの方法に分けられる。

宣法：咳嗽の初期で表に邪気があり肺気が宣発できず，咳・咽痒・日中に咳がひどい・痰は少なく色は白いなどの症状をあらわす。これに対しては白前・前胡を用いて宣肺止咳を行う。

降法：表の邪気は解けたが咳が治らず，さらには肺脹痰多・気急喘満・気逆上衝などの症状をあらわすものに対する治法。葶藶大棗瀉肺湯・三子養親湯・蘇子降気湯を用いる。

潤法：空咳・久咳不止・持続する咳で痰が少ないなど，すべての肺燥の症状に用いる。保和湯(天冬・麦冬・知母・貝母・阿膠・桔梗・五味子・薄荷)，栝楼貝母散（栝楼・貝母・天花粉・茯苓・桔梗・橘紅）などを使用する。

収法：咳が長引いて咳に力がなくなったり，咳の音がかすれて気短〔呼吸が短く浅い〕などを伴うもの，また咳喘は収まったが予後を保つときには，収法が適する。貝母散（貝母・知母・桑白皮・五味子・款冬花・杏仁），百合固金散（生地黄・熟地黄・百合・貝母・当帰・白芍・元参・桔梗・麦冬・甘草）などを用いる。また冬虫夏草・南沙参・北沙参・白果・生牡蛎などを加えてもよい。

　以上４つの方法は４段階を成しており，前後を入れ替えることはよくない。しかし宣降，潤収のように組み合わせることは可能である。

10　白前・百部

単味の効能

【白前】102ページ参照

【百部】味は甘・苦，性は微温で，肺経に入る。甘潤苦降で温であるが燥の弊害がなく，潤肺止咳の効能により寒熱咳嗽・新久咳嗽いずれにも使用でき

る。とくに肺痨咳嗽と小児頓咳（百日咳）によい。さらに虱を殺虫する効能があり，蟯虫・頭虱・体虱にも用いられる。

配合による効能

白前は清肺降気・去痰止咳の効能をもち，百部は潤肺止咳・滅虱殺虫の効能をもつ。白前は降気，百部は潤肺が主作用で，両薬を組み合わせると潤降が互いに作用を高め合い，去痰止咳の作用がさらに強くなる。

適応症

1. 感冒日久で咽の痒みはとれているが，肺気粛降の機能が失調して，気の上逆・久咳不已・胸悶気喘などをあらわすもの
2. 肺痨（肺結核に類似）による咳嗽など

常用量　　白前　6～10g　　百部　6～10g

臨床応用

白前と百部の組み合わせは『医学心悟』の止嗽散に由来する。外感による咳嗽でなかなか治らず，痰は多いのに切れにくいもの，または微悪風と頭痛があり，舌苔白・脈浮緩のものに用いられる。

施先生が白前・百部で咳嗽を治療するときには，蜜炙品を使用した。咳嗽の治療では病気の経過を弁別することが必要である。咳嗽初期には宣肺止咳が適し，前胡・白前を用いる。既に長い時間が経過して咽の痒みはなくなり，肺気不降・気逆作咳をあらわすときには，白前・百部を用いる。

施先生は急性，慢性いずれの咳嗽にも，止嗽散を用いる習慣があった。症状に応じて用量を増減することで，良好な治療成績を得た。

11　半夏・橘皮

単味の効能

【半夏】60ページ参照
【橘皮】87ページ参照

配合による効能

　半夏は燥湿化痰・消痞散結・健脾止嘔の効能をもち，橘皮は理気健脾・和胃化痰の効能をもつ。どちらも脾経に入って促進し合い，脾を健康にして，湿を除いて痰を化し，気機を通暢させるので，悪心嘔吐や咳嗽を除くことができる。

適応症

　脾胃不和・痰湿内停・壅滞絡道・気機不暢による，胸膈満悶・咳嗽痰多など

常用量　　半夏　6～10g　　橘皮　6～10g

臨床応用

　半夏と陳皮の組み合わせは『太平恵民和剤局方』の二陳湯に由来する。痰飲咳嗽・痰多色白・胸膈脹満・悪心嘔吐・めまい・心悸亢進などに用いられる。
　痰を治療するときは燥痰・湿痰を区別しなければならない。燥痰には蛤粉・竹筎・貝母を，湿痰には半夏・陳皮・茯苓・白芥子を用いるのがよい。

12　杏仁・川貝母

単味の効能

【杏仁】38ページ参照

【川貝母】味は苦・甘，性は微寒，心・肺経に入る。苦泄甘潤の性質で，微寒は清熱の作用もあらわす。清肺涼心・潤肺化痰・開鬱散結の効能をもち，胸中に鬱結した火を清泄するので，外感風熱による咳嗽，肺虚による久咳で痰少咽燥のもの，痰火鬱結のため黄稠な痰を吐くもの，肺癰による咳嗽で痰に血が混じったり喀血するものなどに用いられる。

配合による効能

川貝母は潤肺化痰・清熱止咳の効能をもち，杏仁は降気去痰・宣肺平喘・潤腸通便の効能をもつ。川貝母は潤，杏仁は降の性質が際立っている。両薬を組み合わせると潤と降が互いの作用を高め合って，化痰止咳の力がさらに強くなる。

適応症

1. 肺虚による長引く咳で，痰が少なく咽が乾燥するもの
2. 外感風邪により痰熱が肺に鬱滞し，咳が止まらず黄痰が出るもの

常用量　　杏仁　6〜10g　　　川貝母　6〜10g

13　知母・川貝母

単味の効能

【知母】22ページ参照
【川貝母】105ページ参照

配合による効能

知母は苦寒の性質で気味は厚く，上行して肺に入り，中焦から胃に帰り，下行して腎に走る。滋陰降火・消痰止嗽・潤燥滑腸の効能をもつ。川貝母は苦甘涼の性質で気味は清く，上焦に走って心肺に入り潤肺散結（心胸に鬱結

した気を散じる)・化痰化嗽の効能をあらわす。両薬はともに上焦にはたらき,清気滋陰・降気潤燥・化痰止咳の作用を高め合う。

適応症

1. 陰虚火旺により肺の機能が低下し,咳嗽痰少で治りにくく,口乾舌紅などをあらわす陰虚燥咳の諸症状
2. 肺熱咳嗽の諸症状

常用量　　知母　6～10g　　　川貝母　6～10g

臨床応用

　知母と川貝母の組み合わせは二母散と呼ばれ,『和剤局方』に由来する。陰虚による咳嗽発熱に用いられ,施先生は一般的に川貝母を用いることが多かった。

14　栝楼子・栝楼皮

単味の効能

【栝楼子】 栝楼仁・瓜蔞仁とも呼ばれる。ウリ科植物シナカラスウリの成熟した種子である。味は甘・苦,性は寒,肺・胃・大腸経に入る。潤肺化痰・滑腸通便の効能により,痰熱咳嗽・痰粘不易喀出・腸燥便秘・癰腫・乳少に用いられる。

【栝楼皮】 28ページ参照

配合による効能

　栝楼子は潤肺滌痰〔肺を潤して痰を洗い流すこと〕・滑腸通便の効能をもち,栝楼皮は理気散結・清肺化痰の効能をもつ。どちらも上って肺胃の熱を清して化痰散結し,下って大腸の燥を潤し滑腸通便する。肺・胃・大腸の3

経を一緒に治療し，去痰嗽・止咳喘・通大便の作用を高め合う。

適応症

痰熱による咳嗽で切れにくい黄痰を吐くもの，胸悶気逆・脇肋疼痛・便秘など

常用量　　　栝楼皮　6～10g
　　　　　　栝楼子　10～15g（砕いたのち煎じる）

臨床応用

栝楼子と栝楼皮の配合を施先生は習慣的に用いた。痰熱咳嗽・胸悶脹痛に対しては栝楼皮を主薬，栝楼子を佐薬とし，便秘に対しては栝楼子を主薬，栝楼皮を佐薬として使用した。

15　枇杷葉・六一散

単味の効能

【枇杷葉】97ページ参照
【六一散】43ページ参照

配合による効能

枇杷葉は潤肺化痰・和胃降逆の効能をもち，六一散は利水瀉火・去暑清熱の効能をもつ。両薬を配合すると，去痰涎・平咳喘・利小便・清熱瀉火の作用が，さらに強くなる。

適応症

肺痿〔慢性の虚弱性疾患〕・肺癰〔化膿性疾患〕の諸症状（症状の軽いもの）

| 常用量 | 枇杷葉　6〜10g　　六一散　6〜10g |

（とも布袋に入れて煎じる）

臨床応用

枇杷葉と六一散の組み合わせは，軽度の肺癰の治療によい。芦根・冬瓜子・甜瓜子を配合すると，さらに効果がよくなる。

16　麻黄・罌粟殻(おうぞくかく)

単味の効能

【麻黄】3ページ参照

【罌粟殻】御米殻とも呼ばれる。味は渋，性は平，肺・大腸・腎経に入る。肺気を収斂する効能があるので，肺気不収による久咳不止・空咳に用いられる。また渋腸止瀉・渋精止帯の効能により，久瀉・久痢・血便・脱肛・滑精・多尿・女性の白帯過多に用いられる。さらに止痛の効能もあるので，胃痛・腹痛・筋骨疼痛などにも用いられる。

配合による効能

麻黄は宣肺平喘・利水消腫・発汗解表の効能をもち，罌粟殻は斂肺止咳・渋腸止瀉・止痛の効能をもつ。麻黄は宣，罌粟殻は収が主作用であり，両薬を組み合わせると宣と斂，開と合が互いに制御すると同時に協力し合って，止咳平喘の作用を際立たせる。

適応症

咳嗽が長く続いて肺気不収になり，痰が少ない空咳が続くもの。このため睡眠に影響するものにもよい。

| 常用量 | 麻黄　1.5〜6g　　罌粟殻　3〜6g |

臨床応用

　施先生は咳喘には蜜炙した麻黄を用いる習慣があった。これは潤肺止咳の効能を強めるためである。

　麻黄と罌粟殻の配合は，激しい咳嗽や喀痰の少ない長引く咳に確実に効果をあらわす。ただし罌粟殻はモルヒネ・ナルコチン・ナルセイン・パパベリンなどを含有するので，長期間用いるべきではない。連用すると依存性を形成しやすいので注意が必要である。

17　人参・三七

単味の効能

【人参】味は甘・微苦，性は平，脾・肺・心経に入る。本薬はマイルドで不寒不燥，人に似た形をしている。元気を補う力が強く虚脱を救う効能があるので，気虚欲脱・短気神疲〔呼吸が浅く非常に疲れた状態〕・脈微欲絶垂危〔脈が弱く重体の状態〕に用いられる。また補脾益肺の効能もあるので，肺気虚による呼吸短促・力が出ない・動くと息切れするなどの症状や，脾胃虚弱による倦怠無力・食欲不振・胸腹脹満・久瀉脱肛などに用いられる。さらに生津止渇の効能もあるので，消渇病や熱性病の津液消耗にも用いられる。このほか益心気・安心神・療不眠の効能もあるので，気血両虚による心神不安・心悸亢進・不眠健忘などにも用いられる。

　本薬は強壮作用をもち，疾病に対する抵抗力を強め，作業能力を向上させ，疲労を減少させ，体重を増加し，睡眠を改善し，血糖値を下げる作用をもつことが，現代医薬的研究から証明されている。また心筋収縮力を強めて拍動をととのえるなど，強心サポニンに類似する作用もあるため，神経症・精神疾患・心血管系疾病（心筋栄養不良・冠状動脈アテローム硬化・心臓神経症など）・貧血症・インポテンス・糖尿病・慢性胃炎・虚弱体質などにも用いられる。

【三七】味は甘・微苦，性は温，肝・胃経に入る。本薬は血分に走って化瘀血・

止出血・散瘀血・消腫塊・行瘀血・止疼痛の効能をあらわすので，血家の要薬とされる。また理血の効能もあるので吐血・鼻血・血尿・血便，痢疾下血が長引いて腸粘膜の損傷をきたしているものなどに用いられる。さらに女性の無月経・崩漏・癥瘕〔腹腔内腫瘍〕のほか，打ち身・瘡瘍腫痛の初期などにも用いられる。

現代薬理研究によると，三七には冠状動脈血流量の増加，冠状動脈抵抗の低下，心拍数の減少，動脈圧の低下，心筋酸素消費量の減少などの作用があることがわかっている。冠動脈疾患による狭心痛などに用いることができる。

配合による効能

人参は大補元気・補肺益脾・生津止渇・寧神益智の効能をもち，三七は去瘀止血・行瘀止痛の効能をもつ。人参は補，三七は散が主な作用である。両薬を組み合わせると，補と散が互いに制御すると同時に利用し合って，益気活血・散瘀定痛・止血・止咳の作用を高め合う。

適応症

1．長引く虚労咳嗽や，老年の体力が弱ったことによる痰嗽
2．冠動脈疾患による狭心痛
3．鼻血・吐血・血尿・血便・女性の崩漏など，各種出血性疾患

常用量　　人参　3g　　　三七　6g
　　　　　　（ともに粉末とし10包に分け，朝夜に1包ずつ黄酒に溶かして服用する。水で内服してもよい）

臨床応用

施先生の経験では虚労咳嗽に対しては，薬量が多すぎるとかえって効果がよくないことがわかっている。

冠動脈疾患による狭心痛や各種出血性疾患に対しては，一般に人参6～10g，三七3～10gの範囲で，症状にもとづいて薬量を増減してよい。

18　阿膠・紫菀

単味の効能

【阿膠】名は山東省阿県の産品であることから付けられたものである。味は甘，性は平，肺・肝・腎経に入る。色は黒く潤質不燥で，補血の上品である。治療範囲は次に示すように多岐にわたる。①補血止血の効能により，血虚萎黄・青ざめた顔色・頭重感・眼黒・心悸心煩・不眠健忘などに用いられる。②補絡止血の効能により，次のような出血性疾患に用いられる。虚労喀血（肺結核の咳血に類似）・吐血（潰瘍性出血に類似）・血尿（腎結核性血尿に類似）・および血便・崩漏・皮下出血（過敏性紫斑，血小板減少性紫斑に類似）など。③滋陰潤肺・養陰息風の効能により，陰虚肺燥による咳嗽痰少・咽喉乾燥などに用いられる。④熱邪傷陰・虚風内動による驚厥抽搐や，陰虚火旺による心煩不眠などに用いられる。このほかてんかんや，慢性腎炎による腰痛・腰のだるさ・蛋白尿などにも用いられる。

【紫菀】101ページ参照

配合による効能

　阿膠は補肝血・滋腎水・潤肺燥・凝固血絡・止出血の効能をもち，紫菀は潤肺下気・化痰止咳の効能をもつ。両薬を組み合わせると互いに促進し合って，滋陰潤燥・去痰止咳・補血止血の効力を強め合う。

適応症

1．肺虚による長引く咳で痰に血が混じるもの
2．気管支拡張による喀血など

常用量　　　阿膠　6～10g（煎液に溶解して服用する）
　　　　　　　紫菀　6～10g

臨床応用

　阿膠と紫菀の組み合わせは『張氏医通』の紫菀散に由来する。咳唾有血・

虚労肺痿に用いられる。

両薬の配合は虚労喀血に用いる時以外は，つねに鵞管石・鐘乳石・人参・三七を組み合わせて用いる。気管支拡張を久しく患っている男性患者に与えたところ，10数回の服用により喀痰はなくなり体力が増した。その後仕事に復帰してすでに8年以上になるが，再発はみられない。

19 木瓜・青黛

単味の効能

【木瓜】ボケの成熟果実で，実は小さく瓜に似ている。酸っぱくて樹木の正気を受けているので木瓜の名がある。味は酸，性は温，肝・脾経に入る。舒筋活絡・醒脾和胃化湿・生胃津・助消化の効能をもつので，湿痺脚気・足脛腫大・腰膝疼痛・関節腫痛・筋攣足痿・夏負け・飲食不調・霍乱吐瀉・腿肚転筋などに用いられる。また胃陰不足による胃酸不足・口乾口渇・食欲不振にも用いられる。

【青黛】79ページ参照

配合による効能

木瓜は緩急止痛・醒脾開胃・調肝脾・生胃津・助消化・増食欲・固肺化痰の効能をもち，青黛は苦寒で清肺止咳・解毒利咽の効能をあらわす。両薬を組み合わせると，清熱解毒・斂肺止咳・緩急止痛の作用が，さらに強くなる。

適応症

1．咳嗽
2．足根疼痛〔かかとの疼痛〕

常用量　　木瓜　1〜15g　　青黛　3〜6g（布袋に包んで煎じる）

臨床応用

　木瓜と青黛は本来外感咳嗽の治療のために処方されたものであった。上気道感染・気管支炎・肺炎による咳嗽などすべてに有効である。近年になり祝諶予先生は糖尿病によく用いているが，糖尿病の合併症である足根痛に，しばしば特効をあらわしている。

◆◆◆　下気平喘　◆◆◆

1　五味子・細辛

単味の効能

【五味子】70ページ参照
【細辛】83ページ参照

配合による効能

　五味子は酸渋収斂・斂肺滋陰・生津斂汗・渋精止瀉の効能をもち，細辛は辛散温通・温肺化飲・発散風寒・去風止痒の効能をもつ。肺は気を主り呼吸を主る。正常な肺気は宣の性質をもっている。外感風寒によって肺気が抑鬱したものには，宣通肺気・温散寒邪の治法を行う。咳嗽が肺気を傷つけると，傷んだ肺気が溢れるので，その気をまとめて収斂させるとよい。細辛には宣肺散邪・温肺化飲，五味子には収斂肺気の効能がある。両薬を組み合わせると細辛の辛散が五味子の酸斂を制御し，五味子の酸斂は細辛の辛散を制御して，発散と収斂，開と閉が互いに制御すると同時に促進して，止咳平喘の作用を高め合う。

適応症

1. 風寒感冒で白痰の出る咳や，寒飲咳喘〔寒邪と湿がみられ咳・呼吸困難がある〕の諸症状
2. 肺腎両虚による久咳虚喘〔慢性的な咳，弱々しい呼吸困難〕

常用量　　五味子　3〜10g　　　細辛　1〜3g

臨床応用

　弁証施治の原則にもとづいて，五味子と細辛の用量を考慮すべきである。咳嗽初期の開宣肺気を主とした治療には細辛を多く，すでに久咳となり収斂肺気を主とする治療には五味子を多く用いる。

　古人は五味子・細辛を収斂と昇発の組み合わせと認識し，昇降が順調になれば咳嗽は自ら収まると考えていた。「肺気は陽の中に陰をもつ。治療には陰降を主とし肺気を降下させる。五味子・細辛には昇降いずれの作用もあり，陽邪が陰を傷つけたときには陽を清し収斂する。陰邪が陽を傷つけたときには陽を強めて陰邪を収斂する」。これが五味子・細辛による咳喘治療の作用機序である。

2　五味子・乾姜

単味の効能

【五味子】70ページ参照
【乾姜】味は辛，性は熱，心・肺・脾・胃経に入る。辛開温通・通心助陽・温散裏寒〔身体を温めて冷えを散らす作用〕の効能をもつので，陽気衰微・陰寒内盛による四肢厥冷・脈微欲絶など，厥逆亡陽の証に用いられる。また温中逐寒の効能もあるので，脾胃虚寒による脘腹冷痛・嘔吐・泄瀉に用いられる。さらに温肺散寒・燥湿化痰の効能もあり，肺寒による咳嗽で，薄い白

痰や白色の泡沫痰を吐くものにも用いられる。

配合による効能

　五味子は散渋収斂・斂肺気・滋腎水の効能をもち，乾姜は辛散温通・逐寒邪・発表温経・燥脾湿・止嘔消痰の効能をもつ。五味子は収斂が，乾姜は辛散温開が主作用である。両薬を組み合わせると収と散，開と閉が互いに短所を制御し長所を発揮しあって，利肺気・平喘逆・化痰飲・止咳嗽の作用を発揮する。

適応症

　肺寒のため稀薄な泡沫の混じった痰が多く出る咳嗽や，寒痰によって陰気が滞り咳逆上気などをあらわすもの

常用量　　　五味子　3〜10g　　　乾姜　6〜10g

臨床応用

　五味子・細辛および五味子・乾姜の配合は『傷寒論』の小青竜湯に由来する。風寒束表により水飲が内停するために起こる，悪寒発熱・無汗・咳嗽短気・薄い白痰のもの，または背中が強ばったりゾクゾクしたり，頭部や四肢がむくむもので，舌苔白潤・脈浮緊などをあらわすものに用いられる。

3　蘇子・紫菀

単味の効能

【蘇子】紫蘇子とも呼ばれる。味は辛，性は温，肺・大腸経に入る。質潤で不燥であり，降気消痰・止咳平喘・開鬱利膈の効能があるので，痰壅気逆による咳嗽痰喘（慢性気管支炎・気管支哮喘に類似）などに用いられる。また潤腸通便の効能により，腸燥便秘にも用いられる。
【紫菀】101ページ参照

配合による効能

紫苑は温であるが熱性はなく質潤不燥で，潤肺下気・化痰止咳の効能をもち，蘇子は清利上下・降気平喘・化痰止咳の効能をもつ。紫苑は潤肺が，蘇子は降気が主作用である。両薬を組み合わせると潤と降の合法となり，化痰止咳・下気平喘・利気寛膈の作用が，さらに強くなる。

適応症

慢性気管支炎・気管支哮喘における咳嗽気喘・喀痰不快・胸膈満悶など

常用量　　蘇子　6～10g（砕いたのち煎じる）　　　紫苑　6～10g

臨床応用

施先生は蘇子・紫苑いずれも蜜炙したものを使用した。これは潤肺止咳の効能を増強させるためである。

4　莱菔子・白芥子

単味の効能

【莱菔子】蘿蔔子とも呼ばれる。味は辛・甘，性は平，肺・脾・胃経に入る。消食除脹の効能があるので，食積気滞による脘腹脹悶・噯気食臭・腹痛泄瀉に用いられる。また降気化痰・去痰止咳の効能もあるので，痰涎壅盛による咳嗽気喘に用いられる。さらに利気消脹の効能により，単純性イレウスにも用いられる。

【白芥子】辣菜子とも呼ばれる。味は辛，性は温で，肺経に入る。辛散温通・利気・温肺開胃・利気去痰・消腫止痛の効能により，寒痰咳喘・胸悶脇脹・咳吐白痰などに用いられる。朱丹渓は「痰が脇下および皮裏膜外に在るとき，白芥子だけがそこに作用することができる。古方の控涎丹が白芥子を用いて

いるのはこの理由からである」と述べている。このため滲出性胸膜炎などに用いることができる。また温通経絡・利気散結，経絡の痰を除く効能があるので，痰湿が経絡を阻滞するために起こる肢体関節の疼痛や痺れ，陰疽流注〔部位の定まらないしこり，結核性寒性膿瘍〕などにも用いられる。

配合による効能

莱菔子は辛味が激しく，順気開鬱・下気定喘・消食化痰・消脹除満の効能をもつ。白芥子の辛味は肺に入ることができ，散寒・利気豁痰・温中散寒・通絡止痛の効能をあらわす。両薬を組み合わせると互いに促進し合って，利気消食・去痰止咳・降気平喘の力を強め合う。

適応症

1．老人や虚証を呈する人の痰嗽
2．長引く咳痰喘など

常用量　　　莱菔子　6〜10g　　　白芥子　6〜10g

臨床応用

莱菔子と白芥子の組み合わせは『韓氏医通』の三子養親湯に由来する。気逆痰滞による咳嗽気喘・痰多・胸脘痞満・不思飲食で，苔粘膩，脈滑のものに用いられる。

咳嗽ではまず痰を治療すべきである。痰の治療には2つの方法がある。1つは肺で，もう1つは脾を治療することである。痰の多いものは豁痰を主とし，白芥子を用いる。食滞により運化が正常でないものには，莱菔子を用いる。両薬を組み合わせると互いに協力し合って，化滞豁痰止咳の作用を高め合う。

5 葶藶子・大棗

単味の効能

【葶藶子】味は辛・苦，性は寒，肺・膀胱・大腸経に入る。辛散による開壅，苦寒による沈降の性質により，瀉肺通滞・去痰平喘・粛降肺気・通調水道・利水消腫の効能をあらわすため，肺気壅滞による痰飲咳嗽・水腫・小便不利などの実証のものに用いられる。さらに気管支炎・肺炎・滲出性胸膜炎・胸腔積液・肺心病・心力衰退，水腫喘満などにも用いられる。

【大棗】味は甘，性は平で，脾・胃・心・肝経に入る。潤質で薬性はマイルドである。補脾胃・潤心肺・調営衛・生津液・補陰血・薬性緩和の効能をもつので，脾胃虚弱による倦怠無力・食欲不振・顔にツヤがない・虚煩不眠などに用いられる。また女性の臓躁〔ヒステリー〕や，アレルギー性紫斑などにも用いられる。

配合による効能

大棗は甘緩補中・補脾養心・緩和薬性の効能をもち，葶藶子は苦寒沈降・瀉肺気・利水・去痰定喘の効能をもつ。大棗の甘緩は葶藶子の瀉肺下降の勢いを和らげて，瀉下しすぎないように抑制するとともに，共同して瀉痰行水・下気平喘の作用を高め合う。

適応症

痰涎壅滞・肺気閉阻による咳嗽痰喘や，喉中にヒューヒューと聞こえる痰声のあるもの。ひいては咳が逆上して起坐呼吸となり，面目浮腫，小便不利などをあらわすもの

常用量　　葶藶子　3〜10g（布袋に入れて煎じる）
　　　　　　大棗　　5枚

臨床応用

葶藶子と大棗の組み合わせは『金匱要略』の葶藶大棗瀉肺湯に由来する。

痰涎壅盛による咳嗽胸満・起坐呼吸・面目浮腫などに用いられる。

明代の孫一奎は葶藶子6g, 大棗10枚で, 肺癰・胸膈脹満・上気喘急・身面浮腫・鼻づまり・声重を治療した。施先生の経験では葶藶大棗瀉肺湯は咳喘に対して確実に効果があったが, 用量を多くしすぎたり, 連用し続けてはいけない。さもないと肺気を傷つけて喘息が再発し, 最後には治療不能になる可能性がある。

6　射干・麻黄

単味の効能

【射干】味は苦, 性は寒, 肺・肝経に入る。苦寒清熱・瀉火解毒・散血消腫・去痰利咽の効能があるので, 感受風熱・痰熱壅盛による咽喉腫痛・痰涎壅塞・咳嗽気喘などに用いられる。また瘰癧結核〔結核性頸部リンパ腺炎〕・瘧母〔慢性マラリアによる脾臓腫大の病症〕・無月経・癰腫瘡毒〔急性化膿性疾患〕にも用いられる。

【麻黄】3ページ参照

配合による効能

射干は苦寒・清熱解毒・降肺気・消痰涎・利咽喉の効能をもち, 麻黄は辛温発散・宣肺平喘・利水消腫の効能をもつ。射干は降気が, 麻黄は宣肺が主作用である。両薬を組み合わせると宣降合法となり, 消痰・下気・平喘の作用がさらに強くなる。

適応症

1．痰涎によって気道がスムーズに通らなくなり, 気逆気喘し, 水鳥が鳴くような痰の音がするもの
2．慢性気管支炎, 気管支哮喘で寒の傾向があるもの

常用量　　　射干　6〜10 g　　　麻黄　3〜6 g

臨床応用

　射干と麻黄の組み合わせは『金匱要略』の射干麻黄湯に由来する。水飲傷肺による咳嗽・上気・喉中水鶏声に用いられる。

　上気して水鶏声が生じるのはなぜか，これについて清代の張璐は「痰がその気を凝固させ，気が痰に触れて，風寒が肺に入り込み生じる」と解釈した。

　現代薬理学的研究によれば，麻黄には気管支平滑筋の痙攣を緩解する作用がある。射干には上気道の滲出物を清除する作用がある。両薬を組み合わせると宣肺・去痰・平喘の作用が顕著になり，咳嗽痰喘の諸症状（気管支哮喘にも可）に使用できる。去痰作用を増強させるためには黛蛤散・海浮石を配合する。咳喘がひどいときには葶藶子・大棗を配合するとよい。

7　山薬・牛蒡子

単味の効能

【山薬】原名は薯蕷である。味は甘，性は平で脾・胃・肺・腎経に入る。潤質で濃厚，不熱不燥，補であるが膩ではなく，作用はマイルドなので，平補脾胃の要薬とされる。補脾胃・助消化・補虚労・益気力・長筋肉・潤皮沢膚の効能があるので，脾胃虚弱による飲食減少・体倦神疲・脾虚泄瀉・大便稀溏・未消化の水様便などに用いられる。また小児の栄養不良や，脾虚による帯下にも用いられる。さらに補脾胃・益肺気の効能により，痰多清稀・食欲減退・身体消痩・倦怠無力などを示す肺脾両虚の慢性咳嗽（肺癆病の際にみられる）や，益腎強陰・補腎固精の効能から腎気不足による遺精・遺尿・頻尿などにも用いられる。

　現代医薬の研究によれば山薬は，ムコタンパク・アラントイン・コリン・アルギニン・アミラーゼ・蛋白質・脂肪・デンプン・ヨウ素化合物などを含有する。ムコタンパクは体内で加水分解されて，滋養作用のある蛋白質と炭

水化物になる。アミラーゼはデンプンを加水分解してブドウ糖を生成し，糖尿病に対して確実な効果をあらわすことがわかっている。
【牛蒡子】51ページ参照

配合による効能

　山薬は本来食品であり，潤質濃厚・不熱不燥・補而不膩でマイルドな性質をもつ。牛蒡子は辛苦寒滑により，疏風清肺・清熱解毒・去痰止咳・宣肺透疹の効能をあらわす。山薬は補，牛蒡子は清が主作用で，両薬を組み合わせると補清の合法となり，宣肺気・清肺熱・健脾胃・去痰止咳の作用がさらに強くなる。

適応症

1．脾胃不健や肺気虚弱によって痰湿が内生し，気道を阻むことによって起こる胸膈満悶・咳嗽気短・喉中水鶏声・身倦乏力など（咳が激しくないものにもよい）
2．虚証傾向の慢性気管支炎，気管支哮喘

常用量　　　山薬　10～15ｇ　　　牛蒡子　6～10ｇ

臨床応用

　山薬と牛蒡子の組み合わせは慢性気管支炎，気管支哮喘に用いられる。臨床経験でいえば虚証で咳の激しくないものに効果がよいようである。

8　橘皮・桑白皮

単味の効能

【橘皮】87ページ参照
【桑白皮】桑根白皮・白桑皮とも呼ばれる。味は甘・辛，性は寒で，肺経に

入る。肺の気分に走る傾向があり，清肺熱・瀉肺火・散瘀血・清痰止嗽・下気平喘の効能があるので，肺熱による咳喘・痰多・黄痰（肺気腫の感染合併症，急性気管支炎の咳喘，小児急性気管支炎のようなもの）に用いられる。また下気行水・利尿消腫の効能があるので，皮水に属する水腫（皮水とは陽証に属し，次のような特徴をもつ症状である。面目や四肢の腫満，発熱不悪寒，口渇，小便不利，脈浮。咳嗽を伴う場合もある。急性糸球体腎炎などでみられる）に用いられる。さらに血圧降下の作用があるので，高血圧症にも用いることができる。

配合による効能

橘皮の気味は辛温で理気健脾・和胃化痰の効能をもち，桑白皮は辛散苦降で瀉肺平喘・利水消腫の効能をもつ。桑白皮は手太陰肺経に入って肺に作用する。橘皮は脾・肺経に入るが，主に中焦脾胃に作用する。両薬を組み合わせると脾・肺に作用し生化の機能を高め，脾気は健運して痰は生じなくなり，肺気はスムーズになる。このため清熱化痰・止咳平喘の作用が，さらに強くなる。

適応症

肺熱による咳喘・喘逆痰多など

常用量　　橘皮　6〜10g　　桑白皮　6〜10g

9　桑白皮・地骨皮

単味の効能

【桑白皮】122ページ参照
【地骨皮】枸杞の根皮である。味は甘・淡，性は寒，肺・腎経に入る。李東垣は「地は陰，骨は裏，皮は表である。これを服用すると内熱を生じず，表

裏に浮遊する邪気を除くので，癒えないものはない」と述べている。地骨皮は表裏ともに走って表裏上下のすべてを治療することができる。本薬は肺経に入ると清肺降火，腎に達すると涼血清骨退蒸の効能をあらわすが，とりわけ汗のある骨蒸に効果がよい。陰虚発熱・骨蒸潮熱・盗汗（肺結核の消耗熱に類似）などに用いられる。また肺熱咳嗽・気喘・午後発熱（午後4－5時に甚だしいもの）で，舌紅苔黄，脈細数をあらわすもの（急性気管支炎や肺炎などの肺熱咳嗽）にも用いられる。さらに，血熱妄行により生じた吐血・鼻血・血尿などにも用いられる。このほか降圧の効能もあるので，高血圧症にも用いられる。

配合による効能

桑白皮は肺中の気分に入って肺の邪熱を瀉し，瀉肺平喘・利水消腫の効能をあらわす。地骨皮は血分に入って肺中の伏熱を瀉し，清熱涼血・補陰退熱の効能をあらわす。桑白皮は気分の邪気を清し，地骨皮は血分の邪気を清す。両薬を組み合わせると気血ともに清することができ，清肺熱・瀉肺火・散瘀血・瀉肺気・去痰嗽・平喘逆の作用がさらに強くなる。

適応症

1. 肺熱咳嗽・気逆作喘・痰吐粘稠・身熱口渇など（急性気管支炎・肺炎・肺気腫合併の感染症などすべてに使用可能）
2. 風温による咳嗽で，午後発熱したり微熱が続くもの
3. 水腫でとくに面目が甚だしく，小便不利を伴うもの

常用量　　　桑白皮　6～10g　　　地骨皮　10～15g

臨床応用

桑白皮と地骨皮の組み合わせは，宋代の銭乙『小児薬証直決』の瀉白散に由来する。清瀉肺熱・止咳平喘の効能があり，肺熱による咳嗽や気喘で，皮膚蒸熱あるいは発熱を伴い，午後に発熱がひどくなり，舌紅苔黄，脈細数をあらわすものに用いられる。明代の張景岳『景岳全書』では，肺火・大腸火・喘急の症に用いられている。清代の呉謙『医宗金鑑』の集注に「季楚重曰く，肺苦，気の上逆に用いる。上逆とは上焦に熱が鬱し，気鬱が涎を生み，制御

できずに喘満腫嗽となることである。白は肺の色であるから，瀉白とは肺気の余りを瀉すことである」の記載がみられる。

臨床経験によれば，両薬の配合には次の3つの効能がある。
1. 清肺瀉熱の効能で，身熱・気逆・咳喘・肺熱咳嗽（各種肺炎）に用いられる。
2. 肺熱を清して火気を導き，皮膚の水気を下行させる効能があり，肺気不降による水腫（顔面浮腫）に用いられる。
3. 地骨皮は真陽の化源を補い骨蒸労熱を治療する。桑白皮を配合すると益陰気・瀉虚火の効能があらわれる。すなわち「陰気を補益して三焦の虚陽を退かせ，ただ陰気を陽の守りとする」ことにより，午後の微熱を治療する。

10　桑白皮・桑葉

単味の効能

【桑白皮】122ページ参照
【桑葉】 8ページ参照

配合による効能

桑白皮は辛散苦降で瀉肺平喘・利水消腫の効能をもち，桑葉は軽清疏散で清熱去風・清肺止咳の効能をもつ。桑白皮は降気平喘，桑葉は宣肺平喘が主作用である。両薬を組み合わせると宣降の合法となり，清熱・平喘・止咳の作用がさらに強くなる。

適応症

肺熱受風・肺気失宣による咳逆上気・咳吐黄痰・頭重感など

常用量　　桑白皮　6～12 g　　桑葉　6～10 g

11 熟地黄・麻黄

単味の効能

【熟地黄】37ページ参照
【麻黄】 3ページ参照

配合による効能

　熟地黄は甘温で補血生津・滋腎養肝・安五臓・和血脈・潤皮膚・養心神・安魂の効能をもち，麻黄は辛温で発汗解表・宣肺平喘・利尿の効能をもつ。熟地黄は膩質で，湿が脾を傷つけること（膩膈）を助長する。麻黄は軽質で浮の性質があり気味は辛散で，正気を傷つけやすい。麻黄の辛散は熟地黄の滋膩を抑制し，熟地黄の滋膩は麻黄の燥散を制御する。両薬を組み合わせると，互いに短所を抑制し長所を促進し，腎と肺の双方にはたらくことにより，金水相生，標本兼顧となるため，止咳平喘・散結消塊の効能がさらに強くなる。

適応症

1．久喘無痰の諸症状
2．女性の月経期にみられる哮喘
3．痰核〔頸項部・下顎部・四肢背部にできる脂肪腫またはリンパ節炎〕や，流注結塊〔部位の定まらないしこり〕により陰疽〔結核性寒性膿瘍〕となるもの

常用量　　熟地黄　6〜10g　　麻黄　3〜6g

臨床応用

　熟地黄と麻黄の配合は，久喘や女性の月経期の喘息に著効をあらわすばかりでなく，咳喘初期にも用いられる。熟地黄は「滋潤膠粘で邪を留め，その出口を塞ぐ」という欠点ばかりではない。麻黄・半夏・杏仁・射干など温散肺金の剤に熟地黄に配合すると，いわゆる「陽盛んにして陰微，陽は陰を藉りて化す」ため，温散の薬物の中で熟地黄はその効能を発揮することができ

る。これは射干麻黄湯や小青竜湯で，温散薬の中に酸斂の五味子を加えることにより効果が高まるのと同様である。

このほか麻黄1.5gを熟地黄30gと配合すると，陰疽を消散する効能をあらわすので，痰核や流注結塊などに用いられる。

12 熟地黄・当帰

単味の効能

【熟地黄】37ページ参照

【当帰】味は甘・辛，性は温，心・肝・脾経に入る。辛甘温潤で甘温和血・辛温散寒の性質があり，血中の気薬とされる。補血・養血・柔肝止痛・活血止痛の効能があるので，血虚による頭重感・めまい・心悸・疲労倦怠・脈細などに用いられる。また血虚による腹痛・月経不順・月経稀少・経期不順・無月経・月経痛のほか，打撲傷・風湿痺痛・瘡癰腫痛・狭心痛・血栓閉塞性脈管炎・血栓性静脈炎などにも用いられる。このほか養血潤燥・滑腸通便の効能もあり，陰血虚少による腸燥便秘にも用いられる。

配合による効能

熟地黄は益腎納気・補血養肝の効能をもち，当帰は補血和血・活血止痛・咳逆上気の効能をもつ。両薬を組み合わせると滋陰補血・益腎平喘の効果がさらに強くなる。

適応症

女性で陰虧血虚な者の久咳や久喘

常用量　　熟地黄　6〜10g　　　当帰　6〜10g

臨床応用

　熟地と当帰を組み合わせ，熟地黄を咳喘に用いたのは張仲景の発案であり，いわゆる益腎納気・金水相生の理論にもとづいている。当帰を咳喘に用いる人は少ないが，施先生は久咳・久喘の病人に対しては，常に咳喘の方剤の中に当帰を加えることによって，効能を高めていた。『神農本草経』にも「咳逆上気を主る」と記されている。蘇子降気湯も当帰を佐薬としており，当帰が咳喘を治療することは古くから認識されていたことがわかる。

13　大棗・黒錫丹

単味の効能

【大棗】119ページ参照
【黒錫丹】黒錫・硫黄（透明のもの）各60ｇ，胡芦巴・破故紙・茴香・沈香・木香・炮附子・金鈴子・肉豆蔲各30ｇ，肉桂15ｇを組成とする。まず黒錫と硫黄を鉄瓶に入れて砕き，地面に広げて燃焼させて毒を除いて粉末とする。残りの薬物も細かく砕いて一緒に混ぜて黒光りするまで研磨し，酒糊で梧桐子大の丸剤とし，陰干したものを用いる。真陰を護って真陽を扶養し，腎陽を温めて陰寒を散じ，腎気を納めて虚喘を落ち着かせる効能があるので，腎陽衰微による腎不納気・胸中痰壅・上気喘促・四肢厥逆・汗出不止などに用いられる。また，奔豚気が胸にまで上衝するものや，胸腹脹満にも用いられる。さらに男子の陽萎精冷〔インポテンス〕や，女子の血海虚寒による帯下にも用いられる。

配合による効能

　大棗は甘緩で補中養血・補脾和営・養心安神・緩和薬性の効能をもち，黒錫丹は保真陰・扶真陽・強心気・納腎気・定虚喘の効能をもつ。両薬を組み合わせると，大棗の甘緩が黒錫丹の重質で下行する性質を制御して，益気強

心・温腎納気・鎮逆平喘の効能を発揮する。

適応症

1. 久病咳喘や腎虚の老人の咳喘で次のような症状を伴うもの。真陽衰微による咳嗽気喘で，痰飲は稀薄で顔面または四肢に浮腫があり，動くと汗が出て四肢が不温または冷える
2. 慢性気管支炎や肺心病で，真陽衰微または陰陽両虚に属するもの

常用量　　大棗　5～10枚　　　黒錫丹　3～6g

臨床応用

　黒錫丹には定虚喘の効能があり真陽衰微のものに用いられる。咳喘・痰飲希薄・顔面または四肢の浮腫・四肢の冷えなどの真陽虚証をあらわすものに適する。寒熱が交互にあり切れにくい粘痰を伴うものに黒錫丹を誤って用いると，必ず陰竭陽脱〔陰が尽き陽が脱した重い病状〕を起こしてしまう。痰濁がへばりついて陽気が活動できなくなり，陰も行きわたらなくなると真陽はかえって傷つき，病状は悪化する。したがって本薬を用いるときには慎重を要する。

14　補骨脂・胡桃仁

単味の効能

【補骨脂】破故紙とも呼ばれる。味は辛・苦，性は大温で，腎・脾経に入る。気は温，味は苦で暖丹田〔下腹部を温める〕・壮元陽・温腎逐寒・斂気止脱の効能をあらわすので，腎陽不足・命門火衰による腰膝冷痛・小便頻数・遺尿・陽萎・遺精などに用いられる。また温脾止瀉の効能もあるので，脾腎陽虚による慢性下痢・五更瀉（明け方の腹瀉で腹痛腸鳴を伴い，排便後は落ち着き，苔薄白・脈沈細などをあらわすもので，腸結核・限局性腸炎・慢性結

腸炎などにみられる）に用いられる。さらに納気帰元・止嗽平喘の効能により，腎気不足の咳喘にも用いられる。このほか補相火・通君火〔肝腎の陽火を補い互いに通じさせる〕の作用により冠状動脈を拡張するので，夜間に尿が多く四肢が冷えるなど，陽虚の症状をあらわす冠心病にも用いられる。

【胡桃仁】胡桃肉・核桃仁とも呼ばれる。味は甘，性は温，肺・腎・大腸経に入る。甘味で気は熱，皮は渋，肉は潤の性質をもち，汁は黒い。温補命門・渋精固気の効能をもつので，腎虚陽衰による腰痛酸楚・両足痿軟・小便頻数などに用いられる。また補気養血・斂気定喘の効能があるので，肺腎不足による咳嗽気喘（喘息性慢性気管支炎のようなもの）などに用いられる。さらに温肺潤腸の効能もあり，血虚・津枯による腸燥便秘や，老人の気虚便秘（習慣性便秘）にも用いられる。

配合による効能

　肺は気の主であり腎は気の根である。肺は呼気を主り腎は納気を主る。呼気と納気が組み合わさることにより，呼吸機能は正常となる。胡桃肉は補腎助陽・斂肺定喘・潤腸通便の効能をもち，補骨脂は補腎助陽・納気帰宅〔腎の納気の機能を高める〕・温脾止瀉の効能をもつ。両薬を組み合わせると肺と腎の両方に作用し，金水は互いに養い合って斂肺納気・止咳平喘の作用を高め合う。

適応症

1．腎虚による咳喘の諸症状
2．腎気不足による腰痛・腰のだるさ・陽萎〔インポテンス〕・遺精・頻尿・遺尿など
3．神経衰弱による頭重感・不眠・記憶力減退など

常用量　　　補骨脂　6〜10g　　　胡桃仁　6〜10g

臨床応用

　補骨脂と胡桃仁の配合は『太平恵民和剤局方』の青蛾丸に由来する。腎虚腰痛で屈伸や寝返りができないものに用いられる。清代の王泰林『王旭高医

書六種』では，青蛾丸は虚証の腰痛に用いられている。『素問』脈要精微論には「腰なる者は腎の府なり，転揺すること能わざるは，腎将に憊れんとす」と記されている。補骨脂十両（酒で蒸したもの），胡桃肉二十両（皮を取って砕いたもの），大蒜四両，生姜四両，杜仲一斤を用いるとある。また，虚寒喘嗽鄭相国方は，肺腎虚寒による喘息と咳嗽に対する処方で，前記から大蒜・生姜・杜仲を除き蜜を加えたものである。

補骨脂と胡桃仁を組み合わせると水火相生の効能をあらわす。気が足りていれば肺は虚寒にはならず，血が足りていれば腎は枯燥にはならないので，服用を続ければ多くの効果をあらわす。喘嗽だけでなく，足腰を丈夫にすることもできる。昔から「黄柏に知母を，補骨脂に胡桃仁を併用しないのは，クラゲとエビの両方をメインとする海鮮料理でエビを欠くようなもの」とたとえられている。

清代の黄宮繡『本草求真』でも，「胡桃仁について種々の書籍はいずれも通命火・助相火・利三焦・温肺潤腸・補気養血・斂気定喘・渋精固腎の効能を述べている。補骨脂を組み合わせると水火が揃うことになり，強力に下焦を補って，同気相生の妙を発揮する」と記されている。

臨床経験では，肺源性または心源性の咳喘で，吸気が短い腎不納気をあらわすものすべてに有効である。とくに緩解期に長期間服用すると，確実に効果がある。

9 　益胃止渇・健脾降糖類

1　蒼朮・玄参

単味の効能

【蒼朮】味は辛・苦，性は温，脾・胃経に入る。辛温は昇散，苦温は燥湿の性質をもっており，発汗作用によって風寒の邪を取り除く力が強いので，外感風寒湿によって起こる頭痛・身痛・無汗などに用いられる。また芳香による化濁と燥湿健脾の効能があって，湿によって脾の運化が衰えるため生じる食欲不振・胸悶嘔悪・腹脹泄瀉・舌苔白膩濁などに用いられる。さらに風湿を除いて痺痛を止める効能があり，湿邪による痺証に用いられる。このほか蒼朮はビタミンAを豊富に含むため，ビタミンA欠乏症による夜盲症や角膜軟化症にも用いられる。

　蒼朮の芳香は化濁の力が強い。本薬には脾の機能を保って病原物質の漏出を防ぐ作用が認められるので，施先生の経験では糖尿病患者に対して，しばしば特効がみられた。現代医学の研究では，本薬に含まれる精油のうち，アトラクチロール(atractylol)とアトラクチロン(atractylon)が主要成分であることがわかっている。さらにビタミンB，D・カロチンも含まれている。動物実験でも，蒼朮のエキスを家ウサギの皮下に注射すると，血糖値を下げる作用が実証されている。

【玄参】82ページ参照

配合による効能

蒼朮は苦温燥湿・辛香発散の性質で、健脾燥湿・昇陽散鬱・去風明目の効能を有する。玄参は鹹寒で質潤多液の性質をもち、滋陰降火・瀉火解毒・軟堅散結・清利咽喉の効能をもつ。蒼朮は燥の性質が突出していて、玄参は潤の作用が強い。両薬を組み合わせると、玄参の潤は蒼朮の燥を制御し、蒼朮の温燥の性質は、玄参の滞る性質を抑制する。潤すとともに燥することができるわけで、互いに制御すると同時に促進し合い、中気を活発にして病原物質の漏出を防ぎ、すぐれた血糖降下作用をあらわす。

適応症

糖尿病で血糖値の高いものには降糖効果をあらわす。高コレステロール血症を伴うものについては、コレステロール値も下げる。

常用量　　蒼朮　10～15g　　　玄参　15～30g

臨床応用

蒼朮・玄参の組み合わせを血糖値を下げる目的で用いるのは、施先生の経験による。多くの人は消渇病に対して、辛燥の性質をもつ蒼朮は適さないと認識しているが、蒼朮を糖尿病に用いるのは、その「斂脾精」の作用、すなわち脾の機能を保つ作用を利用するのである。蒼朮は燥質をもつが、玄参の潤と組み合わせると、その短所を抑えて長所を引き出すことができる。

経利彬・李登榜らの研究では、蒼朮エキスを家ウサギとヒキガエルに投与すると血糖の上昇が抑制されることを証明しており、その作用は注射後3時間が最大であった。また薬理実験でも、蒼朮の煎液を家ウサギに経口投与したところ、アロキサン糖尿病に対して血糖降下作用が認められた。薬物を投与していた10日間は血糖値は下降し続け、投与中止後もリバウンドしなかった。

玄参も家ウサギに対する血糖下降作用が明らかにされている。このことは、高血糖に対して蒼朮と玄参を組み合わせる施先生の配合を、科学的に証明するものである。

祝諶予先生は、弁証が的確であれば蒼朮と玄参の配合だけで、潜在性の糖

尿病に満足な降血糖効果を得ている。両薬の組み合わせは，実践においても効果が実証されている。

2　黄耆・山薬

単味の効能

【黄耆】64ページ参照

【山薬】121ページ参照

配合による効能

黄耆は甘温の性質で，補気昇陽・利水消腫の効能をもち，脾陽を補う力が強い。山薬は甘平の性質で，補脾養肺・養陰生津・益腎固精の効能をもち，脾陰を補うのを得意とする。両薬を組み合わせると，陰と陽の両方の組み合わせとなり，相互に促進し，相互に転化し，ともに脾胃を健康にして運化を促し，脾精を固めて病原物質の漏出を阻み，尿糖を除く効果をあらわす。

適応症

1．糖尿病。尿糖値の高い者に対して，これを下げることができる
2．慢性胃腸炎で，脾胃気虚に属するもの

常用量　　黄耆　10〜30ｇ　　　山薬　10〜30ｇ

臨床応用

黄耆・山薬の組み合わせは，施先生が臨床経験によって得たもので，尿糖値を下げるのに用いる。黄耆の補中益気・昇陽・腠理を丈夫にする効能を利用し，山薬の益気陰・固腎精の効能と併せて，益気生津・健脾補腎・渋精止遺の効果を発揮して，尿糖を陰性に転化させる。近年，祝先生は新たな経験から，山薬を生地黄に替えることを推奨している。それは山薬が糖質である

デンプンを多く含むためである。

3 緑豆衣・薏苡仁

単味の効能

【緑豆衣】緑豆の種皮で，緑豆皮とも呼ばれる。緑豆の味は甘，性は寒，心・胃経に入る。脾胃を助けて胃腸のはたらきを高め，皮膚に潤いを与える。五臓を調和し，水腫を消失させたり，暑熱・熱毒を清することができる。とりわけ胃腸の熱毒を清する力が強い。緑豆衣の質は軽，気は寒で，緑豆そのものより涼性が強いため，清熱解毒・消暑止渇・利尿・清熱毒などの効果がさらに強い。夏期の中暑で口乾口渇・心煩不寧をあらわすもののほか，各種の瘡毒癰腫，烏頭や巴豆の中毒にも用いられる。

【薏苡仁】別名には，苡仁・薏仁・米仁などがある。味は甘・淡で，性は微寒である。脾・胃・肺・大腸経に入る。滋養豊富で消化されやすい穀類なので，健脾補肺の要薬である。昇降両方のベクトルをもつが，昇よりも降の方が強い。上行して水の上源である肺の熱を清し，下行して脾や胃腸の湿を取り除くので，肺癰・腸癰に用いられる。生のままで清熱滲湿・利水消腫・去湿除痺・緩和拘攣の作用をあらわすので，水腫・脚気脛腫・小便不利などに用いる。また，肌表や経絡に湿が滞って，風湿痺痛・肌肉の攣急や疼痛を起こすものにも効果がある。このほか健脾止瀉の作用もあるので，脾虚湿盛による泄瀉などにも用いられる。

配合による効能

　緑豆衣の質は軽，気は寒。臓腑経絡・皮膚・脾胃の熱毒をよく清する。薏苡仁は甘淡滲利の性質で，よく肺熱を清し，脾湿を除き，健脾化湿・利水消腫の作用をあらわす。両薬を配合すると，脾胃を助けて運化を促し，虚熱や熱毒を清して，消渇を治療する効能が増強される。

適応症

上消の症状をあらわす糖尿病

常用量　　　緑豆衣　6～10g　　　薏苡仁　10～15g

臨床応用

　緑豆衣と薏苡仁の配合は，糖尿病のなかでも上消の諸症状にすぐれた効果をあらわす。口渇，舌燥のひどいものに対しては，天花粉30gを組み合わせると，さらに効果が増す。

4　葛根・丹参

単味の効能

【葛根】48ページ参照
【丹参】紫丹参ともいう。味は苦，性は微寒，心・心包・肝経に入る。苦味で色は赤く，性はマイルドで降のベクトルをもっている。血分に入って活血化瘀・行血止痛の作用をあらわし，心脈（心・心包）の瘀阻によって起こる狭心痛や，気滞血瘀による胃脘痛（潰瘍が多い）・月経困難・月経痛・産後悪露不尽・瘀滞による腹痛などに用いられる。また活血化瘀・去瘀生新の効果がよいので，瘀血によって生じる癥瘕（肝・脾の腫大や子宮外妊娠など）や，閉塞性の血管炎にも用いられる。さらに涼血清心・除煩安神の効果がよいので，温熱病で熱が営血に及んだ段階の心煩・不眠などに用いられたり，心血不足による心悸・不眠・煩躁不安にも応用される。このほか涼血消癰の効能があるので，癰腫瘡毒にも用いられる。

　現代薬理研究では，丹参にはタンシノン（tanshinone）α・β・γ，クリプトタンシノン（cryptotanshinone），およびフェノール性結晶体（salviol α・β），ビタミンE等が含まれることがわかっている。動物実験では，冠状動

脈を拡張して血流量を増すとともに，血糖値も血圧も下げ，鎮静作用もあらわすことが明らかにされている。

配合による効能

葛根は軽くて上昇・発散の性質をもっており，解肌退熱・生津止渇・滋潤筋脈の効能のほかに，脳血管・心血管を拡張し，血液循環を改善して，血糖値を下げる作用がある。丹参は活血去瘀・化瘀生新・涼血消癰・鎮静安神・降血糖の効能をもつ。両薬を配合すると，活血化瘀・去瘀生新・降血糖の作用が増強される。

適応症

糖尿病。瘀血の証（舌質暗もしくは瘀点・瘀斑・舌下静脈の瘀滞など）をあらわすもの。

常用量　　葛根　10〜15g　　　丹参　10〜15g

臨床応用

葛根と丹参の組み合わせは，祝先生が糖尿病に対する配薬の経験から得たものである。気滞血瘀・気陰両傷に用いられ，三多症状〔多食・多飲・多汗〕があり舌質紫暗あるいは淡暗，または瘀点・瘀斑を有するもの，舌下静脈の怒張や顔面の瘀斑，固定部位の刺痛など，瘀血の証をそなえるものに用いられる。さらに，冠心病や血管炎などの血管病変の合併症を伴う，長期のインスリン投与患者にも適応する。随伴する症状にもとづいて，木香・当帰・益母草・赤芍・川芎など，調気活血の薬剤を組み合わせると，さらに効果が増す。

5　玄参・麦門冬

単味の効能

【玄参】82ページ参照

【麦門冬】31ページ参照

配合による効能

玄参は鹹寒の性質で，滋陰降火・軟堅散結・清熱解毒・清利咽喉の効能をもつ。麦門冬は甘寒の性質で，清心潤肺・養胃生津・解煩止渇の効能をもつ。玄参の色は黒く主に腎に入り，麦門冬の色は白で主に肺に入り，また胃にも走る。両薬を組み合わせると，腎と肺の両方に作用し，上下の水源を制御して，養陰生津・潤燥止渇の効果を高め合う。

適応症

津液が少なく，口渇多飲・舌紅少苔をあらわす糖尿病

常用量　　玄参　10〜30g　　　麦門冬　10〜15g

6　知母・黄柏・肉桂

単味の効能

【知母】22ページ参照
【黄柏】35ページ参照
【肉桂】味は辛・甘，性は大熱で，腎・脾・心・肝経に入る。本薬の気味は純陽で，肝腎の血分と親和性が高く，命門の火を補う力がすぐれている。脾腎の陽気を温補して益火消陰の作用をあらわすので，腎陽不足による畏寒肢冷・尿頻遺尿・陽萎や，脾陽不振による脘腹冷痛・食少便溏などを治療する。また温通血脈・散寒止痛の効能ももっており，脘腹冷痛・寒痺腰痛・虚寒痛経や，湿疹・陰疽にも用いられる。

配合による効能

知母は苦寒で清熱瀉火・滋腎潤燥の効能をもつ。黄柏は苦寒で清熱燥湿・

瀉火解毒の効能をもつ。肉桂は辛熱で温中補陽・散寒止痛の効能をもつ。知母は潤肺滋腎と同時に降火の作用があり，黄柏は虚火を瀉すと同時に腎陰を堅める作用がある。あわせて用いると，膀胱の湿熱を清し，滋腎瀉火の効果が高まる。

さらに肉桂の辛熱の性質を合わせると，両薬の清熱の作用を熱邪に届けるはたらきをし，滋陰降火や下焦の湿熱蘊結を清化する作用がさらに高まる。

適応症
1．腎消（下消）をあらわす糖尿病。多尿・小便混濁などが認められるもの
2．下半身の瘙痒を伴う糖尿病

常用量　　知母　6〜10g　　　黄柏　6〜10g　　　肉桂　1〜1.5g

臨床応用

　知母・黄柏・肉桂の配合は，『蘭室秘蔵』の通関丸（滋腎丸）に由来する。熱が膀胱にこもって生じる，尿閉不通・小腹脹満・尿道渋痛を治療する。汪昂は，「これは足少陰の薬であり，水が火を抑えられない症状に対して，水を助けて火を鎮めるものである。黄柏は苦寒微辛の性質で，膀胱相火を瀉し，腎水不足を補って腎経の血分に入る。知母は辛苦寒滑の性質で，肺金を清して降火し，腎燥を滋潤して腎経の気分に入る。したがって両薬の配合は補水の良剤である。肉桂は辛熱の性質で，反佐ではあるが，少陰の引経の機能があって，熱によって冷やす方法である」といっている。

　筆者の経験でも，3薬を組み合わせると，「下消」をあらわす糖尿病に確実に効果がある。この中で肉桂は「中介」作用，つまり薬性を交流させる作用を有しており，配合の妙であるといえる。

7　地黄・淫羊藿

単味の効能

【地黄】 24ページ参照

【淫羊藿】 別名は仙霊脾である。味は辛，性は温，肝・腎経に入る。辛香甘温の性質で，補命火・興陽事・益精気の効能があり，腎陽虚衰による遺精・陽萎・頻尿・腰や膝がだるい・神疲体倦などに用いられる。また去風湿・強筋骨の効果もあって，風湿痺痛・四肢麻痺・筋脈拘急や，筋骨萎軟・下肢不随に用いられる。さらに末梢血管拡張作用や降圧作用も有し，高血圧や，陰陽両虚に属し顔面蒼白・腰や膝がだるい・夜尿・舌質淡紅・脈細をあらわす，男性の陽萎や女性の月経不順にも用いられる。このほか止咳平喘の効能があって，陽虚咳嗽にも用いられる。

配合による効能

　地黄は味が濃，気は薄で，滋陰清熱・養血潤燥・涼血止血・生津止渇の効能をもつ。淫羊藿は辛香甘温で，補腎助陽・強壮健身・去湿散寒・舒筋通絡の効能をもつ。地黄は補陰を主とし，淫羊藿は補陽を主とする。両薬を組み合わせると，陰陽の両方を補って，個体の免疫機能を高めて，抵抗力を強めることができる。

適応症

1．糖尿病で，インスリン治療の不適応によって陰陽両虚を示すもの
2．慢性の麻痺（リウマチ性関節炎）でステロイド剤の長期または大量投与によって起きる免疫機能低下・個体抵抗力低下で，陰陽失調・腎督虧虚をあらわすもの

常用量　　　　地黄　10〜60 g　　　淫羊藿　10〜30 g

臨床応用

　生地黄・淫羊藿は，陰陽両虚証の治療を目的とした組み合わせである。施

先生は臨床でよく用いた。臨床では証にしたがって薬の分量を加減し，陰虚に偏るものには生地30〜60gに対して淫羊藿10gの割合で，陽虚に偏るものには淫羊藿15〜30gに対して生地15gの割合で用いる。偏りが明らかでないものについては，両薬同量でよい。

付記：糖尿病の治療経験

　糖尿病は日常よくみられる疾患である。現代医学では2種類に大別される。すなわちⅠ型（インスリン依存型糖尿病）とⅡ型（インスリン非依存型糖尿病）である。祝先生は独自の研究によって糖尿病を次の5種類に分類している。①気陰両虚型：②陰虚火旺型：③陰陽両虚型：④気虚血瘀型：⑤燥熱入血型である。このうち気陰両虚型が最も多くみられる。臨床では降糖配薬（生黄花30g，生地30g，蒼朮15g，玄参30g，葛根15g，紫丹参30g）を中心に，尿糖が下がらない者には天花粉30gまたは烏梅10gを加え，血糖が下がらない者には白虎加人参湯を加える。処方中の人参は党参10gに替えた方がよく，さらに知母10g，生石膏30〜60gを加えるとよい。血糖が高くて空腹感が顕著なものには，玉竹10〜15g，熟地黄30gを加える。尿にケトン体が出るものには，黄芩10g，黄連5g，茯苓15g，白朮10gを加える。皮膚瘙痒があるものには，白蒺藜10g，白癬皮10g，地膚子10gを加える。下半身の瘙痒には，知母10g，黄柏10g，苦参10〜20gを加える。不眠には何首烏10g，女貞子10g，白蒺藜10gを加える。動悸がする者には炒遠志・節菖蒲を各10g，生竜骨・生牡蛎を各30g加える。軟便になる者には薏苡仁20g，芡実10gを加える。煩躁がひどく腰痛を伴う者には，肉桂3gを加えて火を元陽に戻す。腰痛と下肢無力がある者には，桑寄生20〜30g，狗脊15〜30gを加える。

　このほか糖尿病によく用いられる配薬には，知母・生石膏と天冬・麦門冬の組み合わせがあり，それぞれ22ページ，31ページに記載があるので，参照されたい。

10 醒脾開胃類

1 鶏内金・丹参

単味の効能

【鶏内金】ニワトリの砂嚢内壁を乾燥させたものである。砂嚢を開いて内壁をそぎとり，洗浄して乾燥させている。俗に鶏肶〔肶は胃の意〕黄皮ともいう。本薬の味は甘，性は平で，脾・胃・小腸・膀胱経に入る。健脾益胃・消食化積の効能があるが，とりわけ消食の作用は強力である。食積を消化して脾の運化の機能を高め，下痢を止める効能があり，脾胃虚弱による飲食停滞・食欲不振・消化不良・反胃吐酸・脘腹脹満・小児の疳積などに用いられる。また固摂縮尿・渋精止遺の効能もあり，小便頻数・遺尿・遺精などに用いられる。このほか化堅消石の効能もあって，泌尿器系（腎・輸尿管・膀胱）の結石や，胆石にも用いられる。

【丹参】136ページ参照

配合による効能

　鶏内金は甘平の性質で，胃気を生じて健脾消食・固摂縮尿・養胃陰・生胃津・化結石・消瘀積の作用をあらわす。丹参は活血化瘀・去瘀生新・消腫止痛・養血安神の効能をもつ。『医学衷中参西録』には，「鶏内金は鶏の胃なり。陶器・銅・鉄すべて消化でき，よく瘀積を化すを知るべし」と記されている。『本草匯言』では，「丹参はよく血分を治し，滞を去り新を生み，調経順脈の

薬なり」と述べられている。『重慶堂随筆』には，「丹参は行血して降ろし，血熱有滞のものによい」と記されている。つまり鶏内金は化積を主とし，丹参は去瘀を主作用とする。両薬を組み合わせると，去瘀生新・散結化積・開胃口・食欲増進・止痛の作用がさらに強くなる。

適応症

1. 胃・十二指腸球部の潰瘍で，慢性化して胃陰が損傷し，舌紅少苔・唇紅口乾・食欲不振・胃脘疼痛などをあらわすもの
2. 熱病の後期で津液消耗・胃陰不足を起こしたもので，噯気・呑酸・食欲不振・舌紅少苔などをあらわすもの
3. 癌治療において，放射線治療や化学療法によって胃陰を損傷したもの
4. 肝・脾腫大の諸症状

常用量　　鶏内金　6～10ｇ　　　丹参　10～15ｇ

臨床応用

　鶏内金は健脾益胃・消食化積・去瘀生新の良薬である。進化論の見地からいうと，歯の弱い動物はすべて胃が強いはずである。したがって鶏の胃の消化力はきわめて強力で，消化できないものはないといってよい。
　鶏内金を用いる場合，生用と炒用の2種類がある。施先生は生用で用いる。生用する意義は何だろうか？　1つはその有効成分を損なわないためで，2つには生は生発の性質に通じるからである。生発とは胃気を生じることで，これによって養胃陰・生胃津・助消化・去瘀滞の効能をあらわす。胃・十二指腸潰瘍によって胃陰を損傷し，食欲不振を起こすものに，きわめて効果がよい。

2　鶏内金・麦芽（または穀芽）

単味の効能

【鶏内金】142ページ参照

【麦芽】大麦の成熟種子を発芽させたのち，低温乾燥させたものである。本薬の味は甘，性は平で，脾・胃経に入る。食欲を増して消化を助け，和中消脹の効能を有し，消化不良・脘腹脹満・嘔吐・泄瀉・小児の吐乳などに用いられる。また下気回乳の効能もあって，乳離れ時の乳汁鬱積・乳房脹痛に用いられる。さらに急性・慢性肝炎の疼痛や食欲不振にも用いられる。

　穀芽はイネまたは粟（南方では稲，北方では粟を用いる）の成熟果実で，発芽させたのち低温乾燥させたものである。本薬の味は甘，性は平で，脾・胃経に入る。健脾開胃・消食和中の効能があって，消化不良・脘悶腹脹・泄瀉・食欲不振などに用いられる。

　麦芽と穀芽の効能は似ており，どちらも消化を助けて食欲を増進させ，寛中消積・和胃補中の効果をもつので，両薬は組み合わせると作用が増強される。ただし麦芽は消食の力が強く，穀芽は和養の効果がすぐれている。麦芽の作用は激烈で，穀芽の作用はマイルドであるといえる。麦芽は小麦粉食品を，穀芽は米を消化する。臨床においては，患者が小麦食をメインとしているか，米食をメインにしているかで使い分けるべきである。小麦食と米食が半々程度の患者には，両薬も同量合せて用いると，高い効果が得られる。

配合による効能

　鶏内金は胃気を生じて消化を助ける。穀芽・麦芽は舒肝解鬱して食欲を増進させる。両薬を組み合わせると，生発胃気・舒調肝気・食欲増進の作用がさらに強くなる。

適応症

1．脾胃虚弱による消化不良・食欲不振など
2．慢性病によって胃気を消耗し，食欲を失ったもの

常用量　　　鶏内金　6～10g　　　麦芽（穀芽）　10～15g

臨床応用

　鶏内金と麦芽（または穀芽）の組み合わせでは，施先生は生品を使用した。鶏内金については理由を前項で論じているので参照されたい。穀芽・麦芽についても生品を用いる理由は，その生発の性質によって舒肝気・和胃気・生津液・養胃陰・開胃口・増食欲の効能を発揮させるためである。このほか生品を用いると，薬物の有効成分を損なわず，効果を強めることができる。慢性胃炎・萎縮性胃炎・胃潰瘍・十二指腸球部の潰瘍などの消化器系疾患や，熱病の後期，各種の癌に対して放射線療法・化学療法を行い胃陰を損傷したもの，胃気の損傷によって食欲不振を起こしたものなど，すべてに満足な効果が得られている。

3　烏梅・木瓜

単味の効能

【烏梅】73ページ参照
【木瓜】113ページ参照

配合による効能

　烏梅の味は酸で，清涼生津・益胃止渇の効能がある。木瓜は酸温の性質で，和肝脾・生胃津・助消化の効能をもつ。両薬を組み合わせると，疏肝和胃・理脾化湿・養胃陰・生胃津・開胃口・食欲増進の作用がさらに強くなる。

適応症

1．温熱病ののち気陰両傷を起こし，味覚低下などをあらわすもの
2．慢性の胃の疾患で胃陰を損ない，口乾少津・食欲不振・舌紅・脈細などをあらわすもの
3．慢性胃炎・胃潰瘍・十二指腸潰瘍・胃酸欠乏・食欲不振など

常用量　　烏梅　6〜10g（烏梅肉を用いるときは3〜6g）
　　　　　　木瓜　6〜10g

臨床応用

　烏梅・木瓜の組み合わせは『臨証指南』に由来する。葉天士は脾胃の疾患を治療するとき，胃陰を養う説を提唱している。曰く，「納食は胃が主り，運化は脾が主る。脾は昇るを健とし，胃は降して和す」「太陰は湿土であり，陽を得て始めて運化す。陽明は陽土であり，陰を得て則ち安ず。以って脾は燥を喜び，胃は潤を喜ぶなり」

　葉氏は胃陰を養うときは，甘平または甘涼の薬を選ぶと説いており，石斛・麦門冬・生白芍・沙参・生白扁豆・烏梅の類を用いて津液を往来させ，スムーズに下方に導けば，『内経』でいう「六腑なる者は，物を伝化して蔵さず」となる。

　施先生は葉氏の説を重んじ，弁証施治の精神にもとづいて，熱性病後期の消化器系疾患（萎縮性胃炎・胃潰瘍・十二指腸潰瘍）で，食欲不振・口乾・舌紅少苔で潤いが少ない・脈細数をあらわす者について，胃陰を養うことを基本にし，烏梅・木瓜・生穀芽（麦芽）・生内金などの，胃気を生発する薬剤を加えて効果を高めている。たとえばある男性の慢性の胃潰瘍の患者は，いつまでたってもよくならないので，胃の部分切除の手術を行ったが，術後数年たっても回復せず，食欲がまるでわかず，体形は痩せて弱々しく，舌紅無苔・六脈細弱の証をあらわしていた。この患者に生内金・紫丹参・生穀芽・生麦芽・木瓜・烏梅・生白芍・佩蘭葉・節菖蒲を調合して与えたところ，10数回の服用で飲食の量が倍増し，体力も戻ってきた。このように薬と証が適っていれば，数回の服用で効果をあらわす。

4　佩蘭・石菖蒲

単味の効能

【佩蘭】40ページ参照

【石菖蒲】90ページ参照

配合による効能

佩蘭は清暑辟濁・宣散蘊結・和中化湿・醒脾開胃の効能をもち，石菖蒲は益神健脳・開竅除痰・化湿開胃の効能をもつ。両薬を組み合わせると相互に促進し合い，芳香化濁・活発気機・浄化舌苔・啓脾開胃・食欲増進の作用がさらに強くなる。

適応症

湿が中焦を阻害して脾胃の運化が失われることによって起こる胸腹悶脹・悪心嘔吐・食欲不振・口中甜膩・泄瀉・舌苔厚膩など

常用量　　佩蘭　　6〜10g（鮮品は倍量）
　　　　　　石菖蒲　6〜10g（鮮品は10〜15g）

臨床応用

佩蘭・石菖蒲の組み合わせでは，施先生は鮮品を用いていた。その理由は鮮品の方が芳香が強く，有効成分の含量も多いので，芳香化湿・醒脾和中・開胃増食の効果が高いからである。湿邪がこびりついて除きにくいものには，蒼朮・白蔲仁・川厚朴をそれぞれ6〜10g加えるとよい。

5　厚朴花・代代花（だいだいか）

単味の効能

【厚朴花】味は苦・辛，性は温である。気味は辛香で生発の気をそなえる。寛胸理膈・化湿開鬱・降逆理気の効能があり，肝胃気滞による胸膈脹悶・食欲不振・悪心嘔吐・胃脘疼痛などに用いられる。
【代代花】玳玳花とも記す。味は甘・微苦である。本薬の香気は濃厚で，生

発の気をそなえる。疏肝和胃・理気寛胸・開胃止嘔の効能があり，胸中痞悶・脘腹脹痛・嘔吐・少食などに用いられる。

配合による効能

厚朴花は利湿寛中・化湿解鬱・健胃止痛の効能をもち，代代花は理気寛胸・疏肝和胃・開胃止嘔の効能をもつ。両薬を組み合わせると，香気の強さと生発の性質が互いに促進し合って倍増され，芳香化濁・理気寛中・醒脾開胃・食欲増進の作用がさらに強力になる。

適応症

肝鬱気滞・脾胃不和による胸脇脹痛・胃脘部の脹満および疼痛・悪心嘔吐・食欲不振など

常用量　　厚朴花　3～6g　　　代代花　3～6g
　　　　　（どちらも他薬を十分煎じた後に加え，軽めに煎じる）

臨床応用

厚朴花はモクレン科植物カラホウ〔*Magnolia officinalis* Rehd. et Wils. あるいは var.*biloba* Rehd. et Wils.〕の花蕾である。代代花はミカン科植物ダイダイの花蕾である。前者は栗毛色をしており，後者は黄白色をしている。いずれも香気ゆたかな薬剤で，ともに生発の性質をもつ。施先生は臨床で胃腸病の治療に当たるとき，厚朴花・代代花または玫瑰花・代代花の組み合わせを常用して，画竜点睛の妙を得ていた。

6　玫瑰花・代代花

単味の効能

【玫瑰花】バラ科の直立灌木ハマナスの花蕾である。味は甘・微苦，性は温，

肝・脾経に入る。本薬は鮮やかな紫色をしており，香りは濃厚でその気は清にして濁らず，その性はまろやかでとげとげしさがない。柔肝醒胃・行気活血・宣通窒滞の効能をあらわすが，辛温や燥といった副作用がまったくないので，理気解鬱・和血散瘀の良薬である。肝胃気痛[*1]・新久風痺[*2]・吐血喀血・月経不順・赤白帯下[*3]・赤痢・乳癰・腫毒などに用いられる。

 ＊1 肝胃気痛：気滞による痛み。痛みの部位が一定でないのが特徴
 ＊2 新久風痺：急性または慢性の麻痺で，風邪の性質が強いもの
 ＊3 赤白帯下：血液が混じった帯下や，白く濁った帯下

【代代花】147ページ参照

配合による効能

 玫瑰花は理気解鬱・和血散瘀の効能をもち，代代花は理気寛胸・疏肝和胃・開胃止嘔の効能をもつ。玫瑰花は血分に走る傾向が強く，和血散瘀を主作用とし，代代花は気分に走る傾向が強く，理気散結を主作用とする。両薬を組み合わせると気血両方を調節し，芳香化濁・醒脾開胃・理気止痛の作用がさらに強くなる。

適応症

1．肝胃不和により気機失調を起こして，胸悶不舒・心下痞満・両脇の脹悶や疼痛が胃脘部まで及ぶもの・食欲不振などをあらわすもの
2．女性の月経不順・赤白帯下など

常用量 玫瑰花 3～6g   代代花 3～6g
     （どちらも他薬を十分に煎じた後に加え，軽めに煎じる）

臨床応用

 厚朴花・代代花と玫瑰花・代代花はどちらも肝鬱気滞・脾胃不和による諸症状を治療する。前者は気滞を主証とするものに，後者は瘀血の証をもっているものに，区別して用いるとよい。
 施先生の経験では，花を薬として用いる場合はすべて，他薬を煎じたのち

に加えて軽めに煎じなければならない。そうしないと有効成分が破壊されて，治療効果にまで影響を及ぼす。

| 11 | 健脾和胃・降逆止嘔類 |

1　蒼朮・白朮

単味の効能

【蒼朮】132ページ参照

【白朮】浙江省の於潜で生産されたものが最良品なので，別名を於朮ともいう。本薬の味は甘・苦・微辛，性は温，脾・胃経に入る。臨床で用いる場合には，生用・炒用の区別がある。健脾の作用が目的で燥の性質を軽くしたいときには生品を用い，燥湿作用を強めたいときには炒めて用いる。本薬の甘温の性質は補中の，苦温の性質は燥湿の作用をもつ。補脾益気の効能があり，脾胃虚弱による消化不良・少食吐瀉・体倦無力などに用いられる。また燥湿利水の効能もあり，脾の運化がはたらかないことによる水湿内停・痰飲水腫・脘腹脹満などにも用いられる。さらに固表止汗の効能もあって，脾胃衰弱による表虚自汗などにも用いられる。

配合による効能

　蒼朮は健脾平胃・燥湿化濁・昇陽散鬱・去風湿の効能をもち，白朮は補脾燥湿・益気生血・和中安胎の効能をもつ。蒼朮は苦温の性質が激しくて，燥湿の作用にすぐれ補よりも瀉にかたより，平胃燥湿の効能が突出している。白朮の甘温の性質はマイルドで，健脾の作用が強く，瀉よりも補にかたよっている。よく補脾益気の効能を発揮することによって汗を止める。両薬を組

み合わせると，脾胃の両方に作用して補うとともにめぐらす効果があり，中焦を健康にして脾胃の生理機能を正常に戻す。水湿は運化されて，痰飲のような病原となることなく，健康を維持することができる。

適応症

1．脾胃の不調・機能低下に由来する，消化不良・食欲不振・悪心・嘔吐など
2．湿が中焦を阻害し気機不利を起こすため生じる胸脘満悶・呼吸困難
3．湿気が下行して腸間に及ぶためあらわれる腹脹・腸鳴・泄瀉など

常用量　　　蒼朮　6～10g　　　白朮　10～15g

臨床応用

　蒼朮・白朮の配合は『張氏医通』に由来している。脾虚によって痰飲や食物を運化できないものに用いられる。筆者はかつて，脾胃虚弱によって運化できず脘腹脹満・悪心嘔吐・下肢のわずかな浮腫などの症状をあらわす慢性肝炎に用いたところ，全症例に良好な結果を得た。午後になると腹脹が悪化するものには，小烏附湯（烏薬・香附）を併せて用いると，行気消脹の作用が強化され，なおかつ正気を損なわない。

　施先生は臨床では，蒼朮・白朮ともに炒品を用いる。燥の性質の激しさを除くとともに，健脾の作用を増強するためである。

　両薬を的確に運用するには，多くの法則がある。『本草崇原』には以下のように記されている。

　補脾を欲するときは白朮を用い，運脾を欲するときは蒼朮を用いる。補運ともに欲するときは，両薬併せて用いる。運化よりも補に主眼をおくときは，白朮を多めに蒼朮を少なめにする。補より運化を強くしたければ，蒼朮を多めに白朮を少なめに用いる。

2　半夏麴・建神麴

単味の効能

【半夏麴】95ページ参照
【建神麴】範志麴ともいう。六神麴（杏仁ペースト・赤小豆・辣蓼草・青蒿・小麦粉・蒼耳草などの粉末を混ぜ合わせたのちに発酵させたもの）をベースに，厚朴・木香・青皮・檳榔・葛根・茯苓・柴胡・桔梗・荊芥・前胡・香附・羌活・紫蘇・薄荷・独活・茅朮・木通・香薷・沢瀉・白芥子・丁香・豆蔲・甘草・麻黄・川芎・木瓜・沈香・蘇子・肉果・檀香・砂仁・草果・秦艽・白芷・陳皮・莱菔子・半夏・麦芽・穀芽・山査・生姜を加えて加工したものである。発酵の程度は軽い。

　建神麴は消食和中・健脾和胃の効能があり，感冒風寒による食滞胸悶などに用いられる。

配合による効能

　半夏麴は和胃降逆・燥湿化痰の効能があり，建神麴は健脾理気・消食和中の効能がある。両薬を組み合わせると，健脾和胃・和中降逆・理気快膈・消食除満の作用がさらに強くなる。

適応症

　脾胃のはたらきが弱って運化不能になるために起こる，消化不良・食欲不振・心下逆満・脘腹脹痛・胃中嘈雑・噯気嘔逆など

常用量　　半夏麴　6～10g　　　建神麴　6～10g
　　　　　　（同じ布袋に入れて煎じる）

3 半夏麹・沈香麹

単味の効能

【半夏麹】95ページ参照

【沈香麹】沈香・木香・厚朴・砂仁・豆蔲・鬱金・青皮・枳殻・穀芽・麦芽・白芷・防風・葛根・前胡・桔梗・陳皮・烏薬・檳榔・藿香・檀香・羗活・甘草などを組成とし，諸薬を粉末にして20～25％の小麦粉と練り合わせ，小さな塊にしたものである。

沈香麹は疏表化滞・舒肝和胃の効能があり，肝胃気滞による胸悶脘脹・脇肋部の痛み・嘔吐呑酸などに用いられる。

配合による効能

半夏麹は和胃止嘔・燥湿化痰・消痞散結・下気寛中の効能をもち，沈香麹は疏肝和胃・行気消脹・化滞止痛の効能をもつ。両薬を組み合わせると，疏肝和胃・健脾燥湿・行気止痛・化滞消脹の効果がさらに強くなる。

適応症

脾胃の運化がはたらかないことによる消化不良・気機不暢・脘腹脹痛など

常用量　　半夏麹　6～10g　　　沈香麹　6～10g
（同じ布袋に入れて煎じる）

臨床応用

半夏麹・建神麹と，半夏麹・沈香麹の組み合わせはどちらも脾胃虚弱・運化不利・消化不良などを治療する。ただし前者は健脾和中の効果がすぐれ，後者は健脾消脹の作用が強いので，状態に応じて使い分けるとよい。

4 白朮・鶏内金

単味の効能

【白朮】151ページ参照
【鶏内金】142ページ参照

配合による効能

　白朮の甘温の性質は補中の，苦温の性質は燥湿の作用をあらわし，補脾燥湿・益気生血・和中消滞・固表止汗・安胎の効能を発揮する。鶏内金は甘平無毒の性質で，生発胃気・養胃陰・生胃津・消食積・助消化・固摂縮尿・化結石の効能をもつ。両薬の組み合わせは，白朮が補にかたより鶏内金は瀉にかたよる。白朮を使いすぎると壅滞の弊害が出るので，鶏内金を配合してそれを防ぐのである。両薬を組み合わせることによって補瀉兼施の効果をあらわし，健脾開胃の効能がさらに強くなる。

適応症

　脾胃虚弱・運化無力・食欲不振・消化不良・痰湿内停・脘腹脹満・倦怠無力・泄瀉など

常用量　　白朮　9〜10ｇ　　鶏内金　6〜10ｇ

臨床応用

　施先生が臨床で用いる際には，白朮は焦用，鶏内金は生用する。白朮を焦げるまで炒めて用いると，健脾止瀉の作用が増強され，鶏内金を生で用いると有効成分を損なうことなく，治療作用が高まる。

5　枳実・白朮

単味の効能

【枳実】味は苦・辛・微酸，性は微寒で，脾・胃経に入る。本薬の苦寒の性質は降気の作用を有し，破滞気・行痰湿・消積滞・除痞塞の効果にすぐれた脾胃気分の薬剤である。積滞内停によって気機が阻まれ，運化がはたらかず水湿痰飲を生じるために起こる，胸脇脹痛・心下痞満・食欲不振・大便不調（便秘・下痢・しぶり腹）などに用いられる。このほか，胃下垂・子宮脱・脱肛などにも用いられる。

【白朮】151ページ参照

配合による効能

　枳実は辛散温通・破気消積・瀉痰導滞・消痞止痛の効能をもち，白朮は甘温補中・補脾燥湿・益気生血・和中消滞・固表止汗の効能をもつ。枳実の辛散の性質は激しく瀉を主作用とし，白朮は甘緩補中の性質で補を主作用とする。枳実はよく走り，白朮はよく守る。両薬の組み合わせは，瀉と補，走と守，急と緩の相反する性質を網羅し，互いに制御すると同時に促進し合う。昇清降濁のメカニズムを助けて，補して滞らず，瀉して傷らず，健脾強胃・消食化積・消痞除満の効能をあらわす。

適応症

1．脾胃虚弱・消化不良・飲食停滞・腹脹痞満・大便不爽など
2．肝脾腫大・内臓弛緩無力・胃下垂・子宮脱・脱肛など

常用量　　　枳実　5〜10ｇ　　　　白朮　10〜15ｇ

臨床応用

　枳実・白朮の組み合わせは『金匱要略』の枳朮湯にみられる。胃に水飲が停滞して心下部が堅くなる症状を治療する。

　張潔古は白朮60ｇ，枳実30ｇを組み合わせて枳朮丸と名付けた。胃虚湿熱

や飲食壅滞による心下痞悶などを治療する。李杲は,「白朮は苦甘温,その苦味は胃中の湿熱を除き,その甘温は脾の元気を補う作用をもち,枳実の倍量用いる。枳実の苦温は心下痞悶を瀉し,胃中の食傷を消す」と述べている。『医宗金鑑』には,「枳実は結気を破り,白朮は水湿を除く。李杲は補に偏るというが,緩と同時に急の性質をもち,補すと同時に瀉し,分量の変更によってその作用も異なる」と記されている。

　筆者の経験では,枳実・白朮の分量については,臨床に際しては弁証にもとづいて増減をはかるべきで,病が急性期でまだ体力がある患者には,枳実を主にして白朮は輔佐とする。逆に病が長引いて体力を損ない,脾胃が弱って消化が衰えている者には,白朮を主として枳実を輔佐として,副作用を抑えるのである。

　このほか,枳朮湯と枳朮丸との運用にも法則がある。『張氏医通』には,「金匱では心下の水腫の塊を治療するとき,湯液をもってこれを洗い流す。李東垣は脾不健運を治療するのに,丸剤をもって緩やかに作用させる。2方の間には確固とした違いが存在する」と記されている。

　施先生は枳実・白朮ともに炒用するのが常であった。性質をマイルドにし,作用を増強する意味があった。

6　白朮・茯苓

単味の効能

【白朮】151ページ参照
【茯苓】別名を雲苓という。味は甘,性は平,心・肺・脾・胃・腎経に入る。その甘味は淡く,甘はよく補い淡には滲出する作用があるので,扶正と同時に去邪もでき,益心脾・利水湿の効能をもつが,補う作用も利水の作用も激しすぎないので,健脾滲湿の要薬である。脾虚による運化失常・水湿内蘊によって生じる,食少脘悶・便溏泄瀉・痰飲停滞・咳逆胸悶・小便不利・水腫などに用いられる。さらに寧心安神の効能もあるので,心悸・不眠などにも

用いられる。

配合による効能

　白朮は甘温補中の性質で，補脾燥湿・益気生血・和中消滞・固表止汗の効能をもつ。茯苓は甘淡滲利の性質で，健脾補中・利水滲湿・寧心安神の効能をもつ。白朮は健脾燥湿を，茯苓は利水滲湿を主作用とする。両薬を組み合わせると，脾の機能を高めると同時に湿を排泄に導くので，脾を健康にし，湿を除き，水腫や痰飲を消化して取り除くことができる。

適応症

1. 脾虚によって運化がはたらかず，痰飲が心下部に停滞して振水音を有し，めまい・心下痞悶・吐瀉・食欲不振・小便不利・水腫などをあらわすもの
2. メニエール氏病

常用量　　　白朮　10～15ｇ　　　茯苓　10～15ｇ

臨床応用

　茯苓・白朮の配合は茯苓湯といって『景岳全書』に由来する。湿熱泄瀉や飲食泄瀉に用いるとしている。張元素の『医学啓源』では，茯苓・白朮の配合を水様性下痢の治療の君薬としている。

　茯苓・白朮に桂枝・甘草を配合したものを苓桂朮甘湯という。痰飲による胸脇支満・心悸・めまい・息切れを伴う咳・軟便・舌苔白膩・脈弦滑などに用いる。かつて１人の女性で次のような経験をした。慢性の下痢が続き，１日３～５回の排便をみる。この半年ぐらい眩暈がひどくなりメニエール氏病と診断された。茯苓30ｇ，白朮15ｇ，桂枝10ｇ，甘草６ｇを処方したところ，３剤服用した時点で症状は半減し，さらに５剤服用したところで眩暈発作が起こらなくなり，大便が正常になった。半年余り予後観察を続けたが，健康を保っていた。

7　半夏・竹茹

単味の効能

【半夏】60ページ参照

【竹茹】別名を竹皮と呼ばれる。淡竹の茎の部分の外皮を削ぎ取った，中間層の白い部分を天日で乾燥したものである。味は甘，性は微寒，肺・胃・胆経に入る。本薬の甘味は淡く，気は寒にして滑の性質をもっている。清肺燥・清化痰熱・清熱除煩の効能があり，肺熱による咳嗽で黄稠な痰を吐くものや，痰火内擾による心煩不安・不眠などに用いられる。また胃熱を清して嘔吐を止める効能もあり，口臭・喜寒畏熱・舌苔黄膩を伴う，酸苦物を吐く胃熱嘔吐（急性胃炎・妊娠嘔吐・熱病における嘔吐）に用いられる。このほか胃寒嘔吐に対しても，生姜で修治したものを用いて，温胃散寒・和胃止嘔の作用を強化してやればよい。

配合による効能

半夏は降逆止嘔・燥湿化痰・消痞除満の効能をもち，竹茹は清熱止嘔・下気消痰の効能をもつ。半夏は温に偏り，よく湿痰を代謝して嘔吐を止める。竹茹は涼に偏り，清利熱痰によって嘔吐を止める。両薬の組み合わせは熱と寒の両方が作用し，健脾燥湿・和胃止嘔の効果が増強される。

適応症

1．脾胃不和により胃気が上逆して起こる悪心・嘔吐・呃逆など
2．痰濁による眩暈・虚煩不眠
3．妊娠嘔吐の諸症

常用量　　半夏　6～10ｇ　　　竹茹　6～10ｇ

臨床応用

半夏と竹茹を組み合わせるときは，施先生は生姜で修治したものを使用し，温中散寒止嘔の効果を際立たせていた。

8　枳実・竹茹

単味の効能

【枳実】156ページ参照

【竹茹】159ページ参照

配合による効能

　枳実は辛散温通の性質で，降気消痰・散結除痞の効能をもつ。竹茹は甘涼清降の性質で，下気消痰・清熱止嘔の効能をもつ。両薬を組み合わせると，和胃降逆・清熱止嘔・消積化痰・寛中利膈の作用がさらに強くなる。

適応症

　胃熱と痰が盛んなために起こる胃気上逆・悪心嘔吐・胸脘満悶など

常用量　　枳実　3～6g　　　竹茹　6～10g

9　瓦楞子（かろうし）・半夏麹

単味の効能

【瓦楞子】赤貝の貝殻のことで，貝のヒダが瓦の壟〔うね〕に似ているので，別名を瓦壟子ともいう。味は鹹・甘，性は平，肺・胃・肝経に入る。本薬の鹹平の性質はよく血分に走り，血の結〔かたまり〕を破って痰滞を消化する効能があるので，胸膈痰積・痰涎粘稠できれにくいもの・痰核〔痰のかたまり〕・瘰癧〔甲状腺腫大〕に用いられる。また癥瘕痞塊（肝脾腫大・消化器腫瘍）にも用いられる。このほか，去瘀散結・止痛・制酸の効能もあり，気滞血瘀による胃脘刺痛・反胃吐酸（胃・十二指腸潰瘍がこれらに類似している）などにも用いられる。

11 健脾和胃・降逆止嘔類

【半夏麹】95ページ参照

配合による効能

　半夏麹は健脾和胃・降逆止嘔・燥湿化痰・消痞散結の効能をもち，瓦楞子は軟堅化痰・散瘀定痛・和胃止酸の効能をもつ。半夏麹の性質は「燥」，瓦楞子は「化」である。半夏麹は降を，瓦楞子は清を主作用とする。両薬を組み合わせると，燥すると同時に化し，降ろすと同時に清するので，和胃止酸・健脾散結・消脹止痛の効能がさらに強くなる。

適応症

1．痰湿が溜まって気機失調を起こし，鬱して熱を帯び，胃の和降作用を失うことによる，噯気・呑酸嘈雑・胃脘の痞悶や疼痛など
2．胃酸過多・噯腐呑酸〔酸っぱいものがこみあげる〕を伴う各種の胃病

常用量　　瓦楞子　10～15ｇ（砕いて先に煎じる）
　　　　　　半夏麹　 6～10ｇ（布袋に入れて煎じる）

臨床応用

　瓦楞子・半夏麹の組み合わせは，各種の胃病に用いられるが，とりわけ胃・十二指腸潰瘍で胃酸過多のものによい。臨床経験では，すぐれた制酸止痛の作用が認められる。

10　黄連・呉茱萸

単味の効能

【黄連】75ページ参照
【呉茱萸】呉黄とも呼ぶ。味は辛・苦，性は大熱で小毒を有し，肝・脾・胃・腎経に入る。本薬の辛味は散，苦味は降の作用を，熱の性質は激しい燥をあ

らわす。温中散寒・降逆止嘔の効能があり，脾胃虚寒・脘腹氷冷・嘔吐涎沫・噯気呑酸・食欲不振・消化不良などに用いられる。また疏肝解鬱・行気消脹・散寒止痛の効能も有する。李杲は，「濁陰降りず，厥気上逆し，膈寒により脹満するものは，呉茱萸でなければ治療できない」と説いている。つまり胸膈痞塞・脇肋脹満・脘腹冷痛を治療する良薬である。さらに厥陰頭痛（頭頂部の疼痛・空嘔（からえずき）・涎沫を吐く・四肢厥冷などをあらわす）・少腹疝痛・脚気疼痛・月経腹痛や，虚寒による慢性の下痢にも用いられる。

配合による効能

黄連は清熱燥湿・瀉火解毒・清心除煩の効能をもち，呉茱萸は温中散寒・下気止痛・降逆止嘔・殺虫の効能をもつ。黄連の苦寒瀉火の作用は火が燃え上がる勢いをしずめ，呉茱萸の辛散温通の作用は鬱結を散じて降逆止嘔をあらわす。両薬を組み合わせると辛開苦降の作用となり，反佐の効果もあらわす。黄連の苦寒の性質は，肝経に横逆した熱を瀉して，和胃降逆する。これに呉茱萸の辛熱を合せると，熱を下方に導いて邪火の停滞を防ぐ。ともに清肝・和胃・制酸の効果をあらわし，寒熱錯雑の諸症状を治療する。

適応症

1．肝鬱が火となり，胃が和降を失うことによって起こる，脇肋脹痛・嘔吐呑酸・嘈雑噯気・口苦などで，舌紅苔黄・脈弦数をあらわすもの
2．急性胃炎・慢性胃炎・胃潰瘍・十二指腸球部の潰瘍の諸症状
3．湿熱の下痢・細菌性の下痢・急性腸炎・慢性腸炎など

常用量　　　黄連　1.5〜5 g　　　呉茱萸　1.5〜5 g

臨床経験

黄連・呉茱萸の配合は『丹渓心法』の左金丸に由来する。黄連・呉茱萸の比率は6：1となっていて，肝経火鬱・呑吐酸水・左脇の疼痛・疝気による少腹部の痛みに用いる。北宋時代の『太平聖恵方』には黄連・呉茱萸が1：1の比率で配合された茱萸円方があり，虚寒タイプの下痢に用いられる。

肝は風木の臓で気をめぐらせるが，肺金の抑制を受けて過剰にならない。

この処方は黄連の瀉心火の作用を用いるのであるが，心火を抑えることによって肺金の作用を保ち〔火は金を克す〕，肺金が肝木を克する力を高める。肝（左）を肺（金）によって抑制するので，左金丸と呼ぶ。『医宗金鑑』刪補名医方論四の注釈に，「胡天錫いわく，左金丸は黄連を君薬とし，実なるを瀉して上炎の火勢をしずめる。呉茱萸は熱を下方へ導き，辛燥の性質で肝鬱を開く，もって佐薬とす。気実にして上下虚なる者すべてに配合すべし。左金なるは，木左にありて金より制せらるなり」と記されている。

　黄連・呉茱萸を同量配合したものを，張景岳は黄連丸と名付けた。大便出血・痔瘡腫痛などに用いる。さらに脇肋刺痛・寒熱・頭目の痛み・排便異常など，一切の肝火による症状を治療する。

　施先生は寒熱錯雑証は臨床で多くみられると述べている。ただ寒熱の比重は千変万化であるので，用薬の分量も寒熱の変化にあわせて増減すべきである。熱がひどいときには黄連を多めに，呉茱萸を少なめにし，寒がひどいときには呉茱萸を多めに，黄連を少なめにする。寒熱が同程度であれば，両薬も同量ずつでよい。

11　左金丸・血余炭

単味の効能

【左金丸】呉茱萸と黄連の配合であるが，その意義は何であろうか？　汪昂は次のようにいっている。「これは足厥陰の薬である。肝は実すれば痛む。心は肝の子の関係にあり，実はその子を瀉すの原則から，瀉心清火の君薬である黄連を用い，火が金を抑制しないようにし，金が十分に木を制することによって，肝を正常に戻す。呉茱萸は辛熱で厥陰（肝）に入って行気解鬱し，また熱を下方へ導くので佐薬となす。寒と熱の両方の作用をもつが，寒が正治で熱が従治である（熱をもって熱を治することで，反治ともいう）。肝は左に位置し，肺は右に位置する。左金とは金の性質を使って肝をしずめることである」

左金丸は清瀉肝火・和胃降逆制酸の効能をもち，肝気鬱結が長引いて火と化すため起こる脇肋脹痛・嘔吐呑酸・嘈雑噯気などに用いる。また厚腸止瀉の効能もあり，急性腸炎・慢性腸炎・赤痢などにも用いられる。

【血余炭】ヒトの頭髪を特殊な方法で燃やした後に残る，塊状の物質である。味は苦，性は微温で，肝・腎経に入る。本薬には止血散瘀・補陰利尿の効能があり，吐血・衄血・血尿・血便・崩漏・血痢・小便不通などに用いられる。施先生はこの薬物にはさらに，解毒防腐・胃腸粘膜保護・炎症の吸収と潰瘍部の癒合の促進，などの作用があることを認めている。したがって厚腸止瀉の効能により急性，慢性腸炎・赤痢などに，よい効果が得られる。

配合による効能

　左金丸は疏肝瀉火・和胃止酸・厚腸止瀉の効能をもち，血余炭は厚腸止瀉・散瘀止血・補陰利尿の効能をもつ。両薬を組み合わせると，疏肝和胃・瀉火制酸・解毒防腐・厚腸止瀉・散瘀止血の効能が明らかになる。

適応症

1．肝鬱化火による脇肋脹痛・嘔吐呑酸・嘈雑噯気・口苦・食欲不振・胃脘疼痛などの症状（胃・十二指腸潰瘍のいずれにも用いられる）
2．急性腸炎・慢性腸炎・赤痢など

常用量　　　左金丸　6〜10g　　　血余炭　6〜10g
　　　　　　（同じ布袋に入れて煎じる）

臨床応用

　左金丸・血余炭の組み合わせは胃・十二指腸潰瘍に用いられるほか，急性腸炎・慢性腸炎・急性赤痢・慢性赤痢・潰瘍性大腸炎にも多用される。施先生の経験では，腸粘膜に損傷があるものすべてに効果が認められた。筆者らはこの組み合わせに地楡炭・蒼朮炭・山査炭・陳皮炭・生地炭・全当帰・香附米・台烏薬・益元散を加えて，急性の細菌性赤痢に用いた経験を多くもつが，すべて2〜4回の服用で治癒している。

12 乾姜・黄連

単味の効能

【乾姜】115ページ参照
【黄連】75ページ参照

配合による効能

　乾姜は辛熱で，温中散寒・回陽通脈・温肺化痰の効能をもち，黄連は苦寒で，清熱燥湿・瀉火解毒・清心除煩の効能をもつ。乾姜は辛味のもつ開く作用と，温通の作用があり，黄連の苦寒は降泄の作用をあらわす。両薬を配合すると，辛開苦降の作用となり，さらに温散と寒折*の両方の作用で，寒積を除いて鬱熱を清し，嘔逆や呑酸を止め，和胃瀉痞開結の作用が強力となる。

　＊寒折：温散の反対。寒の性質で熱邪を取り除く，つまり熱邪を清熱作用により除くこと

適応症

1．寒熱錯雑・気機不暢による胃脘疼痛・嘔吐呑酸・嘈雑噯気など
2．赤痢など各種の下痢

常用量　　　乾姜　1.5〜10g　　　黄連　3〜5g

臨床応用

　乾姜と黄連の配合は『傷寒論』の半夏瀉心湯に由来する。心下の痞満や疼痛に用いられる。

　乾姜・黄連の使用量は，詳細な弁証にもとづいて決定しなければならない。熱が多く寒が少ないものには，黄連を多めに用いて乾姜は補佐とする。熱が少なく寒が多いものには，乾姜を多めに用いて黄連は補佐にする。寒熱同等のものには同量ずつ用いる。

13 丁香・柿蒂

単味の効能

【丁香】フトモモ科の植物丁香の花蕾および果実である。花蕾のことを公丁香と呼び，香りが強く作用も強い。果実のことは母丁香と呼び，香りは淡く作用も弱いので，臨床では公丁香を用いることが多い。味は辛，性は温，肺・胃・脾・腎経に入る。本薬の芳香は辛散温通の作用をもち，脾胃を温めて散寒止痛し，濁気の上逆を降ろして虚寒呃逆を止める効能があり，脘腹冷痛・呃逆〔しゃっくり〕・嘔吐などに用いる。また温腎助陽の効能もあり，男性の腎虚陽萎や，女性の下腹部の冷え・寒湿帯下などにも用いられる。

【柿蒂】は柿の果実の果蒂〔へた〕で，味は苦・渋，性は平，肺・胃経に入る。本薬の酸斂苦降の性質はよく気逆を降ろすので，とくに呃逆を止めるのに用いられる。胃寒気滞によって起こる呃逆・反胃・嘔吐も治療する。

配合による効能

　丁香の辛温の性質は温中降逆・下気止痛・温腎助陽の効能をあらわし，柿蒂の苦渋の性質は降気止呃の効能をあらわす。丁香は昇散を主作用とし，柿蒂は渋斂によって下行させるのが主作用である。両薬を配合すると，発散させると同時に収斂し，上昇させると同時に下降させて，相互に制御するとともにお互いの作用を引き出して，温中散寒・和胃降逆・止呃逆の効能がさらに強くなる。

適応症

1．寒熱錯雑による呃逆
2．脾胃虚寒により胃気が上逆して起こる嘔吐など

常用量　　丁香　1.5～6g　　　柿蒂　6～10g

臨床応用

　丁香・柿蒂の配合は，『済生方』の柿蒂湯に由来する。胸満嘔吐・呃逆不

止に用いられる。清代の黄宮繡が記した『本草求真』には,「柿蔕は味苦気平で,丁香と同じ止呃の効能をもっているが,一方は辛熱,一方は苦平の性質で,合わせて用いると寒熱同時に治療する効果を得られる。有寒無熱のものには丁香は必須であるが,柿蔕を併用することにはこだわる必要はない。有熱無寒のものには柿蔕は必需だが,丁香を合わせると適応ではなくなる。古人が用いた用薬には,数味を合わせることによって効果があらわれるものもあれば,一味のみで効果をあらわすものもある。病態に合わせて薬を用いる必要があることを忘れてはならない」と記されている。筆者は黄氏の説はもっともだと思う。「病態に応じて薬を用いる」のが治療のカギである。丁香と柿蔕の配合は寒熱錯雑の呃逆に適用されるが,弁証によらないものには無効である。もし虚を兼ねるものであれば,人参(または党参)・生姜を組み合わせると,さらに効果が増す。

14 橘皮・竹筎

単味の効能

【橘皮】87ページ参照
【竹筎】159ページ参照

配合による効能

　橘皮は辛温で理気健脾・和胃降逆の効能をもち,竹筎は甘寒で清熱止嘔・下気消痰の効能をもつ。両薬を組み合わせると,温と寒の両方の作用で,胃中の寒熱を除いて,和胃降逆の効果がさらに強くなる。

適応症

1．脾胃虚弱・気機不調・寒熱錯雑によって起こる脘腹脹満・悪心嘔吐・呃逆など
2．妊娠悪阻

常用量　　　橘皮　6〜10g　　　竹茹　6〜10g

臨床応用

　橘皮・竹茹の配合は『金匱要略』の橘皮竹茹湯に由来する。慢性疾患による体力消耗や，胃の虚熱のために気逆・呃逆・空嘔(からえずき)などをあらわすものに用いる。

　清代の張石頑は，「呃逆には寒熱の区別があり，寒熱を弁えなければ薬を用いて死に到らしむ」といっている。張氏の説はすこぶる重要である。丁香・柿蔕の配合も橘皮・竹茹の配合もどちらも呃逆に用いられるが，前者は寒に偏るものに，後者は熱に偏るものに用いるのがよい。弁証しない投薬は臨床では何も得られない。

15　蒼朮・白脂麻

単味の効能

【蒼朮】132ページ参照

【白脂麻】白油麻とも呼ばれる。ゴマ科一年草植物の種子である。味は甘，性は寒・無毒，肺・脾・心経に入る。本薬は質潤にして油分を多く含み，潤燥潤腸・補肝腎・行風気・通血脈・潤肌肉の効能にすぐれた，補虚潤燥の良薬である。嘔噦不止・虚労・小児の頭部のできものなどに用いられる。

配合による効能

　蒼朮の性は温かつ燥で，健脾平胃・燥湿化濁・昇陽散鬱・去風湿の効能をもち，白脂麻は潤質で補虚潤燥・補肝腎・通血脈の効能をもつ。両薬を組み合わせると，白脂麻の潤質が蒼朮の燥の性質を制御し，燥と潤の両方の性質が，互いに長所を引き出し合い，短所を抑制して，潤燥降逆の作用がさらに増強される。

適応症

脾胃虚弱・津液不足・胃気上逆による呃逆の頻発

常用量　　　蒼朮　6～10g　　　白脂麻　15～30g（すり潰したのち煎じる）

臨床応用

　施先生の経験では，白脂麻だけを15～30gすり潰して，しばらく熱湯に浸して振り出したものでも効果がある。劉宗厚は，「呃逆には虚と実の区別があるほか，火をもつもの，痰をもつもの，水気をもつものなどさまざまで，寒だけが原因ではない」と述べている。蒼朮・白脂麻の配合は虚証の適応であって，弁証によらずむやみに投与してはならない。とくに胃気を損なって呃逆が止まらないものにすこぶる効果がよい。

　呃逆に関しては弁証の正確さが重要になる。あるリウマチ性心疾患の男性患者で，突然呃逆が起こって半月あまりも止まないものに，旋覆花代赭湯・丁香柿蒂湯・橘皮竹筎湯などを用いたが効果が弱いので，くわしく病状を調べて気機不調が原因であると診断し，柴胡疏肝散加味（柴胡・杭白芍・川芎・陳皮・香附・薤白・杏仁・桔梗・枳殻・甘草）を処方したところ，3剤服用したところで呃逆は治まり，以後半年の観察では再発をみていない。

16　馬宝・沈香

単味の効能

【馬宝】ウマの胃腸管あるいは膀胱の中にできた結石である。味は甘・鹹，性は平，心・肝経に入る。本薬には清肝鎮驚の効能があり，高熱による風動・癲狂などに用いられる。また化痰の効果がよく，咳嗽多痰などにも用いられる。

【沈香】沈香樹の，樹脂を含む木材部分である。本薬は香りが強く，水に入れると沈むことからこの名がついた。味は辛・苦，性は温，脾・胃・腎経に

入る。辛苦と芳香の性質はめぐらす・散らすをもっぱらとし，醒脾開胃・去湿化濁・行気止痛の効能があって，脾胃虚寒による呃逆・嘔吐などに用いられる。また本薬は比重が重く水に入れても浮かないことから，下降の性質をもっているとされ，下焦に達して腎経に入り，上逆している気を下焦に戻すので，虚喘気逆などにも用いられる。このほか温中散寒・理気止痛の効能をもち，気滞による胸腹の脹悶や疼痛にも用いられる。

配合による効能

馬宝は清肝鎮静（鎮驚）・化痰・解毒・上逆の気を鎮める効能をもち，沈香は降気平喘・温腎助陽・温中止痛の効能をもつ。馬宝は上逆の気を鎮めるのが主作用で，沈香は腎まで下降して上逆した気を下焦に戻すのを主作用とする。両薬を組み合わせると，降逆の効果が倍増する。

適応症

1．各種の呃逆
2．食道癌にも試されている

常用量　　馬宝　0.3〜0.9g（粉末にして服用）
　　　　　　沈香　1.5〜 3g（煎剤にするときには煎じ上がる少し前に入れて，有効成分の揮発を防ぎ，薬効が落ちないようにする。粉末にして服すときは，1回量0.6〜0.9gとする）

臨床応用

施先生の経験にもとづけば馬宝・沈香は同量ずつ粉末にして1回量0.9〜1.5gを1日2回，白湯(さゆ)に溶かして服用させるのがよい。

馬宝・沈香の配合は胃気上逆を治療するためのもので，旋覆花や代赭石湯を合わせて用いれば，さらに効果が増す。食道癌を治療するときには，施先生はいつも旋覆花・代赭石・桃仁・杏仁・茜草根・牛膝を配合して用いていた。白花蛇舌草・藤梨根などを合わせると，もっと効果があがる。

12 瀉下通便類

1 大黄・芒硝

単味の効能

【大黄】別名を川軍という。味は苦，性は寒，脾・胃・大腸・肝・心包経に入る。本薬は大苦・大寒の部類に属し，性質は重くて浮かず，作用はよく走って守らず，その力は強力で下行する。効能は以下の5つに大別される。

①胃腸の実熱を清めて燥結・積滞を洗い流す，苦寒攻下の要薬であり，温熱病の中期またはピーク期にあらわれる熱積便秘・胸腹脹悶・持続する高熱・神昏譫語・口乾口渇・舌苔老黄などの実熱の症状

②寒積便秘（寒邪が胃腸に影響して排便がスムーズでなくなり，糞便が消化管内に積結する，いわゆる陰寒結聚）・熱瀉下痢（急性腸炎・細菌性の赤痢など）

③清熱解毒・涼血止血・利胆退黄の効能があり，熱毒瘡瘍・やけど・吐血・衄血・風火赤眼・咽喉腫痛など実火上炎の症状や，湿熱黄疸（急性胆嚢炎・急性ウイルス性肝炎・新生児溶血など）

④活血化瘀の効能があり，産後瘀血の腹痛・血瘀による無月経・打撲傷の痛みに用いられる。

⑤胃痛泛酸・胃部煩熱など

【芒硝】味は苦・辛・鹹，性は大寒，胃・大腸・三焦経に入る。本薬の辛味は潤燥の，鹹味は軟堅の，苦味は下泄の作用をもち，大寒は除熱するので，

潤燥通便して三焦・胃腸の実熱積滞を取り除く効能をあらわす。内熱が盛んになることで起こる痞（上腹部の硬悶）・満（腹部脹満）・燥（糞便の乾燥）・実（熱積便秘）などに用いられる。また急性のイレウス（主に力学的イレウス）にも用いられる。芒硝を外用すると清熱消炎・消腫止痛の効能があり，腹中痞塊（虫垂炎のようなもの）・皮膚瘡腫・咽喉腫痛・目赤腫痛に用いられる。

配合による効能

大黄は苦・寒ともに強く，蕩浄通下・瀉火涼血・攻積導滞・逐瘀通経・利胆退黄の効能をもつ。芒硝は鹹寒軟堅の性質で，潤燥通便や清熱瀉火の作用のほか，内熱実積・停痰宿食を洗い流す作用をもつ。両薬を組み合わせると相互に促進し合って，消炎散結・瀉熱導滞・攻下破積・通便除満の作用がさらに強くなる。

適応症

1. 胃腸の実熱積滞によって大便秘結し，食積が下らず腹痛痞満などをあらわすもの
2. 熱結便秘があって高熱を出し，神昏・譫語・苔黄などをあらわすもの
3. 習慣性便秘
4. 急性腎不全

常用量　　大黄　3〜10g（他薬を煎じた後に加え軽めに煎じる）
　　　　　　芒硝　10〜15g（煎じ液にまぜるか，お湯で溶かして服用する）

臨床応用

大黄・芒硝の配合は『傷寒論』の大承気湯に由来する。熱盛便秘で腹部が脹満し，煩躁譫語・口乾・舌苔焦黄で芒刺がある・脈沈実有力などをあらわすものに用いる。

柯琴は，「張仲景は芒硝でまず燥屎を消化し，大黄で通じさせる」と述べている。『医宗金鑑』には「内経によると，熱淫が内にあれば鹹寒で治療し，火淫が内にあれば苦寒で治療する。君薬は大黄の苦寒で，臣薬が芒硝の鹹寒

であり，2味ともに攻熱瀉火の力を具える」と記されている。

　現代医学の文献によると芒硝の主要成分は硫酸ナトリウムで，これは腸内で吸収されにくく，高張溶液となって腸管に大量の水分を保持することができ，腸の内容物を薄めて容積を増やし，腸粘膜を刺激して反射性に蠕動を高めることによって便を通じる。大黄は大腸を刺激し，推進性に蠕動を高めて排便を促進させる。両薬を組み合わせると，軟堅瀉熱・通便の作用が増強される。

　劉雲海の報告では，大黄・芒硝各3gを温水500ccに溶かして1日1回浣腸したところ，浣腸後数時間のうちに水様便が3回排出され，体内の腎毒性物質を除くことができ，活血解毒して腎機能を回復している。

　芒硝・大黄をいかに正確に使用するかについて，古人は教訓を残している。清代の張璐は，「乾結の甚だしいものに芒硝大黄の一時使用は可か否か？曰く，承気湯は芒硝大黄を用い，傷寒邪熱が裏に入って胃液や腎水が枯渇したものに適応するので，急下を利用して陰津を救うはたらきをしている。老人・虚弱者や病後で腎水が涸れていることにより燥結を起こしている場合，芒硝大黄でこれを下すと，一時的に通じても虚は虚のままなので，日をおけばますます秘結はひどくなり，さらに下そうとしても下すことができなくなる」と述べている。

　このほか，明代の張介賓は大黄・芒硝を同量ずつ粉末にして，慢性の赤鼻〔酒渣鼻〕に用いた。これは二神散と名づけられている。

2　玄明粉・栝楼

単味の効能

【玄明粉】元明粉・風化硝とも呼ばれる。芒硝から結晶水を除いた無水硫酸ナトリウムをさす。一般的製法は次のとおりである。芒硝を水に溶かし，10%量に相当する大根の薄切りとともに煮て，濾過した溶液を放冷して析出した結晶を陰干しにし，紙に包んで風通しのよい場所に置いて，風化させ白色の粉末にする。芒硝を風化させたものなので，風化硝という別名がある。本薬

の味は辛・鹹・苦，性は寒，胃・大腸経に入る。潤燥軟堅・瀉下通便を主作用とするほか，三焦・腸・胃の実熱を洗い流す効能をもち，実熱積滞・便秘などに用いられる。外用としても応用でき，目赤腫痛・咽喉腫痛・口舌生瘡などに用いられる。

【栝楼】瓜蔞・全瓜蔞ともいう。味は甘・苦，性は寒，肺・胃・大腸経に入る。本薬は油脂分に富み粘稠な性質で，潤肺化痰・散結潤腸の効能をもち，痰熱咳嗽・胸痺[*1]・結胸[*2]・乳癰・黄疸・消渇・便秘などに用いられる。

 ＊1 胸痺：痰湿が胸部を阻んで出現する症状
 ＊2 結胸：熱邪または寒邪が水飲・痰瘀血などの物質と胸腹部で結びつく病証

配合による効能

『内経』には「熱の内に淫するは，治するに鹹寒を以ってす」とある。玄明粉は鹹寒で清熱通便・潤燥軟堅の効能をもつ。栝楼の性質は潤・粘膩で，潤燥通便・清肺化痰・寛胸散結・消癰腫の効能をもつ。両薬を組み合わせると，相互に制御し合うと同時に長所を引き出す。栝楼の緩潤は玄明粉の蕩浄通下の勢いを制御し，協同して清熱潤燥・通便瀉下の効果をあらわすが，腹痛の副作用を起こさない。

適応症

1．大便の硬結・不通などの症状
2．習慣性の便秘

常用量 玄明粉 6〜10g（布袋に包んで煎じる）
     栝楼 15〜30g（砕いたのち煎じる）

臨床応用

施先生は玄明粉・栝楼の組み合わせを習慣性便秘に慣用したが，あらゆる原因による大便硬結や腸の運動不良などに，いずれもよい効果を得ていた。さらに腸の蠕動昂進によって起きる腹痛などの副作用も生じなかった。永年の経験でもすべて1〜2剤の服用で治癒しており，投薬すればすなわち癒ゆ，ということができる。

3 大黄・荊芥穂

単味の効能

【大黄】171ページ参照
【荊芥穂】16ページ参照

配合による効能

　大黄は苦寒，その性は重濁で沈降を主り，作用は激しくよくめぐるので，攻下の要薬である。荊芥穂の味は辛で芳香をもち，性は温にして不燥，気質は軽揚で昇散の効果にすぐれ，手太陰・足厥陰の気分に入る。その効能は発表散邪で，経絡の風熱を除く力に長けている。大黄は降を主り，荊芥穂は昇を主る。両薬を組み合わせると，昇と降とが互いに制御するとともに促進し合って，清昇濁降すると同時に清熱通便の効果をあらわす。

適応症

1．腹脹・腹痛を伴う大小便の不通や肛門腫痛など
2．眼の腫れや疼痛など

常用量　　大黄　　3～10g（他薬を煎じた後に加え軽めに煎じる）
　　　　　　荊芥穂　6～10g

臨床応用

　大黄・荊芥穂の配合は『赤水玄珠』の倒換散に由来する。小便不通のものには大黄を半量に減らし，大便不通のものには荊芥穂を半量に減らす。両薬を混合して粉末とし，1回10gを服用する。癃閉・大小便不通・少腹急痛・肛門腫痛に効果をあらわす。

4　大黄・肉桂

単味の効能

【大黄】171ページ参照
【肉桂】138ページ参照

配合による効能

　大黄は苦寒通下の薬で，破積導滞・瀉火涼血・行瘀通経の効能をもち，肉桂は辛熱温中の薬で，益火消陰・温補腎陽・散寒止痛の効能をもつ。両薬を配合すると，相互に制約・促進・転化し合う。肉桂の辛熱は大黄の苦寒峻下の激しさを抑制し，大黄の寒涼は肉桂がもつ燥烈の弊害を抑える。寒と熱の両方の作用をあらわす，いわゆる寒熱相済の効果を発揮し，陰陽を調和して脾陽のはたらきを高めて，大便を通じる効果をあらわす。

適応症

1．習慣性便秘
2．肝鬱多怒・胃鬱気逆によって起こる吐血・衄血
3．寒熱錯雑証に属する胃脘部の痛み

常用量　　　大黄　3～12g　　　肉桂　6～10g

臨床応用

　大黄・肉桂の配合は『医学衷中参西録』の秘紅丹に由来する。肝鬱多怒・胃鬱気逆による吐血・衄血や，他薬では効果がない吐血衄血に，寒熱に関係なくいずれにも有効である。

　張錫純は，「平肝の薬は桂が最重要である。肝は木に属し，木は桂を得ると枯れる（桂の木で作った楔を樹木に打ち込むと，その樹木は立ち枯れる）。単用では熱の作用をあらわす。降胃止血の薬は大黄を最重要とする（『金匱要略』では吐衄の治療に瀉心湯を用いるとき，大黄を増量している）。胃気が上逆しなければ血も逆行しえない。単用では寒の作用をあらわす。両薬を

併用すれば寒熱が互いに助け合い，性質もマイルドになって降胃平肝の作用が完璧となる。民間に伝わる処方には，両薬を粉末にして吐血に用いる治療法があるが，非常に効果がよい」と述べている。

筆者には次のような経験がある。胃脘疼痛が10年に及ぶ女性患者で，冷痛を感じて按じると和らぎ，前胸（上腹部）後背を温めると軽快し冷やすと悪化して，夏でも厚い上着を着る。永年の治療も効果なく，痩せて顔色にツヤがない。舌苔白滑で六脈すべて沈弦である。脈診から脾胃虚寒・絡脈瘀滞による病であると弁証した。まず附子理中湯・温脾湯・良附丸・五香散・丹参飲・失笑散などを投与した。10剤あまり投与しても効果は少なく，症状も変わらなかった。そこで施先生に教えを乞うた。施先生は詳しい病状を聞きおわると，制附片・乾姜炭・焦白朮・炒枳殻・上肉桂・酢煅川軍炭〔大黄を酢に浸して焼いたもの〕を煎じて服用させた。これを2剤服用すると疼痛が和らぎ，さらに2剤で疼痛が消失した。脾腎を調節することによって効果を得たものと理解された。

5　蚕砂・皂莢子

単味の効能

【蚕砂】原蚕砂ともいう。カイコの糞便のことで，晩蚕〔羽化する直前の蚕〕の便が良品なので，晩蚕砂と呼ばれることもある。味は辛・甘，性は微温，肝・脾・胃経に入る。去風除湿・舒筋定痛の効能があり，風湿痺痛・肢節不随・腰膝冷痛や，湿が経絡を塞ぐために起こる全身の重だるい痛み・頭風[*]頭痛・皮膚瘙痒・隠疹などに用いられる。また和胃化湿・化濁の効能もあって，湿濁内阻によって起こる霍乱吐瀉・転筋腹痛などにも用いられる。

　　＊頭風：①慢性の頭痛　②外風による頭痛・眩暈などの総称

【皂莢子】サイカチの成熟種子のことで，またの名を皂角子ともいう。味は辛，性は温で小毒をもつ。潤燥通便・散結消腫を得意とし，大便燥結・腸風下血（大便下血で排便の前に鮮血の出血があるもの）・裏急後重・疝気・睾

丸腫痛・瘰癧堅硬腫痛などに用いられる。このほか皂莢子を粉末にして外用すると，腫毒・疥癬に有効である。

配合による効能

蚕砂は去風除湿・活血定痛・和胃化濁・昇清・防腐の効能をもち，皂莢子は降濁潤燥・潤腸通便・去風消腫の効能をもつ。蚕砂は昇清を，皂莢子は降濁を主作用とする。両薬を配合すると昇降のバランスがよくなり，清昇濁降・消脹軟便の効果が増す。

適応症

1. 清濁昇降失調に属する頭重感・頭暈
2. 清濁昇降失調に属する胃脹・腹痛
3. 大便硬結・排便困難，または排便時はじめ硬く後に軟便を呈するもの

常用量　　蚕砂　　6～10g（布袋に入れて煎じる）
　　　　　　皂莢子　6～10g（砕いて煎じる）

臨床応用

施先生は臨床で用いるとき，晩蚕砂・炒皂角子を組み合わせるのが常であったが，これは清代の呉鞠通の『温病条弁』下焦篇の宣清導濁湯に由来する。湿温（夏秋の時期に湿熱の邪を感受することによって引き起こされる熱性病を指し，持続する発熱・頭重身痛・胸脘痞悶・苔白膩または黄膩・脈濡などの症状を呈する）が長引いて湿が三焦にこびりつき，神昏竅阻・少腹硬満・大便不下などをあらわすものに用いられる。呉鞠通は，「晩蚕砂は中焦を化濁して気を清める。肉体をもたない生き物は死んでも腐ることがない。蚕はまだ成虫の肉体を得る前なので，死んでも硬直するだけで腐らず，純粋な清気をもつ物質である。したがってその糞は不臭・不変色で，蚕の純清をもっている。濁道を走って清気を確保するので，少腹の濁部に達し，湿を化濁するとともに清を回復する。晩蚕を用いるのは，成熟しているためにその生化が速いところを利用するためである。皂莢は辛鹹で性は燥，肺と大腸経に入る。金は退暑し，燥は除湿し，辛は上下の関竅を通じる。種子なので下焦に

達して大便の虚閉を通じる。両薬を合せることによって，湿邪の鬱結を大便を利用して一気に解散させる」と述べている。

両薬の組み合わせは昇清降濁の効果を高める。呉氏はこの配合を用いて湿濁を大便とともに排出させた。施先生は「両薬を組み合わせると昇清降濁の作用により，上は頭暈を治し，中は胃脹を消し，下は大便を通じる」といっている。清濁昇降失調によって起こる頭暈・腹脹・腹痛・便秘，または，はじめ便が硬くその後軟便となるもの，すべてに有効である。皂角子は炒品を用いるのがよい。滑腸潤便・降濁通便の作用が増強されるからである。

6　油当帰・肉蓯蓉

単味の効能

【油当帰】当帰を放置して油がまわった状態のものである。本薬は潤質で油分を多く含むため，養血潤燥・滑腸通便の効能をもち，血虚便秘などに用いられる。

【肉蓯蓉】別名を大蕓ともいう。味は鹹・甘，性は温，腎・大腸経に入る。本薬は黒色をしていて潤質で，腎経血分に入って補腎陽・助相火・益精血・強筋骨の効能をあらわし，腎虚陽萎・遺精早泄・女性不妊や，肝腎不足によって起こる筋骨痿軟・腰膝冷痛などに用いられる。また滋陰潤燥・滑腸通便の効能ももち，加齢による虚弱，病後や産後の血虚，津液不足などによる便秘にも用いられる。

配合による効能

油当帰は質潤多油で，養血潤燥・滑腸通便の効能をもつ。肉蓯蓉は温の性質をもちながらも不燥で，補の作用はマイルドで温潤に偏り，滋腎潤燥・滑腸通便の効能をもつ。両薬を組み合わせると，養血潤燥・滑腸通便の作用がさらに強くなる。

適応症

1．温熱病の後期に津液を損なうため，腸燥となり排泄困難な便秘
2．老人・虚弱者・産後の津液不足，血虚腸燥によって起こる便秘

常用量

　　　　　油当帰　10〜15g（油当帰がなければ当帰身で代用可）
　　　　　肉蓯蓉　15〜60g

臨床応用

　油当帰・肉蓯蓉の配合は『内経』にある「腎は燥を苦しむ，急に辛を食して以ってこれを潤す」の意味をもつ。温熱病後期に津液が枯渇し，腸燥を起こすことによる大便排出困難に用いる。

　筆者の経験では，老人・虚弱者・産後の津液不足による血虚腸燥，便秘のすべてに有効である。次のような経験もある。パーキンソン症候群で大便困難を併発している患者がおり，4〜5日に1度の排便しかなかったが，当帰身・肉蓯蓉・火麻仁・郁李仁の類を処方し，腑行通暢せしめると，1日に1度の排便になった。

7　橘紅・杏仁

単味の効能

【橘紅】100ページ参照
【杏仁】38ページ参照

配合による効能

　橘紅は辛散温通・苦温降泄の性質で，行気健脾・燥湿化痰・消食寛中の効能をもつ。杏仁は苦温で質は潤で脂分が多く，散じる・降ろす作用が強く，宣肺平喘・化痰止咳・潤腸通便の効能をもつ。『内経』に「肺と大腸は表裏の関係」と示されている。宣肺の機能がはたらかないと大腸の伝化機能が失

調し，便秘や排便困難を呈する。杏仁・橘紅で便秘を治療するのは，その質潤多油の性質が滑腸通便の効能をもつほか，これらの薬物が肺経に入り肺気を宣通することによって大便を通じさせるからである。両薬の配合は肺気を開いて滑腸通便する効能を高める。

適応症
1. 老人や虚弱者の便秘など
2. 肺気不宣による胸悶・咳嗽吐痰など

常用量　　　橘紅　6〜10g　　　杏仁　6〜10g

臨床応用
大便不通の原因は非常に多く，実熱積滞によるもの，津枯腸燥によるもの，気虚無力によるもの，肺気不宣によって粛降のバランスを失い伝導失調を起こしたものなどさまざまであり，臨床ではかならず弁証しなくてはならない。橘紅・杏仁の配合は肺気不宣の証をそなえるものに適用される。

8　火麻仁・郁李仁

単味の効能
【火麻仁】別名を麻子仁・大麻仁ともいう。味は甘，性は平，脾・胃・大腸経に入る。本薬は脂肪分を多く含み潤質，性質は穏やかで滋養潤燥・滑腸通便の効能をもつので，潤下の要薬である。邪熱のため陰を損傷して起こる便秘や，体質的に火が旺盛で津枯腸燥や胃熱腸燥を起こして生じる便秘，加齢や病後のための津液不足や，産後血虚による便秘に用いられる。このほか通淋・活血の効能もあり，熱淋・風痺・月経不順にも用いられる。

【郁李仁】味は甘・苦，性は平で，大腸・小腸経に入る。本薬は潤質で滑降の性質をもち，滑腸通便（緩下）の作用をもつほか，幽門の結気を開く機能

もあり，大腸の燥渋を潤して乾燥した糞便を導き出すことができるので，大腸気滞・腸燥便秘などに用いられる。また利水消腫の効能もあって，小便不利や水腫症にも用いられる。

配合による効能

　火麻仁の性質は滑利下行で，走らせるだけで守ることなく，潤燥滑腸・通便瀉下の効能をもつ。郁李仁は潤質で滑降の性質をもち，下気利水・行気通便・滑腸瀉下の効能をもつ。火麻仁は大腸血分に走る傾向が強く，郁李仁は大腸気分に入る傾向が強い。両薬を組み合わせると気血双調の効果をあらわし，通便瀉下の力が増強される。

適応症

1．熱性病後・産後・老人・虚弱者など，津液不足によって腸燥を起こすことにより生じる便秘・排便困難など
2．習慣性便秘

常用量　　　火麻仁　10〜15g　　　郁李仁　6〜10g
　　　　　　（ともに搗き砕いたのち煎じる）

臨床応用

　火麻仁・郁李仁はどちらも植物の成熟種子で，油脂を豊富に含んでいる。両薬を組み合わせると潤腸通便の力が増強される。筆者の経験ではとりわけ習慣性便秘に効果がよい。ある女性の例を紹介すると，10年以上便秘が続いていて，4〜5日に1度しか排便がなく，羊の糞のような固い便であった。火麻仁15g，郁李仁15g，栝楼30g，風化硝10gを煎剤にして投与した。2剤服用したところで大便がやわらかくなり，さらに2剤の服用で日に1回の排便となり，完治した。

9　半夏・硫黄

単味の効能

【半夏】60ページ参照

【硫黄】味は辛・酸，性は大温で有毒であり，腎・心包経に入る。本薬は熱性が強く純陽の性質をもつため，内服すると命門の火を補って去寒散邪の効能をあらわし，命門火衰による腰膝冷弱・白帯・小腹冷痛・滑精・陽萎などに用いられる。また腎陽を助けて大腸を通じる効能があり，老人の虚寒による便秘などにも用いられる。外用すると散癰殺虫の効能があり，癬疥〔タムシ〕・瘡・癩などに用いられる。

配合による効能

半夏は辛温有毒で，自身は潤であるが燥の作用をもち，よく走って散じる力が強く，燥とともに潤すことができて，和胃健脾・降逆止嘔・消痞散結・通陰陽・潤腎燥・利大便の効能をもつ。硫黄は酸味を有し有毒で，熱の性質が強く純陽の性格をもち，命門の真火不足を補う。熱の性質をもつが疏利大腸の作用ももつので，腑気を通じて大便を通じさせる。両薬を組み合わせると，補命火・通陰陽・和腸胃・行寒滞・降濁通便の作用がさらに強くなる。

適応症

1．命火不足・胃失和降による呃逆
2．老人の虚寒便秘
3．寒湿による慢性下痢

常用量　　半夏　6～10 g
　　　　　　硫黄　1～3 g（丸剤か散剤とする。カプセルに入れる場合は1回0.5～1 gを1日2回，白湯（さゆ）で服用する）

臨床応用

半夏・硫黄の配合は『太平恵民和剤局方』の半硫丸に由来する。温腎逐寒・

通陽泄濁の効能があり，老人の虚冷による便秘や，寒湿による慢性下痢などに用いられる。

13 健脾止瀉・固精止遺類

1　芡実・蓮子

単味の効能

【芡実】味は甘・渋，性は平，脾・腎経に入る。本薬は甘味による補脾，渋味による収斂の作用をもつので，収斂性の強壮薬とされる。健脾除湿・収斂止瀉の効能をもち，脾虚不運による慢性下痢や小児の下痢に用いられる。また固腎渋精の効能もあり，腎気不足・精関不固〔腎虚のために精の出口を閉じられない〕による遺精・早泄や，腎虚による夜尿・頻尿などに用いられる。さらに収斂固渋・除湿止帯の効能もあり，湿熱帯下・脾虚帯下にも用いられる。

【蓮子】古名を藕実という。味は甘・渋，性は平，脾・腎・心経に入る。本薬は芳香をもつ穀物のような味で，補脾の要薬である。補脾によって渋腸止瀉の効能をあらわし，脾虚泄瀉・食欲不振などに用いられる。また水火をめぐらせ心腎を交通することによって，養心安神・益腎固精の効能をあらわし，心腎不交による心悸・心煩・めまい・不眠や，腎虚下元不固による遺精・頻尿・崩漏・帯下を治療する。

配合による効能

　芡実は甘平で健脾止瀉・固腎益精・去湿止帯の効能をもち，蓮子は甘渋で健脾止瀉・益腎固精・養心安神の効能をもつ。両薬を組み合わせると相互に促進し合い，健脾止瀉・補腎固精・渋精止帯の作用がさらに強くなる。

適応症

1. 脾虚泄瀉が長く続くもの
2. 脾虚湿盛による白帯
3. 腎虚の精関不固による夢遺・滑精など
4. 腎虚による小便頻数・小便失禁など

常用量　　　芡実　10〜15g　　　蓮子　6〜12g

臨床応用

　施先生は臨床でこの組み合わせを，治りにくい慢性の下痢によく用いる。赤石脂・禹余粮・雲茯苓・焦白朮を組み合わせると，さらに効果がよくなる。腸粘膜に損傷があるものには，血余炭・炒韮菜子を組み合わせると，炎症の吸収や毒素の分解の作用をあらわし，損傷の癒合を速めることができる。

2　山薬・扁豆

単味の効能

【山薬】121ページ参照

【扁豆】白扁豆ともいう。味は甘，性は温，脾・胃経に入る。本薬の甘温はマイルドで，補脾和胃の機能があるが滞らず，清暑化湿の作用をもつが燥の副作用がない。和中健脾・清暑化湿・利尿止瀉の効能があり，脾胃虚弱による飲食減少・便溏腹瀉・女性の帯下や，暑熱頭痛・悪寒煩躁・口渇欲飲・心腹疼痛・嘔吐腹瀉などの暑湿の症状（夏期の胃腸型の感冒・急性胃腸炎・消化不良のようなもの）に用いられる。

配合による効能

　山薬は甘平で，健脾止瀉・養肺益陰・益腎固精・養陰生津の効能をもち，

扁豆は甘温で，清暑化湿・補脾止瀉・解毒和中の効能をもつ。山薬は補脾益陰に偏り，扁豆は和中化湿の作用がすぐれている。両薬を組み合わせると，健脾化湿・和中止瀉の効能がさらに強くなる。

適応症

1．脾胃虚弱による食欲不振・倦怠無力・慢性泄瀉など
2．各種の帯下

常用量　　山薬　10～30g　　　扁豆　10～15g

3　木香・黄連

単味の効能

【木香】味は苦，性は温，脾・胃・大腸・胆経に入る。本薬には芳香があって昇降どちらにもはたらき，泄肺気・疏肝気・和脾気の作用をもつので，宣通上下・暢利三焦気滞の要薬である。明代の李時珍は，「諸気膹鬱はみな肺に属す。上焦気滞にこれを用いるのは，金鬱〔肺鬱〕を泄するためである。中気不運はみな脾に属す。中焦気滞にこれを用いるのは，脾胃が芳香を喜ぶゆえである。大腸気滞は後重となり，膀胱気化できなければ癃閉となり，肝気鬱すれば痛む。下焦気滞にこれを用いるのは，塞がるのを通じさせるためである」と述べている。これからみても木香は行気止痛・行気整腸・醒脾開胃の常用薬であるといえる。腸胃気滞による消化不良・腹満脹痛・腸鳴泄瀉・下痢腹痛・裏急後重などに用いられる。また肝胆の湿熱や気滞によって起こる脘脇疼痛・口乾口苦・悪心嘔吐や，黄疸にも用いられる。このほか滋補剤にこれを少量加えると，滋補膩滞の性質によって起こる胸悶・食欲減退などの副作用を防止できる。

【黄連】75ページ参照

配合による効能

　木香は辛温の性質で芳香をもち，健胃消食・行気消脹・行気止痛の効能がある。黄連の苦寒は気が薄く味は濃く，清熱燥湿・瀉火解毒・厚腸止瀉の効能をもつ。両薬を配合すると温散と寒折の両方の作用で，昇降を調節し寒熱をととのえることによって，調気行滞・厚腸止瀉・止痢の効能をあらわす。

適応症

　下痢腹痛・裏急後重・赤白下痢〔血や膿がまじった下痢〕など

常用量

　　　　木香　6～10 g（他薬を煎じた後に加え軽めに煎じる）
　　　　黄連　3～10 g

臨床応用

　木香・黄連の組み合わせは香連丸といい，『太平恵民和剤局方』に由来する。湿熱の下痢で膿血便や裏急後重に用いられる。

　木香・黄連の配合は下痢の治療では非常によく用いられる。黄連の厚腸止瀉の作用は，現代医学でいうと赤痢菌に対する抑制作用である。木香の調気行滞の作用によって裏急後重を解消するのは，金代医家の劉河間のいう「行血すれば便膿は自ら癒え，調気すれば後重は取り除かれる」と合致している。両薬を組み合わせると互いに助け合って，止痢の効果が増強される。馬歯莧・血余炭・益元散を配合すると，さらに効果がよくなる。

4　左金丸・蚕砂

単味の効能

【左金丸】163ページ参
【蚕砂】177ページ参照

配合による効能

　左金丸は清熱瀉火・和胃制酸・厚腸止瀉の効能をもち，蚕砂は去風湿・化痰濁・緩拘攣・辟穢防腐の効能をもつ。両薬を配合すると，昇清降濁・理脾和胃・除湿化濁・厚腸止瀉の効能がさらに強くなる。

適応症

1. 湿熱内蘊によって胃腸の伝化機能失調を起こすために生じる，納呆・満・悪心嘔吐・呑酸嘈雑・腹脹腹痛・下痢など
2. 慢性下痢など

常用量　　　左金丸　6〜10ｇ　　　蚕砂　6〜10ｇ
　　　　　　（同じ布袋に入れて煎じる）

5　花椒・蒼朮

単味の効能

【花椒】別名を川椒・蜀椒ともいう〔日本名は山椒〕。四川が産地なのでこう呼ばれる。味は辛，性は熱で小毒をもち，脾・胃・腎経に入る。本薬の辛熱は純陽の性格であり，全身いたるところ到達できない場所はない。肺に上行すると発汗散寒の効能を，中焦の脾に入ると暖胃燥湿消食の効能をあらわし，下焦は命門に入って命火を補い，冷気の上逆を治療する。つまり温中止痛・暖脾止瀉の効能をもつわけで，脾胃虚寒による脘腹冷痛・悪心嘔吐・消化不良・便溏泄瀉などに用いられる。また逐湿駆蛔・殺虫止痛の効能もあり，蛔虫による腹痛・嘔吐・吐蛔などに用いられる。外用では痔瘡腫痛・湿疹・皮膚瘙痒などに用いられる。

【蒼朮】132ページ参照

配合による効能

　花椒は辛熱の性質で脾胃を温めて，温中散寒止痛・燥湿止瀉・解毒殺虫の効能をあらわし，蒼朮は辛温の性質で，去風除湿・健脾止瀉・散寒解表・除障明目の効能をもつ。両薬を配合すると温と熱の相乗効果により，温中散寒止痛・燥湿化濁止瀉の効能がさらに強くなる。

適応症

1. 中宮虚寒・脘腹冷痛・寒湿内蘊・慢性泄瀉・食欲不振・消化不良などで，舌苔白膩厚濁をあらわすもの
2. 女性の下焦虚寒による寒湿帯下など

常用量　　花椒　3～10g　　蒼朮　6～10g

臨床応用

　花椒・蒼朮の配合は『普済方』の椒朮丸に由来する。飧泄[*]・慢性の下痢に用いられる。清代の葉天士の『本草経解』の花椒の項には，「蒼朮とともに酢でこねて丸剤にすると，飧泄不化を治療する」と記されている。

　＊飧泄：未消化の食物を下痢すること。水穀痢ともいう。

6　肉豆蔲・補骨脂

単味の効能

【肉豆蔲】別名を豆蔲・肉果という。味は辛，性は温，脾・胃・大腸経に入る。本薬は香気をもち，辛温のほかに苦・渋の性質もそなえ，気味はいずれも昇のベクトルをもつ。温中散寒・行気消脹・健胃消食の効能をもち，脾胃虚寒による食欲不振・鼓脹腹脹・腸鳴腹痛・小児の消化不良などに用いる。また渋腸止瀉の効能もあるので，虚瀉（長引く下痢によって正気が衰えてい

13 健脾止瀉・固精止遺類

る)・冷痢・五更泄瀉（慢性結腸炎・小児の栄養不良・腸結核のようなもの。五更は夜明けのこと）にも用いられる。

　ただし肉豆蔲を生で使用すると滑腸作用をあらわすので，麺生地で包んで蒸し焼きにし，薬性の烈しさを軽減させて使用するとよい。

【補骨脂】129ページ参照

配合による効能

　肉豆蔲は温中散寒・行気消脹・収斂渋腸止瀉の効能をもち，補骨脂は補腎壮陽・補脾止瀉・固精縮尿の効能をもつ。肉豆蔲は補脾を，補骨脂は補腎を主作用とする。両薬を組み合わせると脾腎双補の作用となり，補腎陽・温下元によって下焦の陰寒を取り除き，温中土・運脾陽によって化湿止瀉の効能をあらわす。

適応症

1．脾腎陽虚による虚冷泄瀉で，慢性化して治りにくいもの
2．腸鳴腹痛があり排便後に腹痛が軽減する五更泄瀉

常用量　　肉豆蔲　6～10g　　補骨脂　6～10g

臨床応用

　補骨脂と肉豆蔲の組み合わせは二神丸といい，『普済本事方』に由来する。脾胃虚寒による食欲不振や長引く下痢に用いられる。明代の孫一奎は，脾胃虚弱のため食欲がまったくないもののうち，補脾剤で効果が認められないものに用いて効果をあげている。清代の張璐は補骨脂・肉豆蔲を同量配合し，腎陽虚による五更泄瀉を治療している。

　慢性泄瀉には，脾虚によって水分を制御できないために起こるものと，腎虚によって行水できないために起こるものがある。前者には肉豆蔲の辛温を使って温脾することによって制水し，後者には補骨脂の辛燥を利用し，補腎することによって行水する。両薬を組み合わせると，脾腎双補の効能によって泄瀉を治療する。証に応じて配合のバランスを加減するとよい。腎虚にかたよるものには肉豆蔲よりも補骨脂を多くし，脾虚に偏るものには補骨脂よりも肉豆蔲を多く配合する。

7 赤石脂・禹余粮

単味の効能

【赤石脂】赤色をした石のような塊なので，この名をもつ。味は甘・酸・渋，性は温，胃・大腸経に入る。甘温のほかに重の性質をもち，赤色をしていて，下降する作用が強いために，下焦血分をダイレクトに攻める。素材の粒子は強い吸着作用をもっているので，消化管内の有毒物質や細菌の外毒素，食物の異常発酵により生じる物質などを吸着するとともに，消化管粘膜を保護して，胃腸からの出血を止めることができる。つまり内服では渋腸固下・収斂止血の効能をあらわすので，下焦不固による慢性下痢（膿血便を排する赤痢のようなもので，按じると腹痛が軽減するなど虚寒の証をあらわすもの）・休息痢（慢性結腸炎のようなもので，大便中に白濁した粘液が混在し，裏急後重を伴う）や，下焦虚寒による月経過多・崩漏帯下・大便下血などに用いられる。粉末を外用すると生肌収口の効能があり，瘡瘍が潰れてふさがらないものに用いられる。

【禹余粮】褐鉄鉱（$Fe_2O_3 \cdot 3H_2O$）の鉱石である。味は甘・渋，性は平，胃・大腸・肝経に入る。本薬は重質で下降する性質をもち，渋下固脱・渋腸止瀉・収斂止血の効能をあらわす。傷寒の下痢で心下痞鞕するもののほか，腎陽虚による慢性下痢・大便下血・月経過多・崩漏・帯下などにも用いられる。

配合による効能

赤石脂は渋腸止瀉・収斂止血・生肌収口の効能をもち，禹余粮は渋腸止瀉・収血止血の効能をもつ。赤石脂は血分に走り，禹余粮は気分に入る。両薬を組み合わせると気血ともに作用し，止瀉・止痢・止血・止帯の作用がさらに強くなる。

適応症

1. 傷寒によって下痢が止まらず，心下痞鞕を認めるもの
2. 慢性腸炎・慢性赤痢・潰瘍性結腸炎などが長期間に及ぶもの
3. 慢性下痢による脱肛
4. 虚寒に属する血便
5. 虚寒に属する月経過多・崩漏・赤白帯下

常用量　　　赤石脂　10〜15g　　　　禹余粮　10〜25g
　　　　　　　（いずれも砕いてから煎じる）

臨床応用

　赤石脂・禹余粮の配合は『傷寒論』の赤石脂禹余粮湯に由来する。傷寒による下痢が長く続くものに用いられる。『医宗金鑑』では下痢が長引いて大腸虚脱を起こしたものに，理中丸と併用して効果を高めている。柯琴は，「大腸不固は胃に原因があり，関門不閉は脾に原因がある。両薬はいずれも土中の精気が結晶してできたものであり，胃の機能を高めて渋腸するので，下焦の標証を治療するとともに，本証である中宮のはたらきを高める」と述べている。明代の孫一奎は赤石脂・禹余粮それぞれ60gを煎薬にして，咳をしたとき失禁する症状に応用している。張潔古は咳とともに大便失禁するものに対して，赤石脂禹余粮湯を主方としている。

　筆者の体験では久瀉久痢に属するものすべて（慢性腸炎・慢性赤痢・潰瘍性大腸炎など）に有効である。破故紙・肉豆蔲・黒升麻・黒芥穂を配合すると，さらに効果があがる。

8　血余炭・禹余粮

単味の効能

【血余炭】163ページ参照
【禹余粮】192ページ参照

配合による効能

　血余炭は和血止血・厚腸止瀉・通利水道の効能をもち，禹余粮は渋腸止瀉・収斂止血の効能をもつ。両薬を組み合わせると，厚腸防腐・渋腸止瀉・和血止血の効能がさらに強くなる。

適応症

1．各種の慢性下痢
2．慢性腸炎で腸粘膜に損傷があるもの

常用量　　　血余炭　6〜10g（布袋に包んで煎じる）
　　　　　　　禹余粮　10〜25g（砕いてから煎じる）

臨床応用

　禹余粮・血余炭を組み合わせると，慢性腹瀉・慢性赤痢に効果がよい。とりわけ腸粘膜に損傷があるもの（潰瘍性大腸炎など）に高い治療効果が得られる。本薬には収斂止瀉の作用があるほか，その粒子が腸粘膜に吸着して防腐作用と粘膜保護作用をあらわすため，潰瘍を癒合する効果を発揮すると施先生は認識している。

　慢性赤痢のうちでアメーバ赤痢に対しては，鴉胆子10〜20粒を加え饅頭の皮に包んで服用すると，さらに効果が増す。

　湿気の症状がひどいものには湿を排出させる方法を併用し，車前草・旱蓮草・益元散の類を配合すると，さらによい効果が得られる。

9　赤石脂・白石脂

単味の効能

【赤石脂】192ページ参照
【白石脂】硅酸塩に属する鉱物であり，白陶土・高嶺土の別名がある。味は甘・酸，性は平で無毒，肺・胃・大腸経に入る。本薬は重質で下降する性質をもち，安心神の効能があるため，驚悸を治療する。また養肺気・補骨髄・養脾気・補虚損・斂肺気・渋大腸・厚腸止瀉・収斂止血の効能があり，慢性下痢・崩漏・帯下・遺精・吐血・衄血にも用いられる。

配合による効能

　両薬はともに鉱石の石脂である。色の白いものを白石脂，赤色のものを赤石脂と呼ぶ。赤石脂は渋腸止瀉・止血固下・生肌収口の効能をもち，白石脂は収渋固脱・厚腸止瀉・止血止帯の効能をもつ。赤石脂は血分に走り，白石脂は気分に入る。両薬を組み合わせると気血双調の効果によって，収斂固渋の作用がさらに強くなり，渋腸止瀉・止血固精の効能が増強される。両者の粒子はいずれも吸着作用をもつので，内服すると消化管内の毒素（リン・水銀・細菌毒素・異常発酵による産物など）を吸着する。胃腸粘膜の局部炎症に対しては保護作用をあらわし，異物による刺激を減少させるとともに炎症性滲出物を吸着し，炎症を緩解させる。胃腸からの出血には止血作用もあらわす。

適応症

1．各種の慢性下痢
2．大便下血など
3．女性の月経過多・崩漏・帯下や，男性の遺精など

常用量　　　赤石脂　10〜15ｇ　　　白石脂　10〜15ｇ
　　　　　（いずれも砕いてから煎じる）

臨床応用

　赤石脂・白石脂の組み合わせは，慢性の下痢や前後陰からの各種出血に効果がよい。配合の機序について『本草求真』では，「赤は血分に入り白は気分に入る」からだと説明している。両薬を組み合わせることによって気血双調の効果をあらわし，収斂止瀉・収斂止血の効能がさらに強くなる。

　明代の李士材は次のように述べている。

　『内経』では泄瀉について，風によるもの・湿によるもの・熱によるもの・寒によるものをあげ，四気すべて泄を起こすといっている。清気が下焦にあれば飧泄〔未消化の食物〕を生じるが，これを脾虚下陥の泄と呼ぶ。つまり脾土が健康であれば湿邪は自然に消滅し，湿がなければ泄は起こりえないこ

とがわかる。ゆえに湿多きは五泄を成す，といわれる。脾虚のために湿を代謝できないと，風寒を受けたり熱に変化したりして病を発生する。これに対して以下の9つの治法がある。

1）淡滲：小便を利用して湿を除くことをさし，下方に導いて排泄させる。『内経』王冰注には「湿を治療して利尿しなければ，其れを治療したことにならない」とある。また『内経』には「其の下き者は引きてこれを竭す」とも記されている。

2）昇提：気は陽に属し，もともと上昇の性質をもつ。胃気が衰えれば下陥するので，升麻・柴胡・羌活・葛根などで胃気の上昇を鼓舞すれば，下注は自然に止まる。潤った土地も風が吹くと干からびるように，風薬は燥のものが多いので，脾湿による病には風薬で湿を除いて下陥を上挙させる。

3）清涼：熱邪は烈しくなると下注する性質があるので，苦寒の薬剤を用いて熱邪を取り除く。湿気がたちこめて蒸し暑いとき，秋風が吹くと一気に涼しくなるように熱の勢いを鎮めてやる。いわゆる清熱である。

4）疏利：痰凝気滞・食積水停はいずれも瀉法を用いてこれを取り除く。『内経』には「実なる者はこれを瀉す」「通は通に因りて用う」と記されている。

5）甘緩：下痢がなかなか治らずその症状が激しいとき，どうすればこれを止められるか。甘味は中焦を緩和する作用をもち，急性症状に対する効果が高い。甘味は脾土の味である。急なるものは緩和する，の理屈である。

6）酸収：下痢が続くと気を消耗して統摂の機能を失うので，悪循環に陥る。泄瀉が続くときは酸味をもって収摂を助ける。『内経』でいう「散ずる者はこれを収む」の意義である。

7）燥脾：脾が健康ならば水邪は溢れない。つまり泄瀉はすべて脾湿に原因がある。湿の根本はすべて脾虚にあり，脾が正常にはたらかず水穀が分離されないために，湿が邪となる。『内経』でいう「虚なる者はこれを補う」の意義である。

8）温腎：腎は二便を主り封蔵を本分とする。五行では水に該当し，かつ真陽を宿すが，火は少なくよく気を生む。火は土の母であるから，もし火の力が弱ければ，どうして三焦を運行し水穀を腐熟することができるだろ

うか？　つまり腎虚はかならず寒を挟んでいるわけで，脾虚はかならずその母を補わなければならない。『内経』でいう「寒なる者はこれを温める」である。
9）固渋：泄瀉が長引くと消化管の機能が衰えて，薬剤がうまく代謝されず，温補の薬剤を与えても効果が出にくくなる。これに対しては渋剤を与えることにより薬効を発揮させる。いわゆる「滑なる者はこれを渋す」である。

以上9カ条は泄瀉治療の大原則で，緩急を判別し臨床症状に従えば，治療効果は完璧となる。

10　金桜子・芡実

単味の効能

【金桜子】味は甘・酸・渋，性は平，腎・膀胱・大腸経に入る。本薬は降のベクトルをもつうえ，甘味は補中，渋味は止脱，酸味は収陰のはたらきをして，収斂固脱・渋腸止瀉・固腎止帯の効能をあらわすので，慢性下痢による脾腎不足や帯下などに用いられる。また収摂精気・固精縮尿の効能ももち，腎気不固による遺精白濁・小便頻数・遺尿などにも用いられる。

【芡実】185ページ参照

配合による効能

　金桜子は下降の性質と酸渋収斂の性質によって，精気を守って遺尿を治療する。芡実は水中で育つものなので健脾利湿の効果が明らかで，益腎固精止帯の効能をあらわす。両薬を組み合わせると，益腎固精・補脾止瀉・縮小便・止帯下の効果がさらに強くなる。

適応症

1．脾腎両虚による慢性泄瀉
2．腎気不固による男性の遺精・女性の赤白帯下

常用量　　金桜子　6〜12g　　　芡実　10〜15g

臨床応用

　金桜子と芡実の配合は水陸二仙丹という処方で，『洪氏集験方』に由来する。腎虚による男性の遺精白濁や女性の帯下に用いられる。筆者の経験では，慢性腹瀉や赤白帯下にも有効である。

11　桑螵蛸・海螵蛸

単味の効能

【桑螵蛸】桑の枝に産み付けられたカマキリの卵の塊のことである。味は甘・鹹・渋，性は平で，肝・腎経に入る。本薬は補腎固精・縮小便の効能をもち，下元の虚冷によって固摂が機能しないことによる遺精・早漏・頻尿・遺尿・小便白濁などに用いられる。また温脾止瀉・摂涎唾の効能があり，脾陽不振によって運化の機能を失うために起こる泄瀉・腹部冷痛・口涎自流に用いられる。
【海螵蛸】烏賊骨とも呼ばれる。形が海螵〔小舟〕に似ていて，海でとれる意味もあって，海螵蛸と呼ばれる。軟体動物であるイカの骨状の内殻のことで，味は鹹・渋，性は微温，肝・胃経に入る。内服すると収斂止血の効能をあらわし，咳血・吐血・血尿・血便・崩漏などに用いられる。また収斂固渋の効能をあらわすので，久虚瀉痢・遺精・帯下にも用いられる。さらに制酸止痛の効能があり，胃潰瘍や十二指腸潰瘍による胸焼け・胃脘疼痛などにも用いられる。このほか粉末にして外用すると収湿斂瘡の効能をあらわすので，膿が多く癒合しにくい瘡瘍，湿熱火毒の瘡瘍や湿疹などに用いられる。

配合による効能

　桑螵蛸は桑の木の津液と，深秋から採取する陰気を獲得しているため，滋腎助陽による固精縮尿の効能をあらわす。海螵蛸は海水中で生成するため水中の陽気をそなえるので，収斂止血・止瀉・固精止帯・制酸止痛の効能をあ

らわす。両薬を配合すると陰陽ともに作用し，補腎助陽による収斂止血・止帯・渋精・縮尿の効果がさらに強くなる。

適応症

1．下元不固による小便頻数・小便失禁
2．小児の遺尿
3．男性の遺精・早漏
4．女性の崩漏・帯下

常用量 　　　桑螵蛸　6～10g　　　海螵蛸　10～12g
　　　　　（いずれも砕いてから煎じる）

臨床応用

　施先生は桑螵蛸・海螵蛸を併用する習慣があった。海螵蛸は止血・制酸や固精止帯の効能をもつが，補益の作用はもっていない。桑螵蛸は固精縮尿の効能とともに，益腎の作用をもつ。両薬を組み合わせると収渋作用がさらに強くなり，下元不固による前後陰の病変すべてに治療効果をあらわす。

12　茯苓・益智仁

単味の効能

【茯苓】157ページ参照
【益智仁】味は辛，性は温，脾・腎経に入る。温補腎陽・収斂固精・縮小便の効能をもち，脾腎陽虚を治療することから，下元虚冷による遺精・早漏・頻尿・遺尿・小便白濁などに用いられる。また温胃逐寒・暖脾止瀉・摂涎唾の効能をもつので，脾陽不振によって運化失常を起こすために生じる虚寒性の泄瀉・腹部冷痛や，脾胃虚かつ廉泉＊不摂の口涎自流に用いられる。

　＊廉泉：経穴名。喉頭隆起の上際陥凹部

配合による効能

　茯苓は甘淡の性質で，健脾補中・滲湿利水・寧心安神の効能をもち，益智仁は温脾止瀉・摂涎唾・補腎固精・縮小便の効能をもつ。茯苓は補益滲利が，益智仁は温渋が主作用である。両薬を組み合わせると，滲利と固渋が互いに制御するとともに促進し合い，脾は健康になり腎は固摂機能を発揮し，縮小便・止泄瀉の効能が際立つ。

適応症

1．下元虚寒・気化機能の失調による小便混濁や，排尿がスムーズでないなどの症状
2．脾腎虚寒による泄瀉など

常用量　　　茯苓　10〜15g　　　益智仁　6〜10g

13　蒼朮・防風

単味の効能

【蒼朮】132ページ参照
【防風】5ページ参照

配合による効能

　蒼朮は辛香発散・苦温・燥の性質で，外邪に対しては散寒解表，内邪に対しては去風除湿・除障明目の効能をあらわす。防風は辛温昇散・不燥の性質をもち，薬性はマイルドで，去風解表・勝湿止痙・治瀉止血の効能をあらわす。蒼朮は健脾燥湿が，防風は去風止痛が主作用である。『内経』には「湿勝れば則ち濡瀉す」「清気下に在れば，則ち飧泄を生ず」とある。つまり蒼朮は燥湿によって健脾止瀉し，防風は昇清によって止瀉するのである。清代

の王旭高は，「風薬は昇清するがゆえに泄瀉を治す」といっている。両薬を組み合わせると，水瀉・飧泄に対する効果がさらによくなる。

適応症

　水瀉（水様の下痢）・飧泄（水穀痢。未消化物を下痢すること）など

常用量　　　蒼朮　6～10ｇ　　　防風　6～10ｇ

臨床応用

　蒼朮・防風の組み合わせは元代の医家，王好古が著した『陰症略例』の神朮散に由来する。別名，海蔵神朮散ともいわれ，王氏は蒼朮60ｇ，防風60ｇ，甘草30ｇを砕いた後，生姜・葱白を加えて煎じている。冷飲による内傷や外感寒邪で無汗のものに用いられる。明代の医家，孫一奎は蒼朮・防風を15ｇずつ配合して蒼朮防風湯と名付け，水瀉・飧泄・頭痛・脈弦などの症状に用いた。心下痞を伴うものには枳実3ｇを，小便不利を伴うものには茯苓6ｇを加味している。張元素は蒼朮・防風の組み合わせを君薬として，痔漏を治療している。

14 理気解鬱・行滞消脹類

1 青皮・橘皮

単味の効能

【青皮】味は苦・辛，性は温，肝・胆・胃経に入る。本薬は青色で強い香りをもち，肝胆の気分をめぐらせ辛温昇散・苦温降下の作用をあらわす。また諸薬の作用を厥陰気分に運ぶはたらきをもち，疏肝和胃・消積化滞・行気止痛の効能を発揮させる。肝気鬱滞によって起こる各種の脇肋脹痛（慢性肝炎の肝区の痛みや肋間神経痛・胸膜炎など）・食積気滞・消化不良・胃脘部の痞満や疼痛などに用いられる。また消癰散結の効能があり，乳癰（乳腺炎）・乳房結塊（乳腺増殖のような症状）や，肝硬変・肝脾腫大にも用いられる。

【橘皮】87ページ参照

配合による効能

　青皮と橘皮はどちらも橘の果実であり，未熟果皮（または未熟果）が青皮，成熟果皮が橘皮である。成熟・未熟の差異により効能にも少し違いがある。橘皮は辛散昇浮の性質で，脾肺の気分を調理する作用が強く，行気健胃・燥湿化痰の効能がすぐれている。青皮は苦辛酸の性質が激しく沈降下行し，肝胆の気分を疏泄する作用が強く，消積化滞の効能も合わせもつ。両薬を組み合わせると，青皮は左〔肝胆〕を行気し橘皮は右〔脾肺〕を理気し，さらに昇降も調和することによって舒肝和胃・理気止痛・調中快膈の効能を発揮する。

適応症

1. 肝鬱気滞により胃気不和を生じるために起こる両脇脹痛・胸腹満悶・胃脘脹痛など
2. 肋間神経痛や，急性・慢性肝炎であらわれる胸脇脹痛など

常用量　　　青皮　5〜6g　　　橘皮　6〜10g

臨床応用

　施先生は臨床では青皮・橘皮の組み合わせをよく使った。

　古人は次のようにいっている。左は昇を主り右は降を主る。肝は風木の臓であり，その性は条達を喜び左にて行気する。肺は嬌臓でその性は粛降を喜び，右にて行気する。青皮は肝・胆に入って行気し，橘皮は脾・肺に入って行気する。両薬を組み合わせると昇降が協調して，舒肝和胃・理気止痛・調中快膈の効能を高め合う。肝気の病が脾胃に及ぶためにあらわれる肝胃不和・脇肋疼痛・胃脘脹痛などのすべてに有効である。筆者は急性肝炎・慢性肝炎・肋間神経痛などで脇肋脹痛・胃脘不舒をあらわす症例すべてにこの配合を用いて，よい治療効果を得ている。

2　枳殻・鬱金

単味の効能

【枳殻】味は辛・苦，性は微温，脾・胃経に入る。本薬は辛散苦降の性質で肺胃の気分に走り，下気開胸・利肺開胃・行気消脹・寛胸快膈の効能にすぐれる。咳嗽胸満・脇肋脹痛・脘腹の痞悶や脹痛・食欲不振・大便不調など，胸膈皮毛の疾患や脾胃心腹の病に用いられる。

【鬱金】味は辛・苦，性は微寒，心・肺・肝・胆経に入る。本薬は軽質でよく気をめぐらせ，その気は主に上行するが，わずかに下焦にも達する。気分

に入って行気解鬱し,血分に達して涼血破瘀するので,疏肝解鬱・行気消脹・去瘀止痛の要薬とされる。気滞血瘀による胸悶・脇痛・胃痛・腹痛・月経痛,無月経による癥瘕痞塊などに用いられる。また涼血清心・行気開鬱の効能をもつため,湿温病によって濁邪が清竅を塞ぐために生じる胸脘痞悶・神志不清・驚癇・癲狂などに用いられる。さらに涼血止血・去瘀生新の効能もあり,熱邪が絡脈を傷めるために起こる吐血・衄血・血尿などのうち,瘀滞の証を伴うものに適用する。このほか利胆退黄・利尿清熱の効能もあり,黄疸・胆結石・腎結石などにも用いられる。

配合による効能

枳殻は行気消脹・寛胸快膈の効能をもち,鬱金は行気解鬱・去瘀止痛・涼血清心・利胆退黄の効能をもつ。枳殻は気分をめぐらせ理気消脹するのを主作用とし,鬱金は気分にも入るが血分にも走って,行気解鬱・涼血散瘀を主作用とする。両薬を組み合わせると気血併治の効果をあらわし,行気活血・解鬱止痛の作用がさらに強くなる。

適応症

1. 肝鬱気滞・気血不和による脇肋の脹痛または刺痛・心下逆満・消化不良など
2. 慢性肝炎や肝硬変による肝区の疼痛(右脇肋の脹痛や刺痛)など
3. 急性胆嚢炎・慢性胆嚢炎・胆結石による脇肋の疼痛など

常用量　　　枳殻　5〜10g　　　鬱金　9〜15g

臨床応用

青皮・橘皮の配合と,枳殻・鬱金の配合はいずれも肝気犯胃による両脇脹痛を治療するが,前者は気滞によるもの,後者は血瘀を伴うものをターゲットとするので,臨床では区別して用いなくてはならない。

筆者は慢性肝炎の治療に際し,脇肋の疼痛が主に刺痛であり,さらに瘀血の指標(顔色が青黒い・舌質は紫色で瘀点や瘀斑がみられる・舌下静脈に瘀滞がある,など)をそなえるものに対してこの配合を用い,効果をあげている。

3　枳実・枳殻

単味の効能

【枳実】156ページ参照
【枳殻】203ページ参照

配合による効能

　枳実・枳殻は同一植物からなる，異なる薬剤である。未成熟な果実が枳実であり，成熟した果実が枳殻である。枳実は破気消積・瀉痰除痞の効能をもち，枳殻は理気消脹・開胸快膈の効能をもつ。枳殻の性質はマイルドで，枳実の性質は激しい。枳殻の性質は浮，枳実の性質は沈である。枳殻は上を主り，枳実は下を主る。高なる者は気を主り，下なる者は血を主る。枳殻は胸部で行気し，枳実は腹部で行気する。両薬を組み合わせると，気血ともに調節して上下を通じることにより，行気消脹・消積除満の効能がさらに強くなる。

適応症

1．消化不良や気機失調による胸腹の脹満や疼痛・大便不暢など
2．胃拡張・胃下垂・子宮下垂・産後の子宮復帰不全・脱肛など

常用量　　枳実　6～10ｇ　　　枳殻　6～10ｇ

臨床応用

　施先生は臨床では，炒枳実・炒枳殻を併用する習慣があった。炒めたものを用いる理由は，1つには刺激性を軽減させるためで，もう1つは治療効果が増強されるからである。

　枳殻・枳実を組み合わせると，よく胸腹の気をめぐらせる。明代の李士材は，「李東垣は枳殻は高部を，枳実は下部を治療すると分類した。王好古は枳殻は気を，枳実は血を治療すると分類した」と述べている。両薬を組み合わせると，気血ともに調節して上下を通じることにより，利気の力が倍増する。筆者は臨床において，気機不調による胸腹脹満以外にも，気虚に属する

各種の内臓下垂に対して，黄耆・升麻・桔梗などを配合して効果をあげている。

4　香附・紫蘇梗

単味の効能

【香附】香附米とも呼ばれる。味は辛・微苦甘，性は平，肝・胃経に入る。本薬の辛苦は燥の性質をあらわす。生のまま用いると胸膈に上行し，皮膚の表面に達する。熟したものを用いると肝腎に下行して足腰に達する。黒くなるまで炒めて用いると，よく血分をめぐって出血を止める。塩水に浸して炒めると，血分に入って燥を潤す。粗塩で炒めれば腎気を補う。酒に浸して炒めると，よく経絡をめぐらせ滞りを散じる。酢に浸して炒めると積聚を消す。生姜の汁で炒めると痰飲を消化する。つまり香附は行気開鬱の要薬であるといえる。疏肝理気・行気止痛の効能をもち，精神状態の不安定により起こる消化不良・胸膈痞悶・嘔吐呑酸・心腹疼痛・脇肋脹悶・乳房脹痛・疝気疼痛などに用いられる。また疏肝理気・調経止痛の効能があることから，肝鬱気滞による月経不順・月経痛などにも用いられる。

【紫蘇梗】蘇梗とも呼ばれる。味は辛・甘，性は温，脾・胃・肺経に入る。本薬は香りが強く，舒肝解鬱・行気消脹・理気安胎・和血止痛の効能があり，肝鬱気滞により脾胃不和を生じるため起こる胸膈痞悶・脘腹疼痛・食滞不消・悪心嘔吐・胎気不和・胎動不安などに用いられる。

配合による効能

香附は疏肝解鬱・理気活血・調経止痛の効能をもち，紫蘇梗は行気寛中・温中止痛・理気安胎の効能をもつ。香附は血分に入って血中の気をめぐらせ，蘇梗は気分を走って行気寛中の作用をあらわす。両薬を組み合わせると気血ともに調整し，理気解鬱・行気止痛・消脹除満の力がさらに強くなる。

適応症

1. 気血不調による脘腹の脹満不舒など
2. 妊娠時の嘔吐・腹脹

常用量　　　香附　6～10g　　　紫蘇梗　6～10g

臨床応用

　紫蘇の薬用される部分は，蘇子・蘇葉・蘇梗の3カ所ある。蘇子は降気平喘，蘇葉は発表散寒，蘇梗は行気寛中の効能をもつ。施先生は香附を血分の瘀滞を散じ，蘇梗を気分の滞りを散じる目的で配合した。両薬を組み合わせると，行気活血・理気消脹の効果が増強される。

5　青橘葉・鬱金

単味の効能

【青橘葉】橘の木の葉である。味は苦・辛，性は平，肝経に入る。本薬には疏肝解鬱・行気散結・消腫散毒・化痰止咳の効能があり，肝気鬱結による胸脇疼痛・乳頭疼痛・乳癰・肺癰・咳嗽・胸膈痞満・疝気に用いられる。

【鬱金】203ページ参照

配合による効能

　青橘葉は足厥陰肝経の気分に入り，もっぱら疏肝解鬱・行気散結・消腫止痛の効能をあらわす。鬱金は足厥陰肝経の血分に走る傾向が強く，行気解鬱・去瘀止痛・涼血清心・利胆退黄の効能がすぐれている。橘葉はとくに左側の厥陰肝経をめぐって行気し，鬱金はとくに右側の厥陰肝経をめぐって行気する。両薬を組み合わせると，気血・左右ともにはたらき，気血と昇降を調節するので，行気消脹・活血去瘀・通絡止痛の効能がさらに強くなる。

適応症

1. 肝鬱気滞・気機不暢による両脇脹痛や，肝気犯胃による心下逆満・消化不良など
2. 肋間神経痛・胸膜炎など

常用量　　　青橘葉　6〜10ｇ　　　鬱金　6〜12ｇ

臨床応用

　青橘葉・鬱金の組み合わせを滲出性胸膜炎の男性に用いた経験がある。冬瓜子・冬葵子・甜瓜子をそれぞれ30ｇ加えて投与したところ，10剤余りの服用で滲出液はすべて消失し，快癒した。

6　薤白・栝楼

単味の効能

【薤白】野蒜・小蒜・薤白頭などの別名がある。味は辛・苦，性は温，肺・胃・大腸経に入る。本薬は辛散苦降・温通滑利の性質で，胸中の陽を宣通する作用が強く，陰寒の結を散じる効能をもつので，胸痺治療の要薬とされる。胸陽不振によって胸中に陰邪である痰濁が停留し，陽気が流通しないために起こる胸痺刺痛・痰飲脇痛・喘息咳唾・心痛徹背・起坐呼吸などに有効である。ほかにも下気行滞の効能があるため，赤痢における裏急後重などにも用いられる。
【栝楼】173ページ参照

配合による効能

　薤白は温中通陽・行気散結・活血止痛の効能をもち，栝楼は清肺化痰・寛胸散結・潤燥滑腸の効能をもつ。薤白は辛散苦降・温通滑利の性質によって辛散温通するのを主作用とし，陰結を散じて胸痺を開く。栝楼は甘寒滑潤の性質で

清を降ろすのを主作用とし，胸膈をスッキリさせて閉塞を通じる。両薬を組み合わせると通陽行気・清肺去痰・散結止痛・潤腸通便の効能がさらに強くなる。

適応症

1. 陰邪である痰濁が胸中に停留して陽気を邪魔するため，気血がスムーズに循行できなくなって起きる，胸脘痞悶・咳喘痰多・胸痹刺痛・心痛徹背・起坐呼吸など
2. 冠状血管障害・狭心痛など

常用量　　薤白　6〜10g　　　栝楼　10〜20g

臨床応用

　栝楼と薤白の配合は『金匱要略』の栝楼薤白白酒湯に由来する。胸痹・喘息咳唾・胸背痛に用いられる。

　この組み合わせを胸痹に用いた古人は多い。しかし胸痹の原因は痰濁と血瘀の2種類に大別される。痰濁に属するものには二陳湯（半夏・茯苓・陳皮・甘草）を加えて用いる。血瘀に属するものには，紫丹参・葛根・降香を加えて用いる。弁証に誤りがなく用薬が適応していれば，どちらにもすぐれた治療効果をあらわす。

7　橘皮・枳実

単味の効能

【橘皮】87ページ参照
【枳実】156ページ参照

配合による効能

　橘皮の辛味は発散する作用をあらわし，気結を開く効果が強い。苦味は泄

の作用にすぐれて，行瘀の効果が強い。温平の性質はよく通じて各所に達し，理気・調中・燥湿・化痰の作用をあらわす。枳実は辛散苦降の性質で，気積や痰積を取り除く。橘皮は昇に，枳実は降に偏る。両薬を組み合わせると昇降調節によって上下を通じ，行気和中・消脹止痛の効能がさらに強くなる。

適応症

1. 脾胃の機能が衰えて消化不良・気機失調を起こすため生じる脘腹の脹満や疼痛など
2. 急性胃炎・慢性胃炎・胃潰瘍・十二指腸球部の潰瘍で，1の症状を有するもの
3. 急性腸炎・慢性腸炎・赤痢・潰瘍性大腸炎

常用量　　橘皮　6～10g　　　枳実　6～10g

臨床応用

　施先生は橘皮・枳実の組み合わせを，消化器系の急性炎症や慢性炎症で胃腸粘膜の損傷がみられるものに用いた。炭になるまで炒めて用いるのが常であったが，それには2つの理由がある。1つは生薬に含まれる揮発油を取り除いて胃腸に対する刺激を弱めるためで，もう1つは炭になると解毒作用をもつほか，消化管粘膜に吸着して粘膜の保護作用をあらわし，炎症を吸収して癒合を速める利点があるからである。

8　橘皮・沈香

単味の効能

【橘皮】87ページ参照
【沈香】169ページ参照

配合による効能

　橘皮は行気健脾・燥湿化痰・降逆止嘔の効能をもち，沈香は降気調中・温腎助陽・温中止嘔・行気止痛の効能をもつ。橘皮は昇に偏り，沈香は降に偏る。両薬を組み合わせると，昇降の作用が合わさって，行気消脹・和中止痛の効能がさらに強くなる。

適応症

1．消化不良による脘腹の脹満や疼痛など
2．慢性肝炎や胃腸機能失調による腹脹など

常用量　　　橘皮　6〜10g　　　沈香　3〜10g

臨床応用

　施先生は橘皮を薬用するとき，炭になるまで炒めてから用いることが非常に多かった。これには2つの理由がある。1つは薬物のもつとげとげしさを和らげ，もう1つはその収斂・解毒・防腐の作用を増強して，治療効果を高めることができるからである。
　橘皮・沈香の組み合わせは消脹を主作用とし，胃脹だけでなく腹脹にも有効である。香附米・台烏薬を配合すると，さらに効果がよくなる。

9　旋覆花・代赭石

単味の効能

【旋覆花】94ページ参照
【代赭石】味は苦，性は寒，肝・心経に入る。本薬は苦寒のほかに重いという性質をもっており，苦による清熱，寒による瀉火，重による鎮降の作用をあらわす。肝と心の血分によく入る。胃気を鎮降して嘔吐を止める効能があ

り，胃気虚弱・気機失調・胃気上逆による嘔吐・しゃっくり・げっぷ・胃脘満実に用いられるほか，食道癌や嚥下時に喉が塞がる感じがするもの（噴門痙攣など）にも用いられる。また平肝熄風・鎮肝降圧の効能もあり，肝陽上亢によるめまい・頭部の脹痛・耳鳴などや，これらの症状のほかに動悸・ふらつき・手足の震え・煩躁不眠・大便不暢を伴う高血圧にも用いられる。さらに涼血止血・降気止血の効能もあるので，血分に熱があって陽絡を傷つけることによって起こる衄血・吐血・尿血・大便下血・崩漏・帯下などに用いられる。このほか降気平喘の効能もあって，実証の気喘にも用いられる。

配合による効能

旋覆花は消痰平喘・降気止嘔・宣肺利水の効能をもち，代赭石は平肝瀉熱・鎮逆降気・涼血止血の効能をもつ。旋覆花は宣の作用を，代赭石は降の作用を主とする。両薬を組み合わせると宣と降の力が合わさって，鎮逆降圧・鎮静止痛・下気平喘・化痰消痞の効能を高め合う。

適応症

1. 痰濁内阻のため気機の昇降がコントロールできなくなって起こる心下痞硬・げっぷの多発・止まらないしゃっくり・悪心嘔吐など
2. 咳嗽痰喘・吐血・衄血の諸症状
3. 高血圧

常用量　　旋覆花　4.5～6g（布に包んで煎じる）
　　　　　　代赭石　10～15g（砕いたのち煎じる）

臨床応用

旋覆花・代赭石の配合は『傷寒論』の旋覆花代赭石湯に由来する。「傷寒汗を発し，若しくは吐き，若しくは下して後，心下痞鞕し，噫気除かざる者」に用いられる。

元代の医家，羅謙甫は，「発汗や吐下によって治療したあとは，邪が取り除かれるが胃気も失ってしまう。胃気がなくなるために三焦もはたらかなくなると，清は上昇することができず，濁は下降できなくなるので邪気が留滞

し，伏飲〔潜在的な痰飲〕が上逆するため，心下痞鞕・噫気を生じる」「代赭石の重の性質を利用して逆を鎮め，旋覆花の辛味を用いて宣気浄飲する」と述べている。つまり「濁降りれば痞鞕消え，清昇れば噫気除く」と記されている通りである。

また古人は「気下れば則ち痰喘止む」といっている。したがって咳嗽痰喘や肺心病の咳喘にも用いることができる。

気は血の帥であるから，気が上昇すれば血もまた上昇し，気が降りれば血も降りるわけで，旋覆花・代赭石の配合は，気血がともに上焦に昇るために起こる，顔面や耳の発赤・めまい（高血圧の類）で，吐血・衄血を伴うものにも用いられる。

10 紫蘇梗・桔梗

単味の効能

【紫蘇梗】206ページ参照
【桔梗】88ページ参照

配合による効能

紫蘇梗は行気寛中・温中止痛・理気安胎の効能をもち，桔梗は宣通肺気・去痰排膿・清利咽喉・昇提利水の効能をもつ。紫蘇梗は下降理気の力が，桔梗は昇提上行の力が強い。両薬を組み合わせると昇降の両方の作用がはたらき，開胸順気・消脹除満の効能がさらに強くなる。

適応症

気機がスムーズでなくなるために起こる症状すべて，とくに胸悶不舒・気逆など

常用量　　　紫蘇梗　6〜10g　　　桔梗　6〜10g

臨床応用

気機がスムーズでなくなると，気滞血瘀になるもの，痰湿阻絡を起こすもの，昇降失調するもの，気虚血弱になるものなど各種の症状をあらわす。治療するうえでは気滞血瘀のものには桃仁・紅花を配合し，痰湿阻絡のものには半夏・陳皮を配合し，昇降失調のものには炒枳実・炒枳殻を配合し，気虚血弱のものには黄耆・当帰を配合すると，さらに効果がよくなる。

11　紫蘇梗・藿香梗

単味の効能

【紫蘇梗】206ページ参照
【藿香梗】藿香の茎である。味は辛，性は微温で，脾・胃・肺経に入る。本薬は芳香の気味をもち，醒脾開胃・和中止嘔・理気止痛の効能をあらわすので，脾胃気滞によって中焦の気機がスムーズでなくなり，昇降失調をきたすことによる胸腹満悶・腹痛吐瀉・食欲不振・倦怠無力・舌苔垢膩などに用いられる。

配合による効能

紫蘇梗は辛香温通の性質で，行気寛中・温中止痛・理気安胎の効能をもち，藿香梗は芳香の気味で，醒脾和胃・化湿止嘔・行気止痛の効能をもつ。両薬を組み合わせると理気寛中・消脹止痛の力がさらに強くなる。

適応症

1．脾胃不和のために気機がスムーズに流れず，湿が滞って中焦を阻んで起こる胸腹満悶・消化不良・げっぷ・嘔吐など
2．夏期の暑気あたりによる嘔吐泄瀉など

常用量　　　紫蘇梗　6～10g　　　藿香梗　6～10g

臨床応用

　紫蘇梗と桔梗，紫蘇梗と藿香梗の組み合わせはいずれも理気消脹の作用をもつ。前者は三焦の気機を疏理するはたらきで，四季すべてに使用可能である。後者は中焦の気滞を調理する作用のほか，芳香化濁の作用をもつので，暑湿の邪を取り除くことができるため，とりわけ夏期の疾患に効果を発揮する。

12　桔梗・枳殻・薤白・杏仁

単味の効能

【桔梗】88ページ参照
【枳殻】203ページ参照
【薤白】208ページ参照
【杏仁】38ページ参照

配合による効能

　桔梗の辛散の性質は宣通肺気・去痰排膿・清利咽喉・昇提利水の効能をあらわし，昇提上行の力が最強であるため古人は桔梗を「載薬上行」〔薬効を載せて上へ運ぶ〕の薬だとしている。枳殻の苦温の性質は理気消脹・寛胸快膈の効能をあらわし，下降行散の効果が著しい。両薬を組み合わせると上下昇降すべてに作用し，互いに促進するとともに制御し合って，行気消脹散痞の力を増強する。薤白の辛温の性質は左〔肝胆〕で行気し，温中通陽・行気散結・活血止痛の効能をあらわす。杏仁は肺に入って右〔脾肺〕で行気し，宣肺平喘・去痰止咳・潤腸通便の効能をあらわす。両薬を組み合わせると左右ともに作用して昇降を調和し，気機が伸びやかになって理気寛中・消脹除満の効果がさらによくなる。

　以上をまとめると，桔梗は上行して枳殻は下降し，薤白は左に杏仁は右に

作用することがわかる。4者を組み合わせると効果はさらに強くなる。上下左右すべてに作用し、昇降をコントロールして気機を整えるため、開胸順気・行気消脹・散結止痛の作用がさらに増強される。

適応症

1. 気機不調による胸膈の脹悶や疼痛・食欲不振・大便不利など
2. 梅核気
3. 機能性の失語症

常用量　　桔梗　6〜10ｇ　　枳殻　6〜10ｇ
　　　　　　薤白　6〜10ｇ　　杏仁　6〜10ｇ

臨床応用

　桔梗と枳殻の組み合わせは明代の孫一奎が著した『赤水玄珠』の活人桔梗枳殻湯に由来する。傷寒病の気痞で、胸満して死にそうになるものに用いられる。孫一奎は桔梗・枳殻それぞれ90ｇずつ用い、各種の気の痞え・気結による満悶を治療した。

　施先生はさらに薤白・杏仁を配合して、上下左右すべてに作用させた。祝先生はこれを調気湯と名付けた。行気消脹・散結止痛の効能がすぐれているので、胸膈満悶・脘腹脹痛などに用いられる。筆者は梅核気や機能性の失語症に用いてよい効果を得ている。

13　砂仁・白豆蔲

単味の効能

【砂仁】縮砂仁ともいう。味は辛、性は温、脾・胃経に入る。本薬は辛散温通・芳香理気の性質で、醒脾消食・開胃止嘔・行気止痛・温脾止瀉の効能をもち、脾胃虚寒・気機阻滞による脘腹脹痛・食欲不振・消化不良・悪心嘔

吐・寒湿瀉痢などに用いられる。また理気安胎の効能ももち，妊娠気滞・胎動不安などにも用いられる。

【白豆蔲】白蔲仁とも呼ばれる。味は辛，性は温，肺・脾・胃経に入る。本薬の辛味は香と燥の性質をあらわし，その気は清爽で，上行して肺に入って宣発理気・行気止痛の効能をあらわし，脾胃に入って化濁散寒・開胃消食の効能をあらわす。上焦・中焦にわたる寒湿気滞・胸悶不舒・脘腹脹痛・嘔吐・しゃっくりなどを治療する。また湿温病（腸チフスのようなもの）の初期症状の，頭重胸悶・体倦無力・濃縮尿・大便溏泄・舌苔白膩などに用いられる。

配合による効能

砂仁は辛散温通の性質で，醒脾和胃・行気止痛・温脾止瀉・理気安胎の効能をもち，白豆蔲は辛温香燥の性質で，温中化湿・健胃止嘔・行気止痛の効能をもつ。砂仁の芳香はよくめぐって主に中・下焦に作用する。白豆蔲の芳香は清の気をもち，主に中・上焦に作用する。両薬を組み合わせると，上中下の三焦すべての気機を宣通することによって，開胸順気・行気止痛・芳香化濁・醒脾開胃・和中消食の効能をあらわす。

適応症

1. 脾胃虚寒によって運化の機能を失い，湿濁内蘊して気機がスムーズにめぐらなくなるために起こる食欲不振・胸悶不舒・脘腹脹痛・嘔吐・空嘔(からえずき)など
2. 小児の胃寒による消化不良や吐乳などの症状

常用量　　砂仁　3～6g　　　白豆蔲　3～10g
　　　　　　（ともに砕いてから煎じる）

臨床応用

砂仁・白豆蔲はどちらも辛散温通・芳香化濁の薬品なので，両薬はしばしば組み合わせて用いられる。どちらも揮発油を含有するので，粉末にしてお湯に溶かして飲むとよい。一般には毎回1gを1日2～3回白湯(さゆ)で服用する。煎剤にするときは他薬を煎じたのち加えて軽めに煎じ，薬効を損なわないよ

うにする。筆者は次のような治療経験がある。虚寒による胃痛を主訴とする老人で，はじめ心下部の逆満を感じ，つづいて悪心嘔吐を生じ，疼痛は我慢できないくらいひどくなって，飲食はなにも受け付けない。はじめ理中湯や温脾湯で治療を試みたが，服薬させるとすぐに吐いてしまう（薬病格拒*）。そこで砂仁・白豆蔲を各30ｇずつ粉末にし，毎回１ｇを１日３回服用させた。１回めの服薬で疼痛は軽くなり，３回服用すると疼痛がなくなり，嘔吐もしなくなった。

　＊格拒：拒絶反応。薬病格拒は証が合っているのにも拘わらず拒絶反応を示すこと

14　栝楼・枳実

単味の効能

【栝楼】173ページ参照
【枳実】156ページ参照

配合による効能

　栝楼は甘寒滑潤の性質で，昇って肺胃の熱を清し，滌痰導滞の効能をあらわすほか，寛中下気・開胸散結の効能ももち，さらに大腸に下って潤腸通便の効果をあらわす。枳実は苦温降気の性質で，気滞を破る・痰湿をめぐらす・積滞を消す・痞塞を除く，の作用にすぐれるので，中焦脾胃の要薬とされる。栝楼は守ることを，枳実は散じるのを主作用とする。両薬を組み合わせると，互いの短所を制御し合い長所を促進し合って，破気消積・寛胸散結・潤燥通便の効果を高め合う。

適応症

　心下（胃脘）部の痞満や脹痛・食欲不振・大便不利・便秘など

常用量　　　栝楼　10～25ｇ　　　枳実　6～10ｇ

臨床応用

栝楼は油分を多く含む粘り気の多い物質で，めぐるとともに守る作用があるが守るほうが主で，湿を助けて胃に邪を留めやすい。枳実は辛散の気味をもち，よくめぐって気滞を破るので，走〔行る〕を主作用とするが，正気を損ないやすい。栝楼の粘膩の性質は枳実の行散の作用を制御し，枳実の行散の性質は栝楼の粘膩の副作用を抑制する。両薬を組み合わせると，互いに制御・促進し合うと同時に互いに転化し，治療効果を高める。

15　香附・烏薬

単味の効能

【香附】206ページ参照

【烏薬】味は辛，性は温，脾・肺・腎・膀胱経に入る。本薬は辛開温通の性質をもち，上って脾肺に入って順気降逆・散寒止痛の効能をあらわし，また下って腎・膀胱に達して下元を温め，下焦の冷気を調節する。上下すべての気を通理することができるので，気滞・気逆によって起こる腹脹・腹痛に広く応用できるが，とくに下腹部の疼痛に対する効果がすぐれている。また理気散寒・行気止痛の効能があるので，小腸の寒疝疼痛・睾丸腫痛・気滞による月経痛に用いられる。さらに温腎逐寒と縮小便の効能があり，下焦虚寒による頻尿にも用いられる。このほか血管炎や冠状動脈硬化による心臓病の痛みにも用いられる。

配合による効能

香附は辛散苦降の性質で寒にも熱にもかたよらず，理気開鬱の作用がすぐれているので，婦人科の調経の良薬とされる。血分に入る傾向が強いので「血中の気薬」と称する人もいる。本薬は宣散の効果がよく，十二経脈をめぐらせて疏肝理気・調経止痛の効能をあらわす。烏薬は辛開温通の性質で，順気降逆・散寒止痛の効能をあらわすほか，下元を温めて下焦の冷気を調整する。

香附は主に血分をめぐり，烏薬はもっぱら気分を走る。香附は疏肝理気の作用が，烏薬は順気散寒の作用がすぐれている。両薬を組み合わせると，下焦に対する行気消脹・散寒止痛の効能がさらに強くなる。

適応症

1．心腹の脹満や疼痛，寒疝腹痛など
2．急・慢性肝炎で午後になると腹脹するもの
3．急・慢性赤痢で裏急後重するもの

常用量　　　香附　10～15g　　　烏薬　6～10g

臨床応用

　香附・烏薬の組み合わせは『韓氏医通』の青囊丸に由来する。香附・烏薬だけの組成で，すべての気痛を治療する。甘草を加えると小烏沈湯という処方となり，気逆があって血便が止まらないものに用いられる。

　香附は血中の気をめぐらせ，烏薬は下焦の冷気をととのえる。両薬を組み合わせると，行気除脹の効果が増す。臨床経験ではさまざまな原因によって起こる腹内の気のかたまり，それによる脹満や疼痛に用いると，いずれも気体を取り除いて消脹止痛の効果をあらわした。急性や慢性の肝炎で午後になると腹脹するものにはとくに効果がよい。筆者は急性の赤痢で裏急後重をあらわすものに用いて，効果をあげている。清代の張璐は「気利せば後重除くなり」と述べているが，これのことである。

16　延胡索・川楝子

単味の効能

【延胡索】別名を元胡索ともいう。味は辛・苦，性は温，心・肝・脾経に入る。本薬は辛散温通の性質をもち，血分にも気分にも入り，血中の気をめぐ

らすだけでなく気中の血をめぐらすこともでき，活血散瘀・利気止痛の効能をあらわす。脘腹脇痛・胸悶胸痛・無月経・月経痛・腹中腫塊・産後腹痛・打撲傷・疝気腹痛など，気滞血瘀に属する全身すべての痛みに用いられる。

【川楝子】別名を金鈴子・苦楝子ともいう。味は苦，性は寒で，肝・胃・小腸・膀胱経に入る。本薬の苦味は湿を除き，寒は清熱する。疏肝泄熱・解鬱止痛の効能をあらわすので，肝鬱気滞や肝胆火旺によって起こる両脇の脹痛や悶痛・脘腹疼痛，腰や腹にまで及ぶ疝気の疼痛に用いられる。また殺虫・行気止痛の効能もあるので，腸管寄生虫による腹痛にも用いられる。

配合による効能

川楝子は苦寒による降瀉の性質をもち，清肝火・除湿熱・止疼痛の効能をあらわす。延胡索は辛散温通の性質で，活血散瘀・理気止痛の効能をあらわす。両薬を組み合わせると，清熱除湿・行気活血・理気止痛の効能がさらに強くなる。

適応症

1．肝鬱気滞や肝胆火旺による心部・胸部・腹部・脇部の痛み
2．疝気疼痛
3．女性の月経不順や，月経時の腹痛など
4．胃・十二指腸潰瘍
5．胃腸炎
6．肝炎・胆嚢炎・胆管炎
7．狭心痛

常用量　　　延胡索　6～10ｇ　　　川楝子　6～10ｇ

臨床応用

川楝子・延胡索の組み合わせは金鈴子散という処方で，『活法機要』に由来する。熱厥による心痛で，発作と緩解をくりかえし，治癒しにくいものに用いられる。近代の医者は肝鬱気滞の気鬱が火になって起こる胸腹脇肋の疼痛・月経痛・疝気の痛みで，発作性で熱いものを食べると悪化し，舌紅苔黄，

脈弦または数の証をそなえるものに用いている。筆者の経験では応用できる範囲はさらに広く，肝・胆・脾・胃・心・腹の疾患のみならず，月経痛や疝気の痛みなど，気滞血瘀に熱証を兼ねるものすべてに有効である。

17 高良姜・香附

単味の効能

【高良姜】良姜とも呼ばれる。味は辛，性は熱，脾・胃経に入る。本薬の辛散の性質は際立っており，行気止痛・温胃散寒・温中止嘔の効能がすぐれている。胃脘寒痛や胃・十二指腸潰瘍，慢性胃炎などで胃脘部の疼痛があり，水っぽい涎を吐いて温めたり按じたりすると軽快するものすべてに用いられる。また消化不良で絞痛がひどく，悪心嘔吐・胃寒呃逆・噎膈反胃〔嚥下できずに戻すこと〕などをあらわすものにも適応する。

【香附】206ページ参照

配合による効能

　香附は辛散苦降の性質だが薬性はマイルドなので，理気の良薬とされる。よく三焦を通じて疏肝解鬱し，血中の気をめぐらせて理気活血・調経止痛の効能をあらわす。高良姜の辛味は強く芳香をもち，温熱行散の性質があって，温胃散寒・行気止痛・健胃消食の効能をあらわす。両薬を組み合わせると，温中散寒・理気止痛の効能がさらに強くなる。

適応症

1．肝鬱気滞・胃寒脘痛・胸悶不舒などで，温めたり按じると軽快するもの
2．慢性胃炎・胃潰瘍・十二指腸球部の潰瘍で，寒凝気滞に属するもの

常用量　　　高良姜　6～10g　　　香附　6～10g

14 理気解鬱・行滞消脹類

臨床応用

　高良姜・香附の配合は良附丸という処方で,『良方集腋』に由来する。みぞおちの痛みに用いられる。胃脘部の気滞や寄生虫によるものもあるが,多くはストレスや冷えによって起こり,不治に至るものもある。明代の孫一奎は高良姜・香附を等分配合したものを立応散と名づけた。毎服6gで,寒痛または気痛の腹痛すべてに効果がある。筆者の経験では両薬の組み合わせは,胃脘疼痛の治療に適しており,寒凝気滞に属するものすべてに有効である。証に応じて薬剤の分量を加減するとよい。寒がひどいものには高良姜の量を増やして,香附を少なめに用いる。気滞が主証であれば,香附を多めに高良姜を少なめにする。寒凝気滞が同程度であれば,同量ずつ配合する。

18　萊菔子・萊菔纓

単味の効能

【萊菔子】117ページ参照
【萊菔纓】別名を萊菔葉・蘿蔔纓とも呼ばれる。味は辛・苦,性は温である。本薬は行気消脹・和胃消食・清咽止痛の効能をもち,胸膈痞満・消化不良・赤白下痢〔血や膿がまじった下痢〕・喉痛・女性の乳腫・乳汁不通に用いられる。

配合による効能

　萊菔子は消食化積・行滞通便・去痰下気の効能をもち,萊菔纓は行気消脹・和胃消食・清咽の効能をもつ。両薬を組み合わせると,行気消脹・化滞通便の力がさらに強くなる。

適応症

　脾胃不和による消化不良・げっぷ・口臭・腹脹・腹痛など

常用量　　　莱菔子　6～10g　　　莱菔纓　10～15g

臨床応用

　莱菔子・莱菔纓の組み合わせは消食化滞・行気消脹の効能をあらわし，脾胃不和による気機失調や胃腸機能の失調をととのえて，消化不良・腹脹・腹痛を治療する。腹脹がひどいものには，香附・烏薬を加えるとさらに効果がよくなる。

19　木香・檳榔

単味の効能

【木香】187ページ参照

【檳榔】大腹子とも呼ばれる。味は辛・苦，性は温，胃・大腸経に入る。本薬の辛温は通散，苦温は下降の性質をあらわし，消積導滞・下気平喘・行気利水の効能があって，食積気滞・胸腹脹悶・脘腹疼痛・大便不暢・裏急後重・食積痰滞や，気喘を伴う脚気水腫に用いられる。また化湿殺虫の効能があるので，腸管の寄生虫病にも用いられる。その殺虫・駆虫のメカニズムは，現代医学的にも証明されている。檳榔子に含まれる揮発性のアルカロイド，アレコリン〔arecoline〕が駆虫成分であり，生の檳榔に最も多く含まれる。檳榔は條虫〔サナダムシ〕の虫体に弛緩性麻痺を起こし，虫体は伸びてちぎれにくくなるので，全虫を駆除することができることが，実験によって証明されている。檳榔の麻痺作用は，筋肉には作用せず條虫の神経系統に作用するのである。檳榔の條虫に対する麻痺作用は主に條虫の頭部と未成熟片節に，すなわち條虫の前部に作用する。檳榔は條虫駆除薬の良品で，有鉤条虫・矮小条虫に対しても効果がよく，肥大吸虫・回虫・鉤虫・蟯虫・鞭虫などに対しても駆虫作用をあらわす。

14 理気解鬱・行滞消脹類

配合による効能

木香は辛温香散の性質で，行気止痛・健胃消食の効能をもち，檳榔は辛通苦降の性質で，下気通便・利水消腫・殺虫消積の効能をもつ。両薬を組み合わせると，行気止痛・消積導滞の力がさらに強くなる。

適応症

1．胃腸積滞によって脘腹に脹満や疼痛があり，食欲不振で，便秘しているか排便が困難なもの
2．赤痢
3．下半身麻痺による便秘

常用量　　木香　5～10ｇ（他薬を先に煎じた後に軽めに煎じる）
　　　　　　檳榔　10～12ｇ

臨床応用

木香・檳榔の配合は『衛生宝鑑』の木香檳榔丸に由来する。下痢腹痛に用いられる。

木香と檳榔の組み合わせは，瀉痢腹痛・裏急後重などに効果がよい。古人がいう「気行れば後重すなわち自ら除く」の理屈である。後重がひどいものには香附・烏薬を加えると，さらに効果がよくなる。

両薬を組み合わせると行気消滞の力が強くなるので，消化不良による脘腹の脹満や疼痛に効果をあらわす。積滞がひどいものには穀麦芽・焦山楂を加えると，さらによい効果を得られる。

20 川楝子・沢蘭

単味の効能

【川楝子】220ページ参照

【沢蘭】味は苦・辛，性は微温，肝・脾経に入る。本薬は「行」の作用をもつが激しくなく，「散」の性質ももつが正気を傷めない。舒肝解鬱・通経活血・去瘀散結の効能をもち，月経不順・閉経癥瘕・産後瘀阻・打撲傷・瘡瘍腫痛に用いられる。また芳香によって脾を和らげ行水消腫の効能をあらわすので，産後水腫・血虚浮腫などにも用いられる。

配合による効能

　川楝子の苦寒の性質は気分に入って，疏肝瀉熱・解鬱止痛の効能をあらわし，沢蘭の辛温の性質は血分に入って，活血利水・通経化瘀の効能をあらわす。両薬を組み合わせると気血，寒温いずれにも作用し，互いに効果を高めるとともに副作用を制御し合って，苦寒清熱・辛温止痛の作用を強め合う。

適応症

1．肝鬱不舒による脇肋疼痛など
2．月経不順・無月経・月経痛・産後瘀阻・癥瘕など

常用量　　川楝子　6〜10ｇ　　　沢蘭　6〜10ｇ

臨床応用

　川楝子・沢蘭の組み合わせは，祝先生のオリジナルである。卵巣嚢腫の術後，腸に癒着を起こし，腹部に炎症性の隆塊を認める症例に対して，祝先生は当帰芍薬散を主方に，川楝子・沢蘭・桔核・茘枝核・生薏仁を加えて処方し，すべてに良効を得ている。１つ例をあげよう。44歳の女性で，子宮筋腫のため子宮全摘手術を行った３カ月後，左の下腹部にシクシクと引きつるような痛みを感じるようになった。体を動かしたり長時間立っていると悪化する。口乾思飲・心煩易急・食欲不振・舌暗紅・脈弦数といった証をそなえる。

B型エコー所見は左卵巣嚢腫であった。上記の処方を投与すると，14剤服用した時点で腹痛が大幅に軽減し，さらに14剤の服用で症状がすべて消失した。B型エコー所見も正常に戻った。

21　月季花・代代花

単味の効能

【月季花】別名を四季花・月月紅・月月開ともいう。バラ科常緑小灌木月季〔コウシンバラ〕の花蕾およびわずかに開いた花を薬用する。味は甘，性は温で，肝・脾経に入る。本薬の気味は清く香りをもち，甘温は通利の作用をあらわし，活血調血の効能がすぐれている。肝気不舒や経脈阻滞によって起こる月経不順・胸腹脹痛などに用いられることが多い。また消腫止痛の効能もあるので，打撲傷・瘰癧のまだ潰れてないもの・瘡瘍腫毒などにも用いられる。
【代代花】147ページ参照

配合による効能

　月季花は甘温通利の性質で，活血調経・消腫止痛の効能をあらわし，代代花の甘平は行散の作用をあらわして，理気寛胸・開胃止嘔の効能を発揮する。月季花は活血が，代代花は行気が主作用である。両薬を組み合わせると気血両方をととのえ，調経活血・行気止痛の効果がさらによくなる。

適応症

1．肝気不舒や気血失調によって女性の経脈瘀阻を起こすために，月経不順・胸腹疼痛・食欲不振・悪心嘔吐などをあらわすもの
2．月経不順・不妊など

常用量　　　月季花　3～6g　　　代代花　3～6g
　　　　　　（いずれも他薬を煎じたのち軽めに煎じる）

22 艾葉・香附

単味の効能

【艾葉】味は苦・辛，性は温，肝・脾・腎経に入る。本薬は苦燥辛散と温の性質，ならびに芳香をもつ。もっぱら足の三陰経に入って温気血・通経脈・逐寒湿・止冷痛の効能をあらわし，下焦虚寒・腹中冷痛・経寒不調・宮冷不妊などに用いられる。炒用すると止血効果があらわれるので，虚寒性の月経過多・崩漏・帯下・切迫流産や，吐血・衄血・下血などにも用いられる。
【香附】206ページ参照

配合による効能

艾葉は温経止血・暖胞散寒止痛の効能をもち，香附は開鬱調経・行気止痛の効能をもつ。艾葉は頑固な寒冷を除くのが，香附は開鬱散気が主作用である。両薬を組み合わせると温と開が促進し合って，調経散寒・理血利気・通経止痛の作用がさらに強くなる。

適応症

1．下焦虚寒や肝鬱気滞による月経不順・少腹冷痛・宮冷不妊・帯下など
2．心腹の諸症状

常用量　　艾葉　6～10ｇ　　　香附　6～12ｇ

臨床応用

艾葉・香附の組み合わせは『寿世保元』の艾附暖宮丸に由来する。子宮虚寒による不妊・月経不順・肚腹の発作性の痛み・胸膈脹悶・四肢倦怠・食欲不振・腰のだるさ・帯下などに用いられる。

15 活血化瘀・止血止痛類

1　桃仁・杏仁

単味の効能

【桃仁】味は甘・苦，性は平，心・肝・大腸経に入る。桃は春の気をたっぷり受けて生気を十分に保有し，血分に入って化瘀生新の効能をあらわす。薬性はマイルドかつ純粋で，激しさがないので副作用もない。瘀血積滞による無月経や月経痛で，次のような症状をあらわすものに有効である。下腹部の脹痛・月経不順・瘀塊・血色紫黒・経血が少ない，ひどいものになると数カ月間月経がなく，舌色は紫暗で瘀点や瘀斑を認め，脈象は渋または沈緩といった所見のあるもの。また腹中包塊・産後瘀血による腹痛・蓄血による精神異常・打撲傷・瘀血による発作的な疼痛・肺癰（肺膿瘍のようなもの）・腸癰（急性虫垂炎のようなもの）などにも適応する。このほか，桃仁の質は硬くてもろく，油脂を豊富に含むため潤燥滑腸の効能をあらわすので，陰虧津枯による腸燥便秘や，打撲傷のあとに瘀熱内積して生じる便秘，病後に運動不足によって腸管の蠕動が減少するため生じる便秘などにも用いられる。

【杏仁】38ページ参照

配合による効能

　桃仁は油脂を豊富に含み，滑腸潤燥・破血行瘀の効能をもつ。杏仁も潤質で脂分を多く含み，行気散結・止咳平喘・潤腸通便の効能をもつ。桃仁は血分

に入って活血の作用を強くあらわす（血絡の凝瘀を化す）。杏仁は気分を走って降気の作用を強くあらわす（肺気の上逆を降ろす）。両薬を組み合わせると気血ともに作用して，行気活血・消腫止痛・潤腸通便・止咳平喘の効果を高め合う。

適応症

1．気滞血瘀による胸部・腹部・少腹部の疼痛など
2．老人や虚弱な人の津枯腸燥による便秘など
3．各種の嚥下困難
4．中年〜老年の慢性気管支炎による咳喘

常用量　　　桃仁　6〜10ｇ　　　杏仁　6〜10ｇ
　　　　　　（ともに砕いたのち煎じる）

臨床応用

　桃仁・杏仁はいずれも潤質で油脂を多く含むので，潤燥の効果がすぐれている。両者はよく気血をめぐらせるので，行気活血の効能もあらわす。筆者は気滞血瘀による各種の疼痛や，津枯腸燥による便秘に常用するが，とてもよい効果を得ている。さらに嚥下困難（食道癌によるもの）に対しても，旋覆花・代赭石・茜草根・藤梨根・半枝蓮などを配合することによって，症状の緩解のみならず一定の治療効果をあげた経験がある。

2　丹皮・丹参

単味の効能

【丹皮】牡丹皮とも呼ばれる。味は辛・苦，性は微寒，心・肝・腎経に入る。苦寒の性質は泄の作用をあらわし，気は清々しさをそなえる。色は赤くもっぱら血分に入って涼血・活血のはたらきをするが，涼血しても滞ることなく，活血するが血流を乱さない。血中の伏火を瀉し，熱と結びついた血瘀を取り

除く効能をもつので，肝鬱火旺による発熱（午後悪化する）・盗汗・自汗・頭痛目渋・頬赤口乾・月経不順に用いられるほか，陰虚発熱あるいは陰分の伏熱で，夜間発熱し朝になると熱が下がるもの，さらに営血に熱が入って起こる吐血・衄血・下血・斑疹などに用いられる。また無月経・月経痛・月経不順・腹中瘀塊・打撲傷や，熱による瘡瘍・風熱による湿疹痒み・腸癰などにも用いられる。このほか肝鬱積熱に属する高血圧や動脈硬化，眼底動脈硬化・血管痙攣・眼底出血などにも用いられる。

【丹参】136ページ参照

配合による効能

丹参は活血化瘀・去瘀生新・消腫止痛・養血安神の効能をもち，丹皮は清熱涼血・活血散瘀・清肝降圧の効能をもつ。丹皮は涼血散瘀の効果がすぐれていて陰分の伏火を清し，丹参は活血化瘀・去瘀生新の効果がすぐれている。両薬を組み合わせると，涼血活血・去瘀生新・清透邪熱の力がさらに強くなる。

適応症

1. 風熱が血分に入って起こる斑疹熱毒・吐血・衄血・下血・風疹・痒み・皮下出血など
2. 血熱瘀滞による月経不順・無月経・月経痛・腹中包塊・産後瘀滞・少腹疼痛など
3. 陰虚発熱で微熱が続くもの
4. 熱痺で，関節に紅腫熱痛があるもの

常用量　　　丹皮　6～10ｇ　　　丹参　10～15ｇ

臨床応用

丹皮・丹参の組み合わせの治療範囲はきわめて広い。血証（吐血・衄血・下血）には，生艾葉・生荷葉・生柏葉・生地黄を配合して用いる。瘀血による諸疾患には生蒲黄・五霊脂を合わせる。陰虚による発熱で微熱が長期間続くものには，青蒿・鼈甲・白茅根を加えるとよい。熱痺に属するリウマチ性関節炎で，風湿熱の所見を認めるものには，黄柏・蒼朮・乳香・没薬を組み合わせる。

3 三稜・莪朮

単味の効能

【三稜】別名を京三稜ともいう。味は辛・苦，性は平，肝・脾経に入る。本薬の苦平の性質は降泄の作用をあらわす。肝脾の血分に入って血中の気を破り，破血去瘀・行気止痛・化積消塊の効能を発揮して，血瘀による無月経・腹中包塊・産後の瘀滞腹痛・飲食停滞・胸腹の脹満や疼痛などを治療する。さらに肝脾腫大・脇下脹痛・打撲傷・瘡腫堅硬にも用いられる。

【莪朮】別名を蓬莪朮ともいう。味は辛・苦，性は温，肝・脾経に入る。本薬の辛温は行散の作用を，苦温は降泄の作用をあらわし，肝脾の気分に入って行気破血・散瘀通経・消積化食の効能を発揮する。気滞血瘀によって起こる無月経・月経痛・腹中包塊（子宮付属器炎などにあたる）・癥瘕積聚・心腹疼痛・肋下脹痛（肝硬変時の肝脾腫大のようなもの）などに用いられる。また飲食積滞・脘腹満悶・打撲傷にも用いられる。このほか抗癌作用も有しており，子宮頸部癌・陰門癌・皮膚癌などにも有効である。

配合による効能

　三稜は苦平辛散の性質で，肝脾の血分に入って血中の気薬とされ，血中の気を破る作用がすぐれていて，破血通経の効能をあらわす。莪朮は苦辛温散の性質で，肝脾の気分に入って気中の血薬とされ，気中の血を破る作用がすぐれ，破気消積の効能をあらわす。両薬を組み合わせると気血ともに作用し，活血化瘀・行気止痛・化積消塊の効能がさらに強くなる。

適応症

1．血瘀による無月経・月経時の腹痛・産後腹痛・悪露不下・腹中包塊・癥瘕積聚
2．肝脾腫大の諸症状
3．食積腹痛など
4．各種の癌腫

常用量　　　三稜　5～10ｇ　　　莪朮　5～10ｇ

臨床応用

　三稜・莪朮の組み合わせは『経験良方』の三稜丸に由来する。血滞による経閉腹痛に用いられる。

　張錫純は「三稜・莪朮で気血凝滞による腹脇の疼痛を治療するときは、ただこの両薬だけを用いればよく、補薬でこれを助ける必要はない。ただし瘀血積聚の病歴が長いものに対しては、数剤服用しないと効果が出ないので、かならず補薬を加えて副作用の発現を防ぐようにする。三稜莪朮各10ｇに対して黄耆18ｇ、あるいは黄耆10ｇ＋野台党参〔野生の党参〕10ｇを配合すると、補と破は相反する作用なので、気血に損傷を与えないだけでなく、瘀血を消失させるスピードも早まり、患者の気血を旺盛にして病に打ち勝つことができる」と述べている。また「三稜は気・味ともに淡く、わずかに辛の性質をもっている。莪朮の味は微苦、気は微香をもち、さらにわずかに辛の性質をもっていて、その性は微温なので、化瘀血の要薬とされる。男性の疝癖〔横根〕、女性の癥瘕・月経不順に効果があるが、性質はマイルドでいて効果がよく、しかも速効性がある。その行気の作用は心腹の疼痛や脇下の脹痛など、すべての血凝気滞の症状に対して有効である。人参・朮・黄耆などと合わせて用いれば、胃を開いて食欲を増し、気血を調和する」ともいっている。

4　乳香・没薬

単味の効能

【乳香】カンラン科喬木の乳香樹および同属植物の樹皮から滲出する樹脂である。乳頭のように膨らんで滴り落ち、気味はすがすがしい芳香をもってよくめぐることから、この名がついている。味は辛・苦、性は温、心・肝・脾経に入る。本薬は辛散温通の性質をもち、宣通経絡・活血消瘀・消腫止痛・生肌長肉の効能をあらわして、瘀血阻滞による各種の心腹痛（狭心痛・胃痛・腹痛・月

経痛・産後腹痛など)・打撲傷や癰疽瘡瘍による痺痛痙攣などを治療する。また瘡瘍が破れた後，組織が再生せず，長期間治癒しないものにも用いられる。
【没薬】カンラン科植物没薬樹あるいは同属植物の茎幹皮部から滲出する樹脂である。味は苦・辛，性は平，肝経に入る。本薬の辛平芳香の性質は滞瘀を取り除いて止痛し，また皮膚の再生を促進して排膿し，瘡をふさぐ作用があるので，行気散瘀止痛の要薬とされる。気血凝滞による月経痛・月経困難・胸脇腹痛・打撲傷・リウマチ・瘡癰腫毒などに用いられる。

配合による効能

乳香は辛温香潤の性質で，血中行気・舒筋活絡・消腫止痛の効能をもつ。没薬は苦泄の力が強く，活血散瘀・消腫止痛の効能がすぐれている。乳香は行気活血を，没薬は活血散瘀を主作用とする。両薬を組み合わせると，気血とともにめぐって臓腑を宣通し，経絡を流通して，活血去瘀・消腫止痛・斂瘡生肌の作用を高め合う。

適応症

1．臓腑経絡での気血凝滞によって生じる脘腹疼痛・月経不順・月経痛・産後腹痛など
2．打撲傷・リウマチ・瘡瘍腫毒などの痛み
3．狭心痛・子宮外妊娠
4．急性・亜急性の骨盤炎・骨盤膿瘍・外陰腫痛で，火毒内盛証に属するもの

常用量　　　乳香　3〜10g　　　没薬　3〜10g

臨床応用

乳香・没薬は修治したのち薬用とする。

乳香・没薬の配合は『証治准縄』の乳香止痛散に由来する。瘡腫疼痛に用いられる。張錫純は『医学衷中参西録』に次のように記している。「乳香と没薬を合わせると，宣通臓腑・流通経絡の要薬となる。心・胃・脇腹・肢体・関節すべての疼痛に治療効果をあらわす。また婦人科領域でも，月経痛・産後の瘀血による痛み・月経の遅れに有効である。その通気活血の力は，風寒

湿痺による全身麻痺や四肢不遂，すべての瘡瘍腫痛に効果をあらわす。外用する場合は粉末にして瘡瘍に塗布すると，解毒・消腫・生肌・止痛の効能をあらわすが，開通の作用をもっていても気血を傷つけることのない，申し分のない良薬である」

「乳香・没薬は経絡の気血を流通するだけでなく，すべての臓腑における気血凝滞に対して，これを流通させる。多くの医者はこれが経絡に入って瘡瘍を治療したり，瘡瘍に外用できることは知っているが，臓腑の気血を調節するはたらきをもつことを知らない。これでは乳香・没薬について知っているとはいえない」

乳香・没薬に当帰・丹参を配合したものを，張錫純は活絡効霊丹と名づけた。「気血凝滞によって起こる痃癖癥瘕・心腹疼痛・腿臂疼痛・内外瘡瘍・臓腑積聚・経絡阻滞を治療する」と記されている。亡くなった老中医の李漢卿先生はこの処方をアレンジして，子宮外妊娠による諸症状に多用したが，しばしばよい効果を得ており，これは一大発見といえる。筆者には次のような経験がある。古希が近い女性で肘膝関節の腫痛が2年続き，熱痛が主で夜になると悪化し眠れない。X線所見では右肘・右膝の関節腔に狭窄を起こしており，骨部にも明らかな破損が認められる。患部を触診すると熱感が明らかで，関節運動に制限があり，日常生活も介助が必要である。当帰10ｇ，丹参15ｇ，乳香没薬を各4.5ｇ，赤芍10ｇ，鶏血藤15ｇを煎剤として投与した。3剤の服用で疼痛は半減した。さらに3剤の服用で，熱痛はなくなったが腫れが引かないので，原方の5倍量になるよう処方を替え，蜜で練って丸薬とし，10ｇずつ1日2回，朝晩服用させた。これを3剤服用した時点で関節の腫れは軽減し，関節運動も明らかに改善して，家事労働までひとりでできるようになった。

5　花蕊石・鐘乳石

単味の効能

【花蕊石】大理石のことである。その色は黄色く，石塊の中に花のような薄

い白点があるので，こう呼ばれる。味は酸・渋，性は平，肝経に入る。本薬の酸渋は収斂の作用をあらわし，止血するとともに化瘀の作用もあらわす。薬性は偏りがなく，止血しても瘀血を生じず，化瘀しても新血を傷らないので，血病治療の要薬とされる。喀血・衄血・吐血・崩漏・産後血暈〔貧血によるめまい〕・悪露不尽〔産後胎盤が出ないもの〕・外傷出血などに用いられる。
【鐘乳石】炭酸塩類からなる鉱物である。味は甘，性は温，肺・腎経に入る。本薬は肺気を温め，元陽を強壮にし，痼冷を破り，気血を生み，乳汁を下ろす効能をもつので，虚労喘咳・寒嗽・陽萎・腰足冷痺・乳汁不通などに用いられる。

配合による効能

　花蕊石は化瘀止血の作用にすぐれ，鐘乳石は温肺納気による平喘の作用がすぐれている。両薬を組み合わせると，益気強肺・去瘀生新・下気止血の作用が増強される。

適応症

１．肺組織損傷（気管支拡張・肺結核・肺膿瘍など）による喀血など
２．衄血・吐血・崩漏など

常用量　　　花蕊石　6〜10ｇ　　　鐘乳石　10〜15ｇ

臨床応用

　『十薬神書』には，花蕊石を焼いて粉末にした花蕊石散が記載されており，各種の咳血に用いている。施先生の経験では，鐘乳石と組み合わせて用いると効果はさらによくなり，止血のスピードも速まるが，血行に異常を与える副作用はみられなかった。

6　三七・白芨

単味の効能

【三七】110ページ参照
【白芨】味は苦・甘・渋，性は微寒，肝・肺・胃経に入る。粘質で渋味をもつので収斂止血の作用が強く，さらに消腫生肌の効能をもっていて，肺や胃の絡脈が傷ついて起こる喀血・吐血などに用いられる。施先生は肺結核・肺膿瘍・気管支拡張症の喀血，胃潰瘍の吐血・胃十二指腸穿孔などに用いた。

配合による効能

三七は活血散瘀止痛・消腫止痛の効能をもち，白芨は補肺生肌・収斂止血の効能をもつ。三七は走って守らず，白芨は守って走らない。三七は「散」の作用が，白芨は「収」の作用が主なのである。両薬を組み合わせると，走守・散収ともに促進・制御し合い，補肺生肌・行瘀止血の力がさらに強くなる。

適応症

1．肺組織損傷（肺結核・気管支拡張など）による喀血
2．吐血（胃出血）・血尿・血便・衄血など

常用量　　三七　3～10 g　　　白芨　3～10 g

臨床応用

三七・白芨の組み合わせは，出血性疾患によく用いられる。習慣的に散剤として用いることが多く，一般には毎回1.5～3 gを1日2～3回服用する。

7 蒲黄・五霊脂

単味の効能

【蒲黄】 ガマの穂の成熟花粉である。味は甘・辛，性は涼，肝・心包経に入る。本薬は生用すると滑性があり，行血消瘀の効能が強いので，心痛・胃痛・腹痛・月経痛・産後の瘀滞腹痛などに用いられる。炒用すると収渋の性質をあらわし，止血の効能をもつようになるので，咳血・吐血・衄血・血尿・血便・崩漏などに用いられる。

【五霊脂】 ムササビの糞便を乾燥させたものである。本薬は脂肪の塊のような形状をしており，五行の霊気をそなえていることから，この名をもつ。味は苦・甘，性は温，肝・脾経に入る。血脈を通利して散瘀止痛の効能をあらわすので，気血瘀滞による心痛（冠心病狭心痛を含む）・腹痛（胃痛・疝痛を含む）・脇痛・肋部の痛み・月経痛・無月経・産後瘀阻などに用いられる。

五霊脂を炒用すると化瘀止血の効果が強まり，女性の崩漏・月経過多などに用いられる。

配合による効能

蒲黄の辛香は行散の作用をあらわし，さらに涼の性質をもち，もっぱら血分に入って涼血止血・活血消瘀の効能をあらわす。五霊脂は気味ともに濃厚で，血分を走って活血行瘀・行気止痛の効能をあらわす。両薬を組み合わせると，通利血脈・活血散瘀・消腫止痛の力がさらに強くなる。

適応症

1. 気滞血瘀による心腹疼痛（冠心病による狭心痛・胃脘痛を含む）
2. 婦人科の月経不順・月経痛・産後悪露不行・子宮収縮不全・少腹疼痛など

常用量　　蒲黄　6～10g　　五霊脂　6～12g
（ともに布に包んで煎じる）

臨床応用

　五霊脂・蒲黄の組み合わせは失笑散という名で,『太平恵民和剤局方』に収載されている。老若男女すべての心痛・腹痛・少腹痛・小腸疝気で,他薬が無効のものに用いられる。

　施先生の経験では婦人科疾患に対して,当帰・川芎・香附・艾葉を配合して用いることが多かった。胃寒痛には乾姜炭・高良姜を配合し,狭心痛には紫丹参・三七・葛根・降香を組み合わせていた。

8　当帰・川芎

単味の効能

【当帰】127ページ参照

【川芎】別名を芎藭撫芎という。味は辛,性は温,肝・胆・心包経に入る。本薬は辛温の性質で芳香をもってよくめぐり,走るだけで守らず,上行して巔頂(頭頂)にいたり,下って血海に達し,皮毛にまで浸透して四肢に通じるため,血中の気薬とされる。活血行気・去風止痛の効能を有し,冠心病狭心痛や婦人科の月経不順・無月経・月経痛・難産・胎盤不下のほか,頭痛・目痛・打撲傷・瘡瘍腫痛・風湿痺痛などに用いられる。

配合による効能

　当帰の薬性はマイルドで潤質をもち,補血止痛・活血止痛・去瘀消腫・潤燥滑腸の効能をあらわす。川芎は辛温香竄の性質で,行気活血・去風止痛の効能をもつ。当帰は養血を,川芎は行気を主作用とする。両薬を組み合わせると,互いに短所を制御して長所を促進し合い,気血ともにはたらいて,養血調経・行気活血・散瘀止痛の作用がさらに増強される。

適応症

1. 月経不順・月経時の腹痛・難産・産後瘀血腹痛など
2. 各種の瘡瘍腫痛
3. リウマチの疼痛
4. 血虚や血瘀による頭痛で，左側がひどいもの
5. 各種の慢性吐血

常用量　　当帰　6〜10g　　　川芎　6〜10g

臨床応用

　当帰・川芎の組み合わせは，仏手散または芎帰散と呼ばれ，『普済本事方』に由来する。妊娠中に胎盤が傷つき，難産や胎盤不下などを起こすものに用いられる。

　『医宗金鑑』には「帰芎といわず仏手と名づけられた理由は，出産の前後に仏の手のような神秘をあらわすからである。当帰・川芎は血分の主薬であり，性は温，味は甘・辛，その温は和血，甘は補血，辛は散血のはたらきをもつ」と記されている。明代の張景岳は「一名を芎帰湯，またの名を当帰湯という。産後の出血過多・めまいや貧血・胎動不安，さらに死産の排胎にも用いられる」と述べている。

　筆者の経験では頭痛の激しいものを治療するときは，両薬を多量に用いるとよい。当帰10〜20g，川芎15〜30gを用いるべきである。

9　桃仁・紅花

単味の効能

【桃仁】229ページ参照
【紅花】味は辛，性は温，心・肝経に入る。本薬は辛散温通の性質で，活血

通経・去瘀止痛の効能をあらわし，血瘀による心胸の疼痛（冠心病狭心痛を含む）・無月経・月経痛・産後の悪露不下・瘀血積滞・小腹脹痛に用いられる。さらに打撲傷・瘀血腫痛・関節のだるさや痛みにも用いられる。このほか本薬を少量用いると調養気血の効果をあらわすため，産後のめまい・目のくらみ・手足の冷え・口噤（牙関緊閉して開口しにくいもの）にも用いられる。

配合による効能

桃仁は破血行瘀・潤燥滑腸の効能をもち，紅花は活血通経・去瘀止痛の効能をもつ。桃仁は破瘀の力が強く，紅花は行血の作用がすぐれている。両薬を組み合わせると互いに促進し合って，活血通経・去瘀生新・消腫止痛の作用が増強される。

適応症

1．心血瘀阻による心胸疼痛（狭心痛・胃脘痛を含む）
2．血滞による無月経・月経痛など
3．さまざまな原因によって起こる瘀血腫痛

常用量　　桃仁　6～10g　　紅花　6～10g

臨床応用

桃仁・紅花の組み合わせは『医宗金鑑』の桃紅四物湯に由来する。別名を元戎四物湯ともいう。婦人科の月経不順・月経痛・経前腹痛・月経困難などで，血塊を認めたり暗紫色を呈するもの，あるいは血瘀による崩漏に用いられる。

10　大黄・䗪虫

単味の効能

【大黄】171ページ参照
【䗪虫】地鼈・土鼈・土元などとも呼ばれる。味は鹹，性は寒で小毒をもち，肝経に入る。本薬は破瘀血・消腫塊・通経閉の効能をもち，血滞による無月経・月経不順・癥瘕積聚・産後瘀血腹痛などに用いられる。また逐瘀止痛・接骨続筋の効能もあるので，骨折や筋肉損傷などの痛みにも用いられる。

配合による効能

　大黄は破積導滞・瀉火涼血・行瘀通経の効能をもち，䗪虫は破血逐瘀・通絡理傷の効能をもつ。䗪虫は肝経に入り，血分をめぐらせ瘀血を化す。大黄は血分に入って瘀血を駆逐する。両薬を組み合わせると互いに促進し合って，破血逐瘀・通経止痛・消癥散結の力がさらに強くなる。

適応症

　血瘀による無月経・癥瘕腫塊・皮膚甲錯（皮膚がカサカサになってひび割れる）・両目が黒ずんで落ち込む・潮熱などの症状や，打撲腫痛など

常用量　　　大黄　3～10g　　　䗪虫　3～6g

臨床応用

　大黄・䗪虫の組み合わせは，『金匱要略』の大黄䗪虫丸に由来する。五労虚が極まって，羸痩や腹満を起こし飲食できないもの，食傷・憂傷〔ストレス〕・飲傷・房室傷・飢傷，経絡営衛気傷で内に乾血があり，皮膚甲錯し，両目黯ずむものに用いられる。

11 大黄・升麻

単味の効能

【大黄】171ページ参照
【升麻】48ページ参照

配合による効能

　大黄は苦寒の性質で気味ともに濃く，走るだけで守ることなく積聚を洗い流し，停滞する副作用がなく，抗菌解毒・瀉火涼血・逐瘀通経・利胆退黄の効能をあらわす。升麻は軽質で昇散の作用をあらわし，昇陽散鬱・清熱解毒・疏風透疹の効能をもつ。大黄は沈降を，升麻は昇散を主作用とする。両薬を組み合わせると，昇降が互いに制御し合うとともに促進し合い，清熱解毒・涼血止血の効果が際立つ。

適応症

1．吐血
2．各種の崩漏

常用量　　　大黄　10〜15ｇ　　　升麻　3〜10ｇ

臨床応用

　大黄・升麻の組み合わせは，各種の出血によく用いられる。清竅出血〔眼・鼻・耳・口からの出血〕には大黄を酒で炒めて用いるとよい。酒の上昇の性質を借りて，上部の瘀熱を下方へ導く。吐血（胃からの出血）には炒白朮を加えるとよい。血便・血尿・崩漏には升麻を炭になるまで炒めて，その昇清止血の作用を高めてやるとよい。

12　海螵蛸・茜草

単味の効能

【海螵蛸】 198ページ参照

【茜草】 味は辛・微苦，性は寒，肝・腎経に入る。本薬の苦寒の性質は降泄清熱の作用をあらわし，涼血止血の効能を発揮して，血熱による吐血・衄血・血尿・血便・崩漏を治療する。また活血去瘀の効能もあるので，瘀血阻滞による胸脇疼痛・血瘀による無月経・打撲傷，さらには熱痺に属する関節痛にも用いられる。

配合による効能

　海螵蛸は水中の陽気をたくわえており，収斂止血・収斂止瀉・固精止帯・制酸止痛の効能をもつ。茜草は涼血止痛・行瘀通経の効能をもつ。海螵蛸は「収」を，茜草は「行」を主作用とする。両薬を組み合わせると，渋・止と散・行の作用が同時にはたらいて互いに制御・促進し合い，止血の効能を高め合うが瘀血を生ずることなく，活血のはたらきをしても血を消耗しない，絶妙のコンビネーションとなる。

適応症

　崩漏*で，崩と漏が循環往復するもの（機能性子宮出血の諸症）
　　*崩漏：崩漏とは持続的な経外出血のことをさすが，そのなかでも急激に多量に出血するものを「崩」，少量の出血が持続するものを「漏」と区別する。

常用量　　　海螵蛸　10～30g　　　茜草　10～15g

臨床応用

　海螵蛸・茜草の組み合わせは『素問』腹中論の四烏鰂骨一藘茹丸に由来する。海螵蛸は別名を烏鰂骨ともいい，収渋の品で止血の作用をもつ。李時珍はこれについて，「血枯・血瘕・経閉・崩帯などの厥陰本病を治療する」といっている。茜草の古名は藘茹で，辛味は散の性質にすぐれ，行血活血の効

15 活血化瘀・止血止痛類

能をもつ。両薬を組み合わせると，活血しても正気を傷らず，止血しても瘀血を生じる副作用がない。各種の崩漏に用いられる。黄耆・当帰・生熟地・大黄・仙鶴草・阿膠を加えて用いると，さらに効果がよくなる。

13 木耳炭・柿餅炭

単味の効能

【木耳】別名を黒木耳・木蛾・木檽ともいう。キクラゲ科植物キクラゲの胞子体をさす。味は甘，性は平，胃・大腸経に入る。本薬は食品として美味であるうえ，補気活血・涼血止血の効能をもつ。腸風*下血・血尿・崩漏・痔瘡便血などに用いられる。

【柿餅】別名を干柿・柿花ともいわれる。カキ科植物の果実を餅状に加工した食品である。味は甘渋，性は寒，肺・心経に入る。本薬の甘味は滋潤の性質をもち，健脾潤腸・収斂止血の効能をあらわす。吐血・喀血・血尿・腸風下血・痔瘡下血・赤痢に用いられる。

    ＊腸風：1．痔出血
           2．臓腑労損・気血不調・風冷熱毒が大腸に及んで生じる便血
           3．風痢
           4．内風または外風による大便下血

配合による効能

木耳は黒色をしていて，炭になるまで炒めると血分に入って走り，益気活血・涼血止血の効能をあらわす。柿餅は潤質にして栄養豊富で，健脾潤燥・渋腸止血の効能をもち，黒くなるまで炒めて用いると，止血の力が強くなる。両薬を組み合わせるといずれも血分に走って，止血の作用がさらに際立つ。

適応症

1．腸風下血

２．痔漏下血

常用量　　　木耳　10〜30 g　　　柿餅　10〜60 g

臨床応用

　木耳・柿餅を組み合わせるとき，施先生の経験によって両方とも黒くなるまで炒めて用いると，止血の効果が増強される。病歴が長く中気不足を起こしているものには，人参・黄耆を配合する。清気下陥を呈するものには，黒升麻（升麻炭）・黒芥穂を配合する。

16 寧心安神・療失眠類

◆◆◆ 養神・補心安眠 ◆◆◆

1　茯苓・茯神

単味の効能

【茯苓】157ページ参照
【茯神】茯苓菌の菌核が松の根を包み込んで成長したものである。味は甘・淡，性は平，心・脾経に入る。茯苓菌の菌核が松の根の中心を包む形状であることから，本薬は心経に入るとされている。主に心経の痰湿を除き，開心益智・安魂養神の作用をもつ。心虚による驚悸・不眠・健忘・驚癇〔驚くことにより起こる癇病。小児の驚風ひきつけ〕・小便不利などに用いられる。

配合による効能

　茯苓は性味が甘平で，色は白く，肺経に入る。肺気はまず上昇して清肺化源の作用をあらわし，その後下降して利水することにより，益脾寧心・利竅除湿の効能を発揮する。茯神は性味が甘平で，心経に入り寧心安神の効能をあらわす。茯苓は心気を腎まで下降させ，熱を小便より排出する。茯神は心経の痰湿を除き，安魂寧神の作用をあらわす。両薬が協同すると心気は腎に通じ，腎水と心火とが調和して相交わるため，すぐれた寧心安神の作用をあらわし，不眠に対する効果を強める。

適応症

　腎水と心火が調和しないために起こる，心慌・少気・夜寝不安・不眠・健忘など

常用量　　茯苓　6～10g　　　茯神　6～15g

臨床応用

　心気が十分に満ちていないと心気は体表に溢れ，下降して腎と交わることができなくなる。そのため神経衰弱が起こるが，これは茯苓と茯神の配合により治療することができる。それは茯苓が上部で心気を通じさせた後，下降して腎に交わり，水火の調和を保つからである。茯神が初めて登場するのは『名医別録』である。後世の医家は，心病の治療にはかならず茯神を用いた。また金代の張潔古は「風眩心虚は茯神でなければ取り除くことができない」と述べた。このように両薬の相須のはたらきにより，寧心安神の作用はいっそう増強される。

2　茯神・麦門冬

単味の効能

【茯神】247ページ参照
【麦門冬】31ページ参照

配合による効能

　茯神は心経に入り，心経の痰湿を除いて開心益智・寧心安神の効能をあらわす。麦門冬は甘寒の性味による養陰作用，苦寒の性味による清熱作用があり，生津益胃・潤肺清心除煩の作用を発揮する。両薬を配合するとすぐれた養心安神の作用が得られ，睡眠を助ける。

適応症

　心陰が不足して心が養われず，心陽が心陰に制御されずに外部に溢れ出すために起こる，頭がぼんやりする・口乾・舌紅・心煩・不眠など

常用量　　茯神　10〜15 g　　　麦門冬　6〜10 g

臨床応用

　施先生は臨床では，朱茯神と朱寸冬を配合して用いた。朱茯神と朱寸冬は，茯神と麦門冬に朱砂をまぶしたものである。これによって薬力は心経に入り，養心潜陽・鎮静安神の作用が増し，睡眠を助ける。

3　生棗仁・熟棗仁

単味の効能

【酸棗仁】クロウメモドキ科の落葉低木または小高木，サネブトナツメの成熟種子である。味は甘・酸，性は平，心・脾・肝・胆経に入る。臨床では生酸棗仁と炒酸棗仁の区別がある。
【生棗仁】生の酸棗仁を薬用とする。酸棗は味が酸，性が収であり，棗仁〔種子〕は甘潤で性が平，心・脾・肝・胆経に入る。本薬は肝・胆経の阻滞を通じ，血脈を通利して虚熱を除くため，胆熱嗜眠・心腹寒熱・邪気結聚・血痺などに用いられる。
【熟棗仁】酸棗仁を炒めたものである。本薬の味は甘く潤いがあるため，肝脾の津液を収斂して，肝の体を補い肝の陽を制する〔肝陰を補い肝陽を制御する〕ことができる。肝胆の不足による，虚煩不眠・煩渇・多汗などに用いられる。

配合による効能

熟棗仁は肝を補い寧心安神の効能をあらわす。生棗仁は肝を清して寧心安神の効能をあらわす。熟棗仁は津液を収斂して肝の体を補い，生棗仁は肝胆の血脈を疎通して，虚熱を清する。両薬を配合すると，補と清の相互作用により，寧心安神の効果がさらに強くなる。

適応症

血虚により心を養えなかったり，虚火上炎によって起こる，心悸・不眠・発汗など

常用量　　生棗仁　6～15g　　熟棗仁　6～15g

臨床応用

不眠に対する酸棗仁の有効性については，現代薬理学でも酸棗仁の水溶性成分に鎮静・催眠作用があることが証明されている。

『本経逢原』に「酸棗仁は，熟したものは精液を収斂するので，胆虚不眠・煩渇虚汗の証を治療する。生のものは虚熱を除くので，胆熱好眠・神昏倦怠の証を治療する」という記述がある。

また内経には「肝は血を蔵し，心は血を主り，肝は魂を蔵し，心は神を蔵する」とある。したがって不眠に対して酸棗仁を用いて心陰を養い，肝血を補益して寧心安神をはかるのは正しい治療法である。

4　酸棗仁・柏子仁

単味の効能

【酸棗仁】249ページ参照
【柏子仁】側柏〔コノテガシワ〕の種子である。味は甘・辛，性は平，心・

腎・大腸経に入る。本薬の性状は辛甘平潤で，その香はよく心脾に通じて心血を養い，寧心安神の効能をもつため，心血不足・心失所養による心悸怔忡・虚煩不眠などに用いられる。また本薬は油脂分が豊富で滋潤の性質があるため，陰虚や産後，老人などの腸燥便秘に対してすぐれた通便作用をあらわす。このほか陰虚の盗汗などにも用いられる。

配合による効能

酸棗仁は心陰を養い，肝血を補い，肝胆の虚熱を除いて寧心安神の効能をあらわす。柏子仁は心気を養い，腎燥を潤し，魂魄を穏やかにして益智寧神の効能をあらわす。両薬を配合すると寧心安神の作用が強まり，不眠に対する効果がさらに強くなる。

適応症

1．血虚により心が養われず，心陽が心陰の制御を受けられなくなって外へ溢れ出すために起こる心悸・怔忡・驚悸・不眠など
2．各種心臓病による心悸・不眠など
3．血虚・津液不足による腸燥便秘など

常用量　　　酸棗仁　10〜15g　　　柏子仁　10〜12g
　　　　　　（ともに砕いたのち煎じる）

臨床応用

酸棗仁と柏子仁を配合すると，滋養性のあるすぐれた安神薬になる。心臓病で心悸があるものには，臥蛋草や仙鶴草を加味するとより効果が顕著になる。もし心胸部に疼痛がある場合には，臥蛋草・分心木を配合すれば効果がよくなる。また血虚による腸燥便秘には，火麻仁や郁李仁を加えるとよい。

5　遠志・石菖蒲

単味の効能

【遠志】ヒメハギ科の多年生草本植物イトヒメハギの根皮である。本薬には益腎強志の作用があることから遠志の名がある。本薬の味は苦・辛，性は温，肺・心経に入る。寧心安神の効能があるため不眠・驚悸に用いられるほか，豁痰開竅・化痰止咳の効能により，痰迷神昏・咳嗽多痰などに用いられる。このほかにも苦温の性質によって熱を除いて心陽を鼓舞し，心気を腎まで下降させる。また辛温の性質によって腎寒を除き，腎気を心まで上昇させる。以上のはたらきにより心腎が交わり，陰陽が調和し，水火のバランスを保って不眠を取り除く。

【石菖蒲】90ページ参照

配合による効能

　遠志は清々しい芳香をもち，辛温でよくめぐり散ずるため，寧心安神・散鬱化痰のすぐれた効能をあらわす。菖蒲は辛散でよく温通するため，利気通竅・辟濁化湿・理気化痰・活血止痛の効能をもつ。遠志は心腎両臓に交わり，菖蒲は開竅啓閉寧神〔竅を開いて精神安定作用をはかる〕の効能をもつ。両薬を配合すると，腎が養われて頭脳が明晰になり，竅を開いて精神を安定させる作用がさらに強くなる。

適応症

1．頭がぼんやりする・頭脳が明晰でない・精神が不穏である・心煩して落ちつかない・不眠・記憶力減退，また甚だしい場合には，表情に乏しい・痴呆など
2．中風や中風の後遺症で意識混濁があるものや，舌が強張り言語が不明瞭なもの

常用量　　　遠志　6〜10g　　　石菖蒲　3〜10g

臨床応用

　遠志と菖蒲を配合したものに『聖済総録』の遠志湯がある。慢性の心痛に用いられる。『千金要方』の孔聖枕中丹は，本方に亀板・竜骨を加えたもので，心血虚弱による精神恍惚・心神不安・健忘・不眠などに用いられる。筆者の体験では，両薬の配合は神経衰弱・眠差〔熟睡できないこと〕・記憶力減退に対して確実な作用がある。情志不遂によって表情が乏しくなったり，痴呆・不眠・不安などがみられるときには，温胆湯と合わせて用いれば効果がよくなる。

　施先生が臨床で処方するときには，焦遠志と節菖蒲の配合を慣用した。遠志を炒め焦がすのは，胃粘膜を刺激する成分のセネギン（senegin）を除いて，反射的に悪心が起こるのを避けるためである。節菖蒲とは九節菖蒲のことで，本薬は根が痩せて節が密であり，1寸に9つの節がある。施先生の経験では，九節菖蒲のほうが高い効果が得られた。

6　何首烏・刺蒺藜

単味の効能

【何首烏】首烏とも呼ばれる。味は苦・渋，性は微温，炮製により甘味が加わる。肝・腎経に入る。根は土中に深く入り，蔓は長く絡まって繁茂し，夜になるとたっぷり陰の気を含むことから，もっぱら腎に入って真陰を補養し，精髄を充足するとされている。このため肝腎両虚・精血不足によるふらつき・耳鳴り・難聴・不眠・健忘・髭や髪が白くなる・腰や膝がだるい・夢遺・滑精・産後の帯下などに用いられる。このほか慢性化した瘧疾・気血虚弱などにも用いられる。近年の研究により，さらに高血圧・動脈硬化・高コレステロール血症にも有効であることがわかった。

　生何首烏は解毒・通便の効能があるため，瘰癧・瘡瘍・皮膚瘙痒や，虚弱な人や老人の便秘などに用いられる。

【刺蒺藜】53ページ参照

配合による効能

　何首烏は寒や燥の性質がなく，肝血を補益し腎精を養い固め，筋骨を健やかにし，髭や髪を黒くすることができる滋補の良薬である。白蒺藜は昇散の性質があり，もっぱら頭目をめぐって去風明目・通絡止痛の効能をあらわす。何首烏はよく補い「守る」作用にすぐれ，白蒺藜は辛散で温通し「走る」作用にすぐれる。両薬を配合すると「守る」と「走る」とが相互に制約するとともに助け合い，益腎平肝の作用が発揮されるため，風熱を除き疼痛を止める効果が強くなる。

適応症

1．頭脳を酷使して肝腎陰虚になるために起こる，頭がぼんやりする・頭痛・不眠・記憶力減退など
2．高血圧・動脈硬化・頭がくらくらするなど

常用量　　　何首烏　10〜15g　　　　刺蒺藜　10〜15g

臨床応用

　何首烏には，生何首烏と製何首烏の2種類がある。生何首烏は腸を潤し瘡毒を除き，製何首烏は肝腎を補って精血を養い，筋骨を強くする。施先生は臨床では習慣的に製何首烏を用いた。炮製を加えることにより下痢しやすいという欠点が除かれ，補益力が増すからである。
　製何首烏と白蒺藜を配合すると，肝腎不足・精血毀損・水不涵木・肝陽上擾などを治療することができる。また女貞子や旱蓮草を加えるとさらに効果は増す。筆者の経験によれば，頭のふらつきが強い場合には何首烏を多めに，白蒺藜を少なめに用いるとよい。頭痛が激しい場合には，白蒺藜を多めに，製何首烏を少なめに用いる。2つの症状がともに重い場合には，同量ずつ用いる。

7 甘松・鹿角霜

単味の効能

【甘松】味は甘，性は温，脾・胃経に入る。本薬は温性であっても熱の弊害がなく，甘味であっても滞らない。気には芳香があり，醒脾健胃・順気消食・理気止痛の効能にすぐれているため，気鬱による胸腹脹満・胃脘部の疼痛（神経性胃痛様の症状）・食欲不振・頭痛・臓躁（ヒステリー様の症状）・脚気・転筋〔こむらがえり〕などに用いられる。

【鹿角霜】鹿角を煮つめて膠状にした後の残渣である。500ｇの残渣を鹿角膠60ｇに再吸収させて得られる。鹿角霜の味は鹹，性は温，肝・腎経に入る。温補肝腎・生精補髄のほか督脈を強固にし，筋骨を強くする効能があるため，腎陽不足による畏寒肢冷・陽萎・遺精・腰酸脚軟・脾胃虚寒・食少便溏・子宮虚冷・崩漏帯下などに用いられる。

配合による効能

甘松は理気止痛・開鬱醒脾の効能をもち，鹿角霜は温補肝腎・強筋骨・活血消腫の効能をもつ。甘松は散に，鹿角霜は守に偏る。両薬を配合すると，散と守とが相互に制御し合うと同時に助け合い，理気開鬱・健脳益智の効能を高めて，精神を安定させ不眠を取り除く。

適応症

1. 頭脳を酷使して元精を損傷することにより起こる，頭のふらつき・頭響〔頭がガンガンする〕・不眠・健忘など
2. 低血圧によって起こる，頭のふらつき・頭がぼんやりするなど

常用量　　甘松　3～10ｇ　　　鹿角霜　4.5～10ｇ

臨床応用

製何首烏と白蒺藜，香甘松と鹿角霜の配合は，ともに頭がふらつく，頭がぼんやりするなどに用いられる。前者は精血不足により血が上部を養えない，

後者は陽虚精少によって気機がスムーズにはたらかないために起こる。臨床では両者を区別する必要がある。

8　百合・知母

単味の効能

【百合】味は甘，性は微寒，心・肺経に入る。本薬の気味はやや緩であるが，甘の中にも収のはたらきを有する〔収は酸味のはたらきである〕。心肺の余熱を清し，斂気養心・安神定魄の効能があるため，熱性病の後で余熱が去らないために起こる，神思恍惚・煩躁不眠・百合病に用いられる。また潤肺止咳の効能があるため，肺燥による咳嗽，肺虚による慢性化した咳，陰虚による慢性的な咳で痰に血がまじるものにも用いられる。

【知母】22ページ参照

配合による効能

　百合は寧心安神・潤肺止咳の効能をもち，知母は清熱瀉火・滋陰潤燥の効能をもつ。百合の性状は甘寒清潤であるが膩ではなく，知母は甘寒降火であるが燥ではない。百合は補に，知母は瀉に傾くため，両薬を配合すると潤と清，補と瀉とが調和して，潤肺清熱・寧心安神の効果がさらに強くなる。

適応症

1．陰虚や温熱病後の余熱による，頭のふらつき・心煩不安・不眠など
2．情志不遂のため精神が恍惚となり，自分でコントロールできなくなるなどの症状

常用量　　　百合　10～30g　　　知母　6～10g

臨床応用

百合と知母の配合は，『金匱要略』の百合知母湯にみられる。百合病を誤まって発汗したために，津液が損傷を受け，虚熱が盛んになり心煩や口渇が起こるものに用いられる。

◆◆◆　清心安神　◆◆◆

1　酸棗仁・山梔子

単味の効能

【酸棗仁】249ページ参照
【山梔子】9ページ参照

配合による効能

酸棗仁の性状は甘酸で潤であり，養心安神・清心除煩・益陰斂汗の効能をもつ。山梔子は味が苦，性が寒であり，軽く浮であることから，よく上下に昇降して，清熱瀉火・涼血解毒・清心除煩の効能をあらわす。酸棗仁には補の作用があり，山梔子には瀉の作用があるため，両薬を配合すると補と瀉とがよく調和して，すぐれた清心涼肝・瀉熱除煩の効能をあらわし，精神安定や不眠に対する効果がさらに強くなる。

適応症

1．心火が盛んになりすぎるために起こる，煩躁不寧・不眠・多夢など
2．神経衰弱など

常用量　　　酸棗仁　6〜10g　　　山梔子　4.5〜6g

臨床応用

施先生は臨床で処方する際には，生酸棗仁と生山梔子の配合を慣用した。生の酸棗仁はよく清し，熟したものはよく補う。生の梔子仁を薬用とするのは，それがやはり心熱を清するという特長があるからである。両薬を合わせると，清熱除煩・安神増眠の力がさらに強くなる。

生棗仁と生梔仁を配合すると，心熱火旺による不眠などにすぐれた効果を発揮する。虚火・実火を問わず使用することができる。虚火のときは女貞子・旱蓮草を加え，実火のときは黄連・肉桂を配合するとよい。このとき肉桂の量は少なめにして多すぎないように気をつけなければならない。

2　半夏・夏枯草

単味の効能

【半夏】60ページ参照
【夏枯草】夏至になるとすぐ枯れることからこの名がある。味は辛・苦，性は寒，肝・胆経に入る。肝火を清泄する効能があるため，肝火上炎による目赤腫痛・眼球疼痛・羞明流涙〔まぶしくて涙が出る〕・頭痛・眩暈などに用いられる。また清熱瀉火・解鬱散結の効能があるため，痰火鬱結による瘰癧（リンパ腺結核に類似）や癭瘤（単純性甲状腺腫に類似）にも用いることができる。さらに清熱瀉火・平肝降圧の効能があるため，肝陽上亢型の高血圧症で，頭痛・耳鳴り・眼花・煩熱発汗・イライラ・せっかち・不眠などを伴うものに用いられる。このほか慢性咽喉炎・舌炎・乳腺炎・浸潤性肺結核・小児暑癤（小児が夏によく罹患する癤瘡）や，癌腫の初期にも用いることができる。

配合による効能

半夏は燥湿化痰・降逆止嘔・消痞散結の効能をもち，夏枯草は肝火を清し

瘀結を散ずる効能をもつ。半夏は至陰の気を得て生じ，夏枯草は至陽の気を得て長ずる。両薬を配合すると肝胆が調和し，陰陽のバランスが保たれ，季節が交わり天地の陰陽に応ずるようになるため，不眠を除くことができる。

適応症

1．痰熱のために中焦の気機が失調して起こる，胸悶・頭のふらつき・頭痛・不眠など
2．陰陽の失調によって起こる神経衰弱

常用量　　半夏　6～10g　　夏枯草　6～15g

臨床応用

　施先生は臨床で処方する際には，清半夏を常用した。清半夏とは半夏を以下の手順で炮製したものである。半夏を容器に入れ，日陰の涼しい場所で冷たい水に浸す。このとき気温や生薬の大きさなどにより，浸す日数や水を換える回数を調節する。一般的には1日に1～2回水を交換し，1～2日おきに1回かきまぜることを繰り返しながら1～2週間浸す。後半になって白い泡が出てきたら，明礬（半夏100kgに対し明礬2kg）を加える。必要があればさらに明礬を2回ほど追加する。明礬を加えてから1日浸して再び水を交換し，半夏をかじってみて舌に痺れ感がやや残る頃を見計らい取り出す。その後明礬水で半夏の内部に白いところがなくなるまで煮て取り出し，冷まして乾燥する。

　清半夏と夏枯草の配合は不眠などに用いられる。清代の陸以湉は『冷廬医話』の中で，『医学秘旨』から引用してこう述べている。「私はこれまで不眠症の患者を治療するのに，心腎兼補の薬物を用いたが効果がみられなかった。脈を診ると，陰陽が調和せず，2つの気が交わっていなかった。そこで半夏10g，夏枯草10gを煎じて服用させたところ，たちまち安眠が得られたので引き続き補心等の薬物を用いて治癒した。半夏は至陰を得て生じ，夏枯草は至陽を得て長ずるといわれる。これは陰陽配合の妙である」

3　肉桂・黄連

単味の効能

【肉桂】138ページ参照
【黄連】75ページ参照

配合による効能

　肉桂は営血を温め，気化を助け，血脈を通じ，寒凝を除く効能をもち，黄連は清熱燥湿・瀉火解毒の効能をもつ。肉桂は性質が温熱であるため，よく心血を調和して伸びやかにめぐらせ，命火を補う。黄連は苦寒の性質であるため，よく心熱を清し心火を瀉す。

　両薬を配合すると，寒と熱，補と瀉の作用が協同して，よく心腎を交通させ，不眠を治療することができる。明代の李時珍は「1つは冷，1つは熱，1つは陰，1つは陽。陰陽が補い合うのは，製方の妙といえる。したがって効果があるが，一方に偏る弊害はないのである」と述べている。

適応症

　心腎不交による不眠など

常用量　　　肉桂　4.5〜6g　　　黄連　4.5〜10g

臨床応用

　黄連と肉桂を配合した処方に交泰丸がある。出典は『韓氏医通』であるが，処方名は記載されていない。本方は心腎不交による怔忡不眠などを治療する。

　心腎不交とは，心陽と腎陰の生理的バランスが失調する病変である。腎陰が不足したり心火が擾動したりすると，両者の正常な協調関係が損なわれる。主な証候は，心煩・不眠・多夢・怔忡・心悸・遺精などで，自律神経症や慢性的に虚弱な病人に多くみられる。

　清代の陸以湉は『冷廬医話』の中で次のように述べている。「汪春圃の『純粋医案』に，黄連と肉桂を用いて不眠症を治療した例がある。丁俊文は日晡

の後にかならず発熱とわずかな口渇があり，筑〔楽器の一種。形は琴に似ていて左手で首をおさえ，右手で竹を持ち，とんとんとたたいて鳴らす〕のような心の胸悶怔忡があった。夜になるとたちまち懊憹を生じ，罵ったり泣き叫んだりして，一睡もできない状態であった。諸薬を用いたが効果がなく，病は1年以上遷延していた。汪が脈を診ると，左寸浮洪，両尺沈細であったので，陰虧陽盛であることがわかった。そこで『霊枢』秫米半夏湯を法の通りに煎じ，別に肉桂10gを水煎して冷やし，黄連10gを別に煎じて熱いうちにこれらをまぜて，少しずつ温服させた。すると戌の刻の前に飲み終わってから，この夜はぐっすりと眠りにつき，翌日の巳の刻にやっと目覚めた。そこで天王補心丹に肉桂・枸杞・鹿膠・亀膠などを加えて丸剤にし，服用させたところ病は治癒した」

4　黄連・阿膠

単味の効能

【黄連】75ページ参照
【阿膠】112ページ参照

配合による効能

　黄連は清熱燥湿・瀉火解毒の効能をもち，阿膠は補血止血・育陰潤燥の効能をもつ。黄連は性味が苦寒で主に瀉の作用を，阿膠は甘平で主に補の作用をあらわすため，両薬の配合により，清と補，瀉と補の作用が協同して養陰清熱の作用を発揮することができる。これにより睡眠を促したり，下痢を止めるなどの効果が際立つ。

適応症

1．陰虧火旺による心煩不眠など
2．熱痢で大便に膿血がまじるもの

常用量　　黄連　4.5～6g
　　　　　　阿膠　6～10g（煎液に溶かして服用する）

臨床応用

　黄連と阿膠を配合した処方に，『傷寒論』の黄連阿膠湯がある。陰虚火旺による心煩・不眠で，舌紅苔燥・脈細数を伴うものに用いられる。施先生は陰虚火旺の神経衰弱に用いて，すぐれた効果を得ていた。

　『医方集解』には王好古の方を引用して次のように記されている。「黄連120g，阿膠珠30g，黄柏30g，山梔子15g，水煎服。傷寒熱毒が胃に入り，下痢膿血する者を治療する」

5　女貞子・旱蓮草

単味の効能

【女貞子】別名を女貞実・冬青子ともいい，モクセイ科の常緑低木または小高木，女貞〔トウネズミモチ〕の成熟果実である。本品は冬でも枯れることなく青々としているため，貞守の操〔変わらない節操〕があるという意味で，女貞という名がつけられている。味は甘・苦，性は平，肝・腎経に入る。肝腎を滋養して筋骨を強固にし，髭や髪を黒々とする効能があるため，肝腎不足による頭のふらつき・耳鳴り・腰や膝がだるい・若白髪などに用いられる。また陰虚陽亢によって起こる，頭がぼんやりする・めまい・耳鳴りなどにも用いられる。このほか肝腎陰虚による中心性網膜炎や，早期老人性白内障にも用いられる。

【旱蓮草】菊科の一年生草本植物鱧腸〔タカサブロウ〕の地上部全草である。小さな蓮の苞のような実をつけ，乾燥した土壌で育つことからこの名がある。新鮮な葉や茎を採取して揉むと，黒い汁が出るので墨旱蓮ともいう。味は甘・酸，性は寒，肝・腎経に入る。益腎養血・涼血止血の作用にすぐれ・髭や髪を黒くするはたらきがあることから，肝腎陰虚によって起こる，頭がぼんやりする・めまい・歯がぐらぐらする・若白髪などに用いられる。また涼血止

血の効能があるため，肝腎陰虚や肝火亢盛による吐血・喀血・血尿・血便（急性出血性腸炎など）・血痢・崩漏（子宮機能性出血など）や，眼底出血などさまざまな出血性の疾患に用いることができる。

配合による効能

女貞子は補腎滋陰・養肝明目の効能をもち，筋骨を強固にし，髭や髪を黒くする。旱蓮草は養肝益腎・涼血止血の効能があり，髭や髪を黒くする。女貞子は冬至の日に採取し，旱蓮草は夏至の日に収穫するため，両薬を配合すると季節が交わり天地の陰陽に応ずることができるので，よりすぐれた効果が発揮される。また両薬ともに肝経・腎経に入り相須の作用をあらわす。その結果，補肝腎・強筋骨・清虚熱・療失眠・涼血止血の効能や，髭や髪を黒くする作用がさらに強くなる。

適応症

1. 肝腎不足で虚熱がある諸症状
2. 肝腎陰虧により血が上部を養えないために起こる，頭がぼんやりする・めまい・不眠・健忘・脚に力が入らないなど
3. 肝腎不足による若白髪
4. 陰虚火旺によって血流が制御できないために起こる，鼻血・歯茎の出血・喀血・吐血・血尿・血便・崩漏など

常用量　　　女貞子　6～10g　　　旱蓮草　6～10g

臨床応用

女貞子と旱蓮草の配合は二至丸といい，『証治准縄』に由来する。女貞子と旱蓮草を同量ずつ蜜で練り，丸剤にしたもので，1日2回，各10gずつ服用する。適応症は肝腎陰虚による口苦・咽の乾燥・頭のふらつきやめまい・不眠・多夢・遺精・体がだるいなどで，このほかに鼻血・歯茎の出血・陰虚の吐血などにも用いられる。施先生の経験によれば，両薬を配合すると肝腎陰虚による神経衰弱や，慢性虚弱の諸症状にすぐれた効果が得られるということである。

筆者は肝腎陰虚の子宮機能性出血に対して，女貞子・旱蓮草（各30g）に

生地炭・熟地炭，黒芥穂・升麻炭，丹参・地楡炭などの組み合わせを加えて，よい効果を得ている。

6　白薇・刺蒺藜

単味の効能

【白薇】ガガイモ科の多年生草本植物白薇〔フナバラソウ〕の根または根茎である。根が微細で白色であることからこの名がある。本品の味は苦・鹹，性は寒，肝・胃経に入る。白薇はよく下降して直接血分に達する性質があり，実熱虚熱ともに除くことができる。邪を体表へ追い出すので，とくに血虚の血熱に効果がよい。また温熱病で熱が血分に入って舌が赤く身熱がある・手のひらが熱い・月経が止まらない・肺熱咳嗽などをあらわすものにも用いられる。さらに陰虚内熱・産後の虚熱・発汗過多・頭がふらふらしたりぼんやりする・産前産後の尿失禁・熱淋・血淋などにも用いられる。このほか解毒作用があるため，瘡瘍腫毒・咽喉の腫痛・毒蛇の咬傷などにも用いることができる。

【刺蒺藜】53ページ参照

配合による効能

　刺蒺藜は平肝降逆・疏肝散鬱・去風明目の効能をもつ。白薇は血熱を清し，微熱を除き，涼肝除煩〔肝熱による煩躁を除く〕の効能により睡眠を促す。両薬を配合すると，清熱平肝・涼血安神・行血止痛の効果がさらに明らかになる。

適応症

1．血虚肝熱や肝陽上擾によって起こる，頭がぼんやりする・頭部の腫れ・頭痛・不眠・多夢など
2．血虚肝旺・肝陽上擾による高血圧症・頭のふらつき・頭痛など

常用量　　　白薇　6～10ｇ　　　刺蒺藜　6～10ｇ

臨床応用

施先生は，頭がぼんやりする・頭がふらつく・頭痛などの症状に対し，白薇と白蒺藜の配合を慣用した。血虚肝旺による症状に両薬の配合を用いると，すぐれた効果が得られる。血熱が盛んで頭がぼんやりしたりふらつく場合には，白薇を多く白蒺藜を少なくする。また頭痛が激しい場合には白蒺藜を多く白薇を少なくする。頭がぼんやりする・ふらつく・頭痛がすべてみられる場合には，それぞれ半量ずつ用いるとよい。

7 半夏・秫米

単味の効能

【半夏】60ページ参照
【秫米】イネ科の一年生草本植物，粟の乾燥種子である。味は甘，性は微寒，肺・大腸経に入る。和胃安眠の効能があるため，脾胃虚弱または胃の和降機能の失調によって起こる，夜に安らかに眠れない症状，すなわち「胃和せざれば則ち寐安からず」の状態に用いられる。

配合による効能

半夏は燥湿化痰・和胃降逆・消痞散結の効能をもち，秫米は和胃安眠の効能をもつ。半夏は陰陽を交通し表裏の調和をはかり，気を陽から陰に導くことにより安眠を促す。秫米は脾胃を調和し，半夏の辛烈な性質を抑えることにより安眠をはかる。両薬を配合すると，陰陽が交わり脾胃がよく調和するため，睡眠を促すことができる。『内経』には「薬を飲んだ後に，再び服用するとすぐに眠る」の記述があり，その効果が迅速であることを述べている。

適応症

神経衰弱の不眠や，脾胃虚弱や胃の和降失調によって安らかに眠れないもの

常用量　　　半夏　6～10g　　　秫米　10～15g

臨床応用

　半夏と秫米の配合は，『内経』の秫米半夏湯に由来する。胃の不和により夜間安眠が得られないものに用いる。明代の張景岳は「慢性的に不眠がある者に神効がある」と述べている。筆者の経験によれば，胃脘部が不快で眠れない不眠症に有効である。

　近代医家の張錫純は，両薬の配合の理由を次のように述べている。「半夏を用いるのは，その利痰作用の故ではない。半夏は夏の半ば，すなわち陰陽が交換する時，つまり陽より陰に入る時期に生じるため，よく陰陽を通じ表裏を調和させる。それにより心中の陽は徐々に陰に潜むので，安眠が得られるのである。秫米は芦稷の米（俗名はコーリャン高粱）で，その汗漿の稠潤甘緩の性質によって半夏の辛烈さを調和する」

　どの植物を秫米とするかについては，見解が分かれている。『簡明中医辞典』には「秫米は『名医別録』に記載がある。別名は小米・糯米・黄米・粟米という。イネ科植物粟の種子である」とある。『本草逢原』では「秫米は俗名糯米である」。張錫純は「秫米は即ち芦稷の米（俗名高粱）なり」と述べている。筆者は張錫純の説に従い，本薬を用いる場合には高粱米を用いている。

◆◆◆　重鎮安神　◆◆◆

1　竜骨・牡蛎

単味の効能

【竜骨】古代の大型脊椎動物の骨格の化石である。味は甘・渋，性は微寒，心・肝経に入る。本薬の性質は沈重・粘渋である。平肝潜陽・鎮静安神の効能があるため，肝腎陰虚や肝陽上亢による，頭のふらつき・頭脹・めまい・

耳鳴り・煩躁などに用いられる。また精神不安・心悸・不眠・驚癇・癲狂などにも有効である。焼いて用いると収斂固渋の効能をあらわすので，遺精・滑泄・久瀉・脱肛・崩漏・帯下・自汗・盗汗などに用いられる。このほか吸湿斂瘡の効能があるため，湿疹痒疹や瘡瘍がつぶれた後で治りにくいものに用いられる。また咯血の治療や，煩躁不安があるものにも使用することができる。

【牡蛎】66ページ参照

配合による効能

　竜骨は化石なので重い性質がある。その効能は平肝潜陽・鎮静安神・斂汗固精・止血渋腸・生肌斂瘡である。牡蛎は貝殻でやはり重い性質があり，斂陰潜陽・渋精・止汗・止帯・化痰・軟堅の効能をもつ。両薬を配合すると，益陰潜陽・鎮静安神・軟堅散結・渋精・止血・止帯の効果が増す。竜骨は陰を補益するとともに，上浮した陽気を潜める。牡蛎は陰を補益するとともに，下陥した陽気を摂する。このため張仲景は両薬を配合して用いることが常であった。

適応症

1．陰虚陽亢による心神不寧・煩躁不安・心悸・怔忡・不眠・健忘・頭のふらつき・めまい・耳鳴りなど
2．陰虚陽亢・肝陽上擾に属する高血圧症
3．長引く泄瀉や下痢など
4．小便不禁・遺精・滑精・崩漏・帯下など
5．脇下の脹痛など
6．咳血・吐血が長引き治癒しないもの

常用量　　　竜骨　15～30g　　　牡蛎　15～30g
　　　　　　（いずれも砕いて他薬より先に煎じる）

臨床応用

　竜骨と牡蛎の配合は，『傷寒論』の桂枝甘草竜骨牡蛎湯に由来する。本方は焼針で強引に発汗させた後に，さらに攻下の方法を用いたために火逆証を起こし，そのため心陽が損なわれ，煩躁不安や心悸・怔忡などがみられるものを治療する。

竜骨・牡蛎を組み合わせると神経衰弱などに対して，鎮静安眠の効果をあらわす。その治療機序について，張錫純は次のように述べている。「人身の陽の精は魂である。陰の精は魄である。竜骨はよく魂を安んじ，牡蛎はよく魄を強くする。魂魄が安んじて強くなれば，精神は自ずから充足し，虚弱は自然に治癒する。竜骨と牡蛎は，もとより魂魄精神を補う妙薬である」「竜骨は肝に入って魂を安んじ，牡蛎は肺に入って魄を安定させる。魂魄は心神を両面から補佐するものである」張錫純は生竜骨30ｇ，生牡蛎30ｇ，山茱萸30ｇ，三七６ｇを配合して補絡補管湯と名付け，咳血吐血が長びき治癒し難いものに用いた。治療機序について張錫純は「竜骨・牡蛎は上部に充満する熱を収斂して下にめぐらせ，それに随って上部に充満する血も下行させて経に帰す」と述べている。気が昇れば血もまた昇り，気が降りれば血もまた降りるのである。このようなものに重鎮降逆の品を用いれば，気を降ろして止血することができるのである。

　では両薬の配合により，どうして脇下の脹痛を治療することができるのであろうか。張錫純は以下のように述べている。「脇は肝の部位であり，脇下の脹痛は肝気の横恣によるものであるから，瀉肝の薬を用いるべきである。これは大気下陥する者には不適当である。竜骨・牡蛎を用いて肝火を収斂すれば，肝気は横恣にはいたらない。これは肝を治療する古人の妙術である」「竜骨と牡蛎の性質は収渋ではあるが，同時に実を開いて通じる力がある。『神農本草経』に，竜骨は癥瘕を消し，牡蛎は鹹味による軟堅作用によって竜骨を補佐するため，著効が得られるとある」。筆者は脇下に脹痛があり，肝脾の腫大があるものに，青橘葉・宇金・白蒺藜・合歓皮とともに用いて，よい効果をあげている。

2　紫石英・紫貝歯

単味の効能

【紫石英】フッ化カルシウムを含有する鉱石である。色は紫で光り輝いているため，紫石英の名がある。本薬の味は甘，性は温，心・肝経に入る。鎮心安神定驚の効能にすぐれるので，心神不安・心悸・怔忡などに用いられる。

また逆気を降ろし，子宮を温めるため，肺虚の寒嗽・咳逆上気や，血海虚寒による不妊症にも用いられる。

【紫貝歯】宝貝科の軟体動物の貝殻である。味は鹹・性は平，肝・脾経に入る。清肝明目・鎮静安神の効能があるため，目赤腫痛・頭のふらつき・頭痛・驚悸・不眠，および小児の高熱による抽搐などに用いられる。

配合による効能

紫石英は血分に入り，上部では心を鎮め，驚悸を定め，魂魄を安らかにし，逆気を鎮め，その重い性質によって怯*を去る作用がある。また下部では肝を益し，下焦を補い，陰火を散じ，消渇を止め，胞宮を温める。紫貝歯もまた血分を走り，清肝明目・鎮驚安神の作用にすぐれた，怯を除く良品である。両薬を配合するとその相互作用により，鎮静安神・平肝潜陽の作用を発揮し，降圧作用がさらに強くなる。

＊怯：虚労によって心が疲弊して，常におびえている心理状態

適応症

1．心神不穏・神志不寧・驚悸・不眠・多夢・睡眠時の不安感・頭のふらつき・めまいなど
2．高血圧症

常用量　　紫石英　6〜12g　　　紫貝歯　6〜15g
　　　　　（いずれも砕いて他薬より先に煎じる）

3　竜歯・紫貝歯

単味の効能

【竜歯】古代脊椎動物の歯の化石である。味は渋・性は涼，心・肝経に入る。本薬はその重沈な性質により，鎮心安魂・鎮静安神・除煩熱の効能をあらわ

し，驚癇・癲狂・心悸・不眠・煩熱不安などに用いられる。

【紫貝歯】268ページ参照

配合による効能

　竜歯は化石であり，性質は重，味は渋である。重は怯を去り，渋はよく収斂して，鎮心安魂・鎮驚安神の効能をあらわす。紫貝歯は貝殻であり，その性質もまた重沈で，鎮静安神の良薬である。両薬を配合すると，相互作用により怯を除く力が増し，鎮肝潜陽・安魂定魄・血圧降下の効果が際立つ。

適応症

1．昼間陽をめぐっていた気が，夜間に陰に入ることができないために起こる睡眠困難で，心神不穏・頭のふらつき・頭痛・めまいなどを伴うもの
2．高血圧症

常用量　　　竜歯　10〜15g　　　紫貝歯　6〜15g
　　　　　　（いずれも砕いて他薬より先に煎じる）

4　石決明・紫石英

単味の効能

【石決明】ミミガイ科の軟体動物アワビ〔*Haliotis diversicolor* Reeve. または *H. gigantea discus* Reeve.〕の貝殻である。本薬は石に付着して生息し，明目作用があるためこの名がある。味は鹹・性は寒，肝・腎経に入る。石決明は水中の陰気を得て育ち，形は卵のように丸くかつ偏平である。薬用すると潜降の力が非常に強いため，肝熱・肝火・肝陽をすばやく下降させて，肝熱を清し，肝風を鎮め，風熱を瀉し，明目作用をあらわす。これにより風陽上擾・頭痛・めまい・緑内障・目赤腫痛・驚悸・抽搐・骨蒸労熱に対して，すぐれた効果をあらわす。

【紫石英】268ページ参照

配合による効能

石決明は貝殻で，平肝潜陽・清肝明目の効能をもつ。紫石英は鉱石で，鎮心定驚および肺や子宮を温める作用がある。石決明は清熱涼肝により鎮静作用をあらわし，紫石英は鎮心平肝により驚を鎮める。両薬を配合すると，鎮肝潜陽・平肝降圧・瀉熱熄風・明目の作用がさらに強くなる。

適応症

1．肝陽上逆による頭のふらつき・頭脹・頭痛・めまい・不眠など
2．高血圧症

常用量　　　石決明　6～12ｇ　　　紫石英　6～12ｇ
　　　　（いずれも砕いて他薬より先に煎じる）

臨床応用

紫石英と紫貝歯，青竜歯と紫貝歯，紫石英と生石決明の組み合わせは，いずれも実証の高血圧症に用いられる。もし顔や耳が赤く，便秘し，半身の麻痺がある場合には，川軍や芒硝を加えたり，全栝楼や風化硝を加えれば，よりすぐれた効果が得られる。いわゆる釜底抽薪と呼ばれる方法で，脳出血を予防することができる。

このほか肝陽上逆証の不眠などにも常用される。

5　紫石英・鉄落

単味の効能

【紫石英】268ページ参照
【鉄落】生鉄洛ともいう。鉄を鍛造するときに焼けた鉄が飛び散って床に落

ちて得られる細かい鉄屑のことで，四酸化三鉄を含有する。味は辛，性は平で微毒がある。清代の張石頑は「汁に漬けて煎薬とし，その沈降の性質を用いる。すみやかに気を下ろすことができるが，過服してはならない」と説いている。明代の李時珍は「肝を平らかにし怯を去り，怒りや狂を発しやすいものを治療する」と述べている。『名医別録』には「鉄落は胸膈中の熱気を除き，食下らず，煩を止める」をいう記述がある。つまり本薬は，降火鎮驚・鎮静安神・平肝潜陽の効能により，驚悸・癲・狂・癇などを除くことができる。

配合による効能

　紫石英は鎮重の性質があり，その気は温性で補う作用がある。もっぱら心肝の血分をめぐり，奇脈に通じ，心の力を強め，気血を下行させて，衝気の上逆を鎮める。鉄落は重降の性質があり，もっぱら肝を平らかにして怯を去り，心神を安寧させ，妄火を瀉し，痰を除く。紫石英は鉱石であり，鉄落は金属である。両薬を配合すると，鎮肝寧心・去怯安神・血圧降下の効果がさらに強くなる。

適応症

1．驚悸・怔忡・頭のふらつき・頭痛・不眠など
2．癲・狂・癇症
3．実証の高血圧症

常用量　　　紫石英　6〜12g　　　鉄落　15〜30g
　　　　　　（いずれも砕いて他薬より先に煎じる）

臨床応用

　『素問』病能論に「怒り狂う病人がいる……これに生鉄洛を服用させるとよい。生鉄洛は，気を下すからである」と記されている。紫石英と紫貝歯を配合すると，さらに効果がよくなる。また実証の高血圧症や肝陽上擾による頭痛・頭のふらつき・不眠などにも用いられる。

6　石決明・磁石

単味の効能

【石決明】270ページ参照
【磁石】91ページ参照

配合による効能

　石決明は平肝潜陽・清肝明目の効能をもち，磁石は重鎮安神・益腎納気・平肝潜陽の効能をもつ。石決明は貝殻，磁石は鉱石であり，両薬を配合すると，重沈の力が増強する。また石決明は肝経に入り，磁石は腎経をめぐる。両薬を配合すると水木ともに生じることができるため，滋腎平肝・鎮驚潜陽・血圧降下の効果がさらに明らかになる。

適応症

1. 肝腎陰虚で，水が木を潤さず肝陽上擾となるために起こる，頭のふらつき・めまい・頭脹・頭痛・耳鳴り・不眠・多夢・頭が重く足元がふらつくなど
2. 高血圧症

常用量　　石決明　6〜12g　　　磁石　10〜30g
　　　　　　（いずれも砕いて他薬より先に煎じる）

7　紫石英・磁石

単味の効能

【紫石英】268ページ参照
【磁石】91ページ参照

配合の効能

　紫石英は鎮心定驚および肺や子宮を温める効能がある。磁石は重鎮安神・益腎納気・平肝潜陽の効能をもつ。紫石英は主に肝経に入り，磁石は腎経をめぐるため，両薬を配合すると，肝腎同治のすぐれた作用が発揮される。また両薬はともに鉱石で，重沈な性質であるため，配合によって重沈の力が一層増し，滋腎平肝・鎮静安神・血圧降下の作用が増強する。

適応症

1．腎陰不足・水不涵木・肝陽上逆による，頭のふらつき・耳鳴り・不眠・多夢など
2．虚証の高血圧症

常用量　　　紫石英　6～12ｇ　　　磁石　10～30ｇ
　　　　　　　（いずれも砕いて他薬より先に煎じる）

適応症

　石決明と霊磁石，紫石英と霊磁石の組み合わせは，いずれも肝腎不足のために水不涵木〔腎水が肝木を潤さない〕となり，肝陽が上亢して起こる高血圧症に用いられる。筆者は杞菊地黄湯との配合を慣用するが，すぐれた降圧作用を得ている。

8　珍珠母・磁朱丸

単味の効能

【珍珠母】真珠貝およびカラス貝科の貝の貝殻である。味は甘・鹹，性は寒，肝・心経に入る。本薬は平肝潜陽・清肝明目の効能があるため，肝陰不足・肝陽上亢による頭痛・めまい・耳鳴り・煩躁・不眠などに用いられる。また

肝虚により目がぼんやりしてはっきりものが見えないものや，肝熱による目赤・羞明などを治療する。また定驚・制酸・止血の効能があるため，癲狂・驚癇・胃酸過多・吐血・衄血・血崩などにも用いられる。

【磁朱丸】孫思邈が創製した処方で，『千金方』に記載されている。磁石60ｇ，朱砂30ｇ，六神麹90ｇを小さい丸剤にしたものである。これらの諸薬を配合すると，滋陰明目・鎮静安神の作用にすぐれるので，心悸・不眠・睡眠困難・ものが見えにくい，などを治療することができる。

配合による効能

珍珠母は平肝潜陽・鎮心安神・散翳明目の効能をもち，磁朱丸は滋腎明目・鎮驚安神の効能をもつ。両薬を配合すると，滋腎平肝・鎮静安神や，目翳を除いて目を明らかにする作用がさらに強くなる。

適応症

1．肝腎不足や肝陽上逆による，頭のふらつき・めまい・瞳孔散大・ものがはっきり見えない・耳鳴り・耳聾など
2．虚証の高血圧症

常用量　　珍珠母　6～30ｇ（砕いて他薬より先に煎じる）
　　　　　　磁朱丸　6～10ｇ（布で包み先に煎じる）

臨床応用

珍珠母と磁朱丸の組み合わせは，緑内障に用いられる。また高血圧で動脈硬化や眼底の病変を伴うもの，出血傾向があるものにも用いられる。

9　秫米・磁朱丸

単味の効能

【秫米】265ページ参照
【磁朱丸】274ページ参照

配合による効能

　秫米は穀物で，中臓を補い，胃を和して睡眠を促す。磁朱丸は鉱石で，その重沈の性質により怯を除き，鎮静安神・益腎平肝の効能をあらわす。両薬を配合すると，滋腎平肝・鎮静安神・和胃安眠の作用がさらに強くなる。

適応症

　脾胃不和による胸悶不舒・頭がぼんやりする・心悸・不眠など

常用量　　　秫米　10～15ｇ　　　　磁朱丸　6～10ｇ
　　　　　　　（ともに布で包んで煎じる）

10　朱砂・琥珀

単味の効能

【朱砂】辰砂，または丹砂ともいう。赤色の砂状物質なので，朱砂の名がある。本薬は角柱結晶の天然の鉱石である。味は甘，性は微寒で小毒があり，心経に入る。内服すると鎮心安神の効能があるため，心悸・怔忡・不眠・煩躁・驚癇・癲狂などに用いられる。また外用すると解毒殺菌の効能があるので，口舌生瘡・咽喉腫痛・瘡瘍腫毒などに用いられる。

【琥珀】古代の松や楓の樹脂が地層の中に埋もれて，長い間に化石になったものである。味は甘，性は平，心・肝・膀胱経に入る。本薬は鎮静作用があ

るため，驚風・癲癇・驚悸・不眠などに用いられる。また利水通淋・活血化瘀・通経散結の効能により，小便癃閉・血淋・気滞血瘀・月経不通（閉経）・癥瘕疼痛などにも用いられる。

配合による効能

　朱砂の色は赤く，心に入って鎮心安神・解毒殺菌の効能をあらわす。琥珀はもっぱら心肝をめぐり，鎮静安神・利水通淋・活血化瘀の効能をあらわす。両薬を配合すると心肝同治となり，鎮静・鎮驚安神の作用がさらに強くなる。

適応症

1．心神不寧・不眠・多夢・睡眠困難・支離滅裂な夢を見るなど
2．中老年の陳旧性心房細動で，睡眠困難で覚醒しやすい・眠りが浅く夢が多い・恍惚不安などを伴うもの

常用量　　朱砂と琥珀を同量合わせて細末にし，1gを白湯（さゆ）で睡眠前に服用する

臨床応用

　朱砂と琥珀の組み合わせは，施先生が夢が多く睡眠が得られないものを治療した経験から得たものである。しかし本薬は有毒であるので，長期間服用してはならない。
　筆者の経験では，心悸・怔忡・胸悶・胸痛・脈結代などを伴う心房細動に対して，弁証にもとづいて，金属・鉱物・貝類の薬物の量を多めに用いると，重鎮安神の効果を保つことができ，よい治療結果が得られる。

17 平肝熄風・鎮静鎮驚類

1　刺蒺藜・僵蚕

単味の効能

【刺蒺藜】53ページ参照
【僵蚕】16ページ参照

配合による効能

　刺蒺藜は疏肝解鬱・平肝止痛の効能をもち，僵蚕は去風解痙・散熱止痛・化痰散結の効能をもつ。両薬はいずれも肝経・肺経に入るため，配合により効果が増し，平肝解鬱・熄風解痙・去風通絡・舒展神経などの作用を発揮して，疼痛を取り除く。

適応症

1．肝陽上亢による頭暈・めまい・頭痛など
2．神経性頭痛・三叉神経痛
3．顔面のシミ（色素沈着）

常用量　　刺蒺藜　10～15ｇ　　　僵蚕　6～10ｇ

17 平肝熄風・鎮静鎮驚類

臨床応用

　施先生には白蒺藜と白僵蚕を配合して用いる習慣があった。両薬の配合は内傷頭痛に対して効果があることが経験上わかっている。このとき，肝陽頭痛であれば釣藤・菊花を，気虚頭痛であれば黄耆・党参を，血虚頭痛であれば生白芍・生甘草を，痰湿頭痛であれば二陳湯（半夏・茯苓・陳皮・甘草）を加えると効果が増す。筆者はかつて血管神経性頭痛に悩む男性を治療したことがある。この患者は，こめかみの血管が怒張し，眼球に引っぱられるような痛みを感じていた。そこで白蒺藜15ｇ，白僵蚕10ｇ，生杭芍30ｇ，生甘草10ｇを煎じて服用させたところ，10剤あまりの服用で痛みがとれた。

　また両薬の配合は顔面のシミ（色素沈着）に対しても有効である。このとき筆者は常に四物湯（当帰・白芍・地黄・川芎）を合方して，迅速な効果をあげている。気血の衰弱を伴うものには，香附子・益母草などを加えるとよい。

2　僵蚕・地竜

単味の効能

【僵蚕】16ページ参照
【地竜】蚯蚓（きゅういん）ともよばれ，ミミズの乾燥屍体である。味は鹹，性は寒，肝・脾・膀胱経に入る。本薬は舒肺平喘・熄風止痙の効能があるため，肺熱による喘咳・哮喘（気管支喘息）・小児喘息・痰鳴声嘶（痙攣性気管支炎）などで，高熱の煩躁・驚癇・抽搐をあらわすものに用いられる。また去風清熱や通絡止痛の効能があるため，熱痺による関節の紅腫と熱痛，また寒湿痺痛や肢体の屈伸不利などにも用いることができる。さらに気虚血滞や経絡不利による，半身不随・打撲傷・気血の流れが悪い・瘀積による疼痛などに効果があるため，腰背部の損傷による急性の疼痛，腰や脚の痛みなどに用いるとよい。また清熱利尿の作用があるため，熱結膀胱による小便不利や尿閉，慢性腎炎で小便が滞るときにも用いられる。このほか清熱降圧の作用があるため，

肝陽上亢による高血圧症も治療することができる。

配合による効能

　僵蚕の味は辛鹹で気味ともに薄く，よく上昇しあまり下降しない。熄風解痙・散風止痛・化痰散結の効能をもつ。地竜の味は鹹寒で，主に下行して清熱熄風・通絡止痙の効能をあらわす。両薬を配合すると上昇と下降のバランスがとれ，熄風解痙・舒展神経・通絡止痛の効果がさらに強くなる。

臨床応用

1．風痰が絡道に瘀滞するために起こる頭痛で，治りにくいもの
2．高熱による驚風・抽搐など
3．口眼喎斜・三叉神経痛

常用量　　　僵蚕　4.5～6g（僵蛹で代用してもよい）
　　　　　　　地竜　6～10g

臨床応用

　白僵蚕と地竜の配合は神経性頭痛に用いられる。施先生は両薬を配合すると神経が伸びやかになると説明している。筆者は長年の経験から舒展神経と熄風解痙の作用は同じであると考え，本薬を風痰頭痛に用いている。このとき，天麻・白朮・半夏を加えることにより，いっそうすぐれた効果が得られる。僵蛹とは蚕の蛹を白僵菌で発酵させたもので，効能・主治ともに白僵蚕と同じである。そのため僵蛹を白僵蚕の代用として用いることができる。

3　全蠍・鉤藤

単味の効能

【全蠍】全虫ともいい，キョクトウサソリを乾燥したものである。味は辛・鹹，性は平で有毒，肝経に入る。本薬は肝経の風熱を除き，平肝熄風止痙の効能をあらわすので，破傷風・小児の急性や慢性の驚風・中風による半身不随・口眼喎斜・言語謇渋〔吃音〕・手足抽掣などに用いられる。また去風通絡により疼痛を除くので，難治性の偏正頭痛（三叉神経痛など）や風湿痺痛などに用いられる。さらに解毒散結の効能があるため，瘡瘍腫毒・瘰癧結核などにも用いられる。このほか鎮静降圧の作用により，高血圧症にも用いられる。
【鉤藤】14ページ参照

配合による効能

　全蠍はもっぱら肝経に入り，熄風止痙・通絡止痛・解毒散結の効能をもつ。鉤藤は肝・心経をめぐり，清熱平肝・熄風解痙の効能をあらわす。両薬を配合すると肝心同治となり，相互に薬力を促して，熄風解痙・通絡止痛の効果を高め合う。

適応症

1．風熱による頑固な頭痛で，治癒しにくいもの
2．口眼喎斜（面癱），顔面の神経痙攣・三叉神経痛
3．高血圧症や動脈硬化による頭痛

常用量　　全蠍　3～4.5 g（粉末にして1回に0.6～1 g服用）
　　　　　　鉤藤　10～15 g（他薬を先に煎じたのちに加え軽めに煎じる）

臨床応用

　全蠍と釣藤の配合を，施先生は難治性の頭痛（神経性頭痛）に用いた。また全虫と鉤藤各10 gに高麗参6 gを合わせて粉末にし，1日2回，3 gずつを服用すれば，高血圧症や動脈硬化の頭痛にすぐれた効果が得られる。

4　全蠍・蜈蚣

単味の効能

【全蠍】281ページ参照
【蜈蚣】味は辛，性は温・有毒，肝経に入る。本薬は走り抜ける力が強く，内は臓腑へ外は経絡へとめぐるため，気血が凝集するところをすべてよく開通させる。すなわち経絡を通じ，肝風を潜め，痙攣を除き，抽搐を止める作用をもつ。内部では，肝風の兆し・癲癇・眩暈・抽掣瘈瘲・小児の臍風・破傷風などを治療し，外部では経絡中風・口眼喎斜・手足麻木および頑固な痙攣性頭痛などを治療することができる。また解毒消腫の効能があるため，瘡瘍腫毒・瘰癧潰爛などにも用いられる。

配合による効能

　全蠍は平肝熄風解痙・去風通絡止痛・解毒散結消腫の効能をもつ。蜈蚣は肝風を潜め痙攣を除き，抽搐を止め，経絡を通じ，疼痛を除き，解毒散結や消腫の効能をもつ。両薬はいずれも肝経に入り，熄風解痙をあらわす良品である。配合すると相須作用により，熄風解痙の効果が倍増する。

適応症

1. 中風（脳血管障害）・癲癇・破傷風・小児臍風・小児の急性，慢性の驚風による抽搐など
2. 瘡瘍腫毒・瘰癧の諸症状
3. 頑固な頭痛または偏頭痛で抽掣疼痛が激しいもの
4. 風湿痺痛など

常用量　　全蠍　3〜4.5g
　　　　　　（粉末にして煎液に溶かす。1日2〜3回，1回 0.6〜1g）
　　　　　　蜈蚣　1〜3g
　　　　　　（粉末にして煎液に溶かす。1日2〜3回，1回 0.6〜1g）

臨床応用

　全蠍と蜈蚣を配合した処方に，蜈蠍散（止痙散）がある。本方は蜈蚣と全蠍を同量ずつ粉末にしたもので，手足の抽搐や，角弓反張などに用いる。驚癇にはこの粉末を１日２回，各１〜1.5ｇ服用するとよい。

　山東省高密県の単庭蘭先生は，蜈蠍散を用いて発病後５日以上経過した瘡癤癰腫・鼠瘡（リンパ結核）・陰疽などを治療したということである。蜈蠍散の製法は，以下の通りである。クルミ１個を２つに割り仁を除く。できたクルミの殻の中に，蜈蚣２匹と全蠍１匹を手でもみ砕いて入れ，外側を糸でしっかり巻き，さらに黄土の泥で包み，文火（炎が出ていない炭火）の中へ入れて焙焼する。ゴトゴトと音がする頃を見計らってクルミの殻と蜈蚣・全蠍を取り出し，磁器の器（銅や鉄器は不可）に入れて砕いて細末にする。この細末を温めた黄酒 200〜400ｇ（白湯でもよい）とともに服用し，服用後布団にくるまって汗をかくとよい（汗をかかなくても，あるいは少量の発汗でもよい）。もし治癒しない場合には，３〜５日後に再び２〜３剤を服用させる（小児は２回に分けて服用する）。

5　茺蔚子・天麻

単味の効能

【茺蔚子】益母草の乾燥果実である。味は辛・甘，性は微寒で小毒，肝・脾経に入る。活血調経・順気遂風・清肝明目の効能をもつため，月経不順・崩漏・帯下・産後の腹痛，および目赤腫痛・眼球の瞖膜などに用いられる。また現代薬理学において血圧降下作用が認められることから，高血圧症・脳動脈硬化症・脳血管障害などにも用いることができる。

【天麻】明天麻ともいう。味は甘，性は微温，肝経に入る。本薬は陽に属しよく上昇する，肝経気分の薬である。熄風止痙の効能があり，肝風内動による驚癇抽搐・破傷風・小児の急慢性の驚風に用いられる。また鎮静平肝の効

能もあるので，肝虚や肝風によって起こる眩暈（高血圧症・動脈硬化・メニエール症候群など），および一般的な虚弱による眩暈にも用いられる。さらに去風除湿・鎮痙止痛の効能もあり，肝風痰湿の病による偏頭痛，および風湿痺痛・肢体麻木・手足不遂などにも用いられる。

配合による効能

　茺蔚子はよく昇降する性質があり，活血通絡・涼肝明目の効能がすぐれている。天麻は陽に属してよく昇り，平肝熄風の効能により眩暈を治療する。茺蔚子は主に活血作用が，天麻は主に行気作用があるため，両薬を配合すると気血が調和して，肝を穏やかにして風を鎮め，絡道が通じて疼痛が除かれる。

適応症

1．癲癇の病で，経道不暢による頭痛・頭重感などの症状を伴うもの
2．風が絡道を阻滞するために，気血の流れが悪化して起こる，頭痛など
3．高血圧症

常用量　　茺蔚子　6～10 g
　　　　　　天麻　　3～10 g
　　　　　　（粉末にして煎液に溶かす。1日2～3回，1回1～1.5 g）

臨床応用

　茺蔚子・明天麻の配合は，肝風内動・驚癇抽搐などに用いられるほか，高血圧症による頭痛や頭がぼんやりするなどの症状を除くことができる。このとき黄芩・夏枯草・槐花・牛膝と合わせて用いると，よりすぐれた効果が得られる。
　茺蔚子は中毒の恐れがあるため30 g以上用いてはならない。

6 珍珠・海参腸

単味の効能

【珍珠】真珠または珠子ともいい，珍珠貝科およびカラス貝科の貝の体内に形成する球状の塊である。貝が体内で異物の周囲に真珠質を分泌し，それが成長してできる。味は甘・鹹，性は寒，肝・心経に入る。本薬は堅くて光沢があり，無毒である。心肝経の熱を除いて鎮心安神・養陰熄風・清熱墜痰の効能をあらわすため，驚悸・怔忡・癲癇・驚風・抽搐などに用いられる。また去翳明目・解毒生肌の効能があり，目生翳障やふさがりにくい瘡瘍などを治療する。このほか胃痛や胃液の逆流がある潰瘍にも用いることができる。

【海参】マナマコ科マナマコまたはその他のナマコの全体である。味は鹹，性は温，心・腎経に入る。補腎益精・養血潤燥の効能があり，精血毀損による虚弱労怯・陽萎・夢遺・小便頻数・腸燥便秘などに用いられる。海参腸は，ナマコの腸をきれいに洗浄し，陰干しにしたものである。本薬の性味・帰経・効能・主治に関する記述は少ないが，施先生は癲癇の治療に用いている。

配合による効能

　珍珠は鎮心安神・養陰熄風・清熱墜痰・去翳明目・解毒生肌の効能をもち，海参腸は補腎益精・養血潤燥の効能をもつ。珍珠は鎮静安神・清熱墜痰の作用にすぐれ，海参腸は痰涎を除き，絡脈を通じて抽搐を止める作用がすぐれている。両薬を配合すると，鎮静止痙・去痰・抗癲癇の効果を発揮する。

適応症

　癲癇

常用量　　　珍珠　　3 g
　　　　　　　海参腸　30 g
　　　　　　　（粉末にして混合し，20包に分包する。毎日朝夕1包ずつ白湯にて服用する）

7　鬱金・白礬

単味の効能

【鬱金】 203ページ参照

【白礬】 明礬(ミョウバン)・礬石ともいう。味は酸・渋，性は寒で小毒，脾・胃・肺・大腸・肝経に入る。風痰を除く作用があるので，風痰壅盛による癲癇や，痰阻心竅による精神異常などに用いられる。また解毒燥湿の作用にすぐれ，湿熱黄疸（肝炎や胆石症など）にも用いられる。収斂止血・渋腸止瀉の効能もあり，大便出血・崩漏・帯下，および下痢が止まりにくいなどの症状を除くこともできる。外用では収湿止痒・解毒殺虫の効能があるため，癰腫瘡毒・湿疹・疥癬・口舌生瘡・耳内の化膿症などに用いられる。

配合による効能

鬱金は辛味ではあるが激しくはなく，先に上昇し後で下降する性質がある。気分に入り行気解鬱の効能を，血分に入り涼血清心・破瘀散結の効能をあらわすため，痰濁が心竅をふさいで起こる諸症状に用いられる。白礬は気味が酸寒で，燥湿化痰の効能があるため，風痰を除くほか，熱痰の上溢を下部より除くことができる。鬱金は解鬱を，白礬は化痰を主作用とするため，両薬を配合すると豁痰開竅の作用が増し，癲癇の治療効果がさらによくなる。

適応症

1. 風痰による癲癇
2. 蓄痰による癲狂

常用量

鬱金　6～10g　　　白礬　1～3g

臨床応用

鬱金と白礬を配合した方剤は，『外科全生集』馬氏試験秘方に癲癇白金丸・白玉化痰丸・礬鬱丸がある。心竅が痰で阻まれて起こる癲癇や痴呆で，突然に昏倒し口から涎沫を吐くものに用いられる。

また『医方考』の白金丸は，癲狂に用いられる。

清代の張石頑は治療経験を次のように伝えている。「10年来，失心風癲を患う女性に対して，鬱金120gに明礬30gを加えて丸剤とし，衣に朱砂を用いて，50丸を服用させたところ，心間に物があるような感じが消え，再服によって治癒した。鬱金は心に入って悪血を去り，明礬は頑痰を除き，朱砂は安神作用があるからである」

筆者にも次のような治療経験がある。ある少女が情志不遂によりあれこれ思いわずらった結果，悶々として言葉を発せず，睡眠困難となり，寒熱がわからず，湿った衣服で眠ったり，外へ飛び出したりするようになった。痰涎が多くて吐き続け，表情にとぼしく，舌は白滑，脈は弦滑であった。この少女に鬱金と明礬を主薬として，遠志・菖蒲・半夏・茯苓・陳皮・枳殻・竹筎・甘草を加え，煎じて服用させたところ，6剤で痰涎は半分に減少し，眠れるようになり，外へ飛び出さなくなった。さらに6剤を服用させると，痰涎は消え精神が安定した。

8 阿膠・亀板膠・鹿角膠

単味の効能

【阿膠】112ページ参照
【亀板膠】亀板を煮つめてできた膠〔ゼラチン質〕である。味は甘・鹹，性は平。滋陰・補血・止血の効能があるため，陰虚血虧・骨蒸労熱・吐血・衂血・煩熱・驚悸・腎虚腰痛・足膝痿弱・崩漏・帯下・不眠・健忘・遺精・早泄などに用いられる。
【鹿角膠】鹿角を煮つめてできたゼラチン質である。味は甘・鹹，性は温，肝・腎経に入る。腎陽を補い，精血を生じるため，腎気不足・虚労羸痩・腰膝無力・陽萎・滑精などに用いられる。また補陽益陰・活血止血の効能があるため，吐血・衂血・血尿・崩漏・帯下などにも用いられる。

配合による効能

　阿膠は補血止血・滋陰潤肺の効能をもち，亀板膠は滋陰潜陽・益腎健胃の効能をもつ。鹿角膠は腎陽を補い，精血を生じる。亀板膠と鹿角膠を配合したものを亀鹿二仙膠といい，作用機序について明代の李中梓は次のように記している。「人に三奇がある。精・気・神は生の根本である。精が損傷を受けると気を生ずることができず，気が損傷を受けると神を生ずることができない。精が不足するときは，味をもって補う。鹿は天地の陽気を受けてよく督脈を通ずる。精が満ちている者は，多淫で長寿である。亀は天地の陰気を受けてよく任脈を通ずる。気が満ちている者は，息が穏やかで長寿である。両者は気と血に属し，味は純厚であり，また大自然の元微を得て，異類有情，竹破竹補〔人体と親和性のある動物生薬を用いたり，同系統の生薬を用いること〕の関係にある」。両薬を配合すると，陰陽をともに補い，任脈・督脈をよく通じさせる。したがって腎陰腎陽を大いに補うことにより虚弱や羸痩を治療することができる。さらに阿膠を加えると，補陽滋陰・補血生精の効能が際立ち，督脈と任脈がよく通じるため，脳を補い，急を緩め，癲癇を治療する効果が強くなる。

適応症

1. 癲癇
2. 虚労による諸々の不足，疲労して無力・不眠・多夢・心悸・気短・遺精・盗汗など

常用量

　　阿膠　6～10 g　　　亀板膠　6～10 g　　　鹿角膠　6～10 g
（人乳でゆっくり煮溶かし，1日2回白湯(さゆ)にて服用する。）

臨床応用

　人乳は陰血が化生したものである。味は甘・鹹，性は平である。五臓を潤し，気血を補益し，脳髄を補い，煩熱を除き，消渇を止め，肌膚を潤沢にし，悦顔利腸の効能をもつ。人乳を用いて上記の薬物を煮溶かすのは，諸薬の効果を増強させるためである。

　臨床で観察したところ，癲癇の患者に本薬を服用させると，かえって発作

回数が増加するものがあった。しかし正常な現象とみなして本薬を継続したところ，効果があらわれた。このような例もあるため，服薬を途中で中止してはならない。

9　白芷・僵蚕

単味の効能

【白芷】味は辛，性は温，肺・脾・胃経に入る。色が白く香りが高く，下降よりも上昇の性質が強く，気分や血分をよくめぐる。去風・燥湿・消腫・止痛の効能があるため，眉棱骨痛・歯痛・鼻淵・寒湿腹痛・腸風痔漏・赤白帯下・癰疽瘡瘍・皮膚燥痒・疥癬などに用いられる。

【僵蚕】16ページ参照

配合による効能

　白芷は色が白く，性は温，気は濃厚で，芳香がありよく昇散し，九竅を通じ，去風止痒・通絡止痛・除湿消腫・昇清止帯の効能をあらわす。白僵蚕は最もよく清化の気を得，気味はともに薄く，軽く浮いて上行し，去風清熱・熄風解痙・化痰散結・通絡止痛の効能をあらわす。両薬はいずれも上昇するため，配合により去風止痛・勝湿止帯の効果がさらに強くなる。

適応症

1．風熱の病による眉棱骨痛
2．女性の帯下など
3．黄褐斑

常用量　　　白芷　6〜10g　　　僵蚕　6〜10g

臨床応用

　白芷と白僵蚕の配合は，頭・目・歯・鼻の諸病によく用いられる。筆者は三叉神経痛に，生白芍・生地・細辛・生甘草を加えて用いることが多い。また黄褐斑には，冬瓜子・当帰・川芎・生熟地・赤白芍を加え，よい効果をあげている。

18 降血圧類

1　茺蔚子・夏枯草

単味の効能

【茺蔚子】283ページ参照
【夏枯草】258ページ参照

配合による効能

　茺蔚子の味は辛・甘，性は微寒，上昇と下降の作用があり，血管を拡張して気血の運行を促し，肝熱を清して血圧を降下させる。夏枯草は苦寒による泄熱作用と辛寒による散結作用により，肝胆の鬱火を除いて気機の運行を促し，肝熱を除いて血圧を下げる。両薬を組み合わせると，活血と下降の作用が同時にあらわれ，血圧を下げる。

適応症

1. 虚証の高血圧症で，頭が重く足元がふらつき，頭がぼんやりしたりめまいを起こすもの
2. 脳動脈硬化症・脳血管の血流不足・脳血管障害の後遺症

常用量　　　茺蔚子　6～10 g　　　夏枯草　10～15 g

臨床応用

施先生は茺蔚子と夏枯草の配合を，虚証の高血圧症に用いた。虚証の高血圧症には，血圧が急に上下して一定しない，高いときでも血管破裂にはいたらない，低いときでも正常値まで下がらない，などの特徴がある。このとき頭痛・眩暈・耳鳴り・不眠・注意力低下などのほか，全身に疼痛が走ったり，顔面や四肢の麻痺などがみられる。脈は虚数，または数大で無力で，重按によりこの脈象が甚だしくなる。施先生は本症の発病機序について，「血管が細く，そこに血液が集まれば，血は瘀瀦となり，血は凝る」と述べている。すなわち頭部の血管が充満し，その部位の血流が悪くなると，上実下虚となり，血量の平衡失調が生じて病になるのである。このような場合には「静通」の治法を行う。すなわち茺蔚子を用いて頭部の血管を拡張させて血瘀を除き，佐薬として夏枯草の苦寒の性質を用いて泄下し，清熱降圧の作用を発揮させるのである。両薬の配合により血量が調和すれば，血圧を正常に保つことができる。

2　槐花・黄芩

単味の効能

【槐花】槐米花・槐米・槐蕊ともいう。味は苦，性は微寒，肝・大腸経に入る。本薬は苦寒の性味により涼血止血の効能をあらわすため，血熱による衄血・喀血・血便・崩漏などに用いられる。また清熱降圧の効能もあるため，高血圧症にも用いられる。現代医学研究によれば，本薬に含有されるルチンは毛細血管を強化する作用があるため，高血圧患者の脳出血の予防に効果がある。したがって実証の高血圧症や出血傾向があるものに用いるとよい。

【黄芩】58ページ参照

配合による効能

　槐花は苦寒の性味により，涼血止血・清熱降圧の効能をあらわす。黄芩は苦寒の性味により，清熱燥湿・瀉火解毒・清熱降圧・安胎作用を発揮する。槐花は涼血降圧を，黄芩は瀉火降圧を主作用とするため，両薬の配合により，苦寒瀉熱・涼血降圧の効果がさらに強くなる。

適応症

　実証の高血圧症や動脈硬化症で，肝陽上亢・頭がぼんやりする・めまい・頭脹頭痛・顔や耳が赤くなる・口苦咽乾・心煩不寧・大便乾燥・小便黄赤などを伴うもの

常用量　　　　槐花　6〜15ｇ　　　　黄芩　6〜10ｇ

臨床応用

　施先生は槐花と黄芩の配合を実証の高血圧症に用いた。実証の高血圧症とは，精神が乱れる・面頬部が赤い・便秘・小便黄赤・舌苔黄厚・脈弦大または弦数などの症状がみられるもので，苦寒折逆の方法を用いて治療する。しかし苦寒薬を長期に連用するのは好ましくないので，血圧が降下するのを見計らい「静通」法に切り換えることが望ましい。

　施先生は高血圧症の治療には「通」が大切であり，しかも「静通」がよいと強調した。「静通」とは「上病を下に取る」方法で，清熱順気・引血下行・養肝柔肝により，有余を除き不足を補うものである。施先生は高血圧症に対して，辛温香竄の薬物や血液を鼓蕩させる薬物は有害であるとして禁じた。明代の孫一奎は「辛香竄散の薬物は，中臓の閉証に対して竅を開く作用がある。もし邪が血脈に在る場合には，かえって邪を深く引き入れてしまうので，除くことができなくなる」と述べている。また明代の繆仲淳は「東南の地は，湿痰多いため柔脆な体質の者が多い。多熱多痰であるため真陰が不足して内熱が多く，津液を煮詰め気道を塞ぎ，通利を妨げる。このような場合には清熱順気の薬物を用いる」と述べている。

　施先生の経験では，血を下方にめぐらすには，茺蔚子・牛膝などを用いる

とよい。頭部の充血が甚だしいときは，霊磁石・代赭石・生鉄落・紫石英・紫貝歯などの重鎮薬をしばらく用いて血圧を下げ，病勢が落ちついてから柔肝の治法を行うとよい。高血圧症の初期にこのような治法を行うのは，過剰な充血を抑えて脳出血を防止し，血管への刺激を抑制するという利点があるからである。

　また高血圧症で，瘀血の徴候（後頭部の疼痛・面色晦暗・舌質淡暗で瘀点や瘀斑・舌下静脈怒張・脈滞渋）がみられない場合には，みだりに活血破瘀の薬物を用いてはならない。さもないと血の妄行を引き起こし，ひいては血管を損傷して脳出血を起こす恐れがある。しかし瘀血がある場合には，活血去瘀の薬物を併用する必要がある。また阿膠・亀板膠・鹿角膠など，膠類の薬物を併用すると，血管を強化して治療効果を高める。

3　鈎藤・牛膝

単味の効能

【鈎藤】14ページ参照

【牛膝】味は苦・酸，性は平，肝・腎経に入る。本薬は苦平降泄の性質があり薬力をよく下方にめぐらす。効能は以下のとおりである。

①よく下方をめぐって下焦に入り，活血通経・去瘀止痛・利尿通淋の効能をあらわす。血滞による無月経・月経痛・月経不順，産後の瘀滞による腹痛・胎盤が下りないなどのほか，打撲傷・淋病の血尿・尿道の疼痛（腎結石など）に用いられる。

②熱淋（尿道炎など）による小便困難・尿道の灼熱感・疼痛などを治療する。

③頭部や上半身の血液を「下行」させ，頭部の充血を軽減することにより，肝陽上亢証の高血圧症を治療する。

④吐血や衄血，陰虚火旺による歯齦の腫痛や口舌生瘡など，身体上部の火熱証を治療する。

⑤諸薬を引いて下行する。すなわち他薬の薬力を「下行」させて下半身に導

くことにより，下半身の疾患，たとえば風湿・腎虚・打撲などの原因によって起こる腰や脚の疼痛などを治療する。

配合による効能

鈎藤の性味は甘寒で，清熱平肝・熄風鎮痙の効能をもつ。牛膝の性味は苦降で，活血去瘀・舒筋通絡・通淋利尿・補肝腎・筋骨強化の効能がある。鈎藤の清熱平肝・熄風鎮痙，および牛膝の活血去瘀・引血下行はいずれも血圧を降下させるため，両薬の配合により，上部を清して下行させ，血圧を降下させる。

適応症

脳血管痙攣や高血圧症で，肝陽上亢による頭のふらつき・めまい・頭脹頭痛・半身麻痺などを伴うもの

常用量　　鈎藤　10〜15g（他薬を煎じた後に加え，軽めに煎じる）
　　　　　　牛膝　10〜15g

4　牡蛎・葛根

単味の効能

【牡蛎】66ページ参照
【葛根】48ページ参照

配合による効能

牡蛎は鹹寒の性味で，重鎮安神・平肝潜陽・収斂固渋・軟堅散結・制酸止痛の効能をもつ。葛根は甘潤の性味で，解肌退熱・生津止渇・透発麻疹・昇陽止瀉の効能をもつ。葛根の昇散解肌の作用は，心臓や脳の血管を拡張し血液循環を改善して瘀血を除き，血圧を降下させる。牡蛎は重く潜降する性質

があり，気血を下方に導いて血圧を降下させる．両薬を配合すると，活血散瘀・鎮静降圧の効果がさらに強くなる．

適応症

高血圧症で，陰虚肝旺や肝陽上亢の症状があり，頭のふらつき・めまい・心悸怔忡・煩悶不眠・舌質暗・脈滞などがみられるもの

常用量　　牡蛎　15～30 g （砕いて他薬より先に煎じる）
　　　　　　葛根　10～15 g

5　仙茅・淫羊藿

単味の効能

【仙茅】味は辛，性は熱で小毒，腎・脾・肝経に入る．本薬は命火を補い陽を活発にするため，腎陽不足や命門の火の衰えによる陽萎・精冷・小便頻数・遺尿などに用いられる．また腎陽や脾陽を温煦し運化機能を促すため，脾腎陽虚による脘腹の冷痛・食欲不振・大便溏薄・泄瀉などにも用いられる．さらに腎陽を補い，筋骨を強化し，寒湿を除き，疼痛を除くので，腎陽不足や筋骨が養われないために起こる腰や膝の冷痛・四肢無力・寒湿による痺痛・筋脈の拘急などにも用いられる．このほか女性の更年期における高血圧症にも用いることができる．

【淫羊藿】140ページ参照

配合による効能

仙茅は辛熱の性味により，腎を温め陽気を盛んにし，寒湿を除き筋骨を壮健にする．淫羊藿は甘温の性味により，腎陽を補い，風湿を除き，血圧を降下させる．両薬を組み合わせると，補腎壮陽・去風除湿・降血圧の効果がさらに強くなる．

適応症

1. 高血圧症で，陽虚畏寒・四肢の冷え・腰膝の軟弱無力などを伴うもの
2. 女性の更年期の諸症状

常用量　　　仙茅　6～10g　　　淫羊藿　6～15g

臨床応用

　仙茅と淫羊藿を配合した処方は，上海曙光医院出版の『中医方剤臨床手冊』の二仙湯に由来する。本方は更年期障害・更年期高血圧症・無月経のほか，腎陰や腎陽不足で虚火が上炎するために起こる慢性疾患に用いられる。薬理実験では高血圧モデルに対し，顕著な降圧作用が証明されている。また排卵を促し黄体ホルモンのレベルを上昇させる作用もある。したがって機能性子宮出血の患者に対し，出血が止まったのち弁証にもとづいて仙茅や仙霊脾を加えると，卵巣の機能を回復させ，月経周期を正常にすることができる。

　血圧降下作用をもつ薬対には以上のほかに，紫石英と紫貝歯，竜歯と紫貝歯，石決明と紫石英，石決明と磁石，紫石英と磁石，紫石英と鉄落，珍珠母と磁朱丸などがある（268ページ以降参照）。これらはみな重鎮の降圧剤で，頭部の血管が過度に充満した諸症状に用いられる。このとき病状が落ちついてきたら柔肝をはかるべきで，重鎮の薬剤をむやみに使用しつづけてはいけない。

19 強心止痛類

1 地錦草・分心木

単味の効能

【地錦草】地錦・鋪地錦・臥蛋草・雀児臥単蛋ともいう。味は苦・辛，性は平，無毒である。本薬は清熱解毒・散血止血・通利小便・利湿通乳の効能をもつほか，気血を調和し，血脈を通じて痺阻を除くため，急性の細菌性下痢・急性腸炎・湿熱黄疸・尿路感染症・咳血・吐血・血尿・血便・崩漏・乳汁の出が悪い・癰腫疔毒・打撲傷・胸痺（狭心症の胸痛など）に用いられる。

【分心木】クルミの種の木質の隔膜の部分である。そこで胡桃夾・核桃隔ともいう。味は苦・渋，性は平で無毒，脾・腎経に入る。本薬は苦く渋い味で収斂作用をもち，固腎渋精の効能をあらわすため，遺精・滑泄・腰痛・頻尿・遺尿・淋症の血尿・崩漏・帯下・痢疾に用いられる。また施先生は本薬には胸膈の気をととのえ疼痛を除く作用があるとして，胸膈の痞悶・疼痛（狭心痛の胸痛など）・噎膈〔嚥下困難〕などに用いた。

配合による効能

　地錦草は清熱解毒・活血止痛・利湿通乳の効能をもち，分心木は固腎渋精・理気止痛の効能をもつ。地錦草は血分をめぐり，調気活血・流通血脈・活血化瘀の作用にすぐれる。分心木は気分をめぐり，胸膈の気をととのえ，理気止痛の作用をあらわす。両薬を配合すると気血双方が調和し，利気活血・

強心止痛の効果がさらに明らかになる。

適応症

1．左前胸部の脹悶・気短・心悸・疼痛など
2．冠状動脈の血流不足による狭心痛のほか，種々の心臓疾患
3．中高年の陳旧性心房細動で，心悸・入眠困難・夜間覚醒・眠りが浅く夢が多い・恍惚不安などがあるもの

常用量　　　地錦草　6～10ｇ（生鮮品は15～30ｇ）
　　　　　　　分心木　6～10ｇ

臨床応用

　施先生は温熱病・胃腸病・糖尿病・婦人病などの治療経験が非常に豊富である。とりわけ晩年には老人病に取り組み，冠状動脈性心疾患に対する見解は精彩を放っていた。臥蛋草と分心木の配合で自覚症状をかならず緩解させたのも，その一例である。

　心房細動などの疾患には，生竜牡・紫石英・琥珀・朱砂などの重鎮安神薬を配合すると，さらに効果がよくなる。

2　丹参・檀香

単味の効能

【丹参】136ページ参照
【檀香】白檀香ともいう。味は辛，性は温，脾・胃・心経に入る。本薬は辛香温通の性質をもつ気分の薬である。胸膈の気をととのえ，胃気を上昇させて，脾肺や胸膈をととのえ，中焦を温めて寒を除き，食欲を増進させ，気をめぐらせて痛みを止める効能をもつ。これにより寒凝気滞・脘腹冷痛・清水を吐くなどの症状を除くことができる。また気滞血瘀による胸悶脹痛・胃脘

部の刺痛，および狭心痛などにも効果がある。さらに胃の冷えによる痙攣性疼痛や，小腹の虚寒による疝痛などにも用いられる。

配合による効能

檀香は肺胃の気分に入って，気滞を宣発し，胸膈や中焦を和らげ，散寒止痛の効能をあらわす。丹参は心肝の血分に入って，冠状動脈を拡張し，活血化瘀・散瘀定痛の効能をあらわす。両薬を配合すると気血が調和し，行気活血・通絡止痛の効果がさらに強くなる。

適応症

1．気滞血瘀による胸痺など
2．高血圧症，狭心症の胸痛など

常用量　　　丹参　10〜15 g　　　檀香　3〜6 g

3　五霊脂・降香

単味の効能

【五霊脂】238ページ参照
【降香】降真香・紫藤香ともいう。味は辛，性は温，心・肝・脾経に入る。本薬は辛香温散の性質があり，色が赤く血分に入る。気を下方に降ろし穢濁を除くため，穢濁内阻による悪心嘔吐・腹部疼痛などに用いられる。また散瘀・止血・止痛の効能があるため，気滞血瘀による心胃の気痛・狭心痛，および吐血・喀血・外傷による疼痛などにも用いられる。

配合による効能

五霊脂は血分に入って血脈を通利し，活血散瘀止痛の効能をあらわす。降香は血分に入り気を下降させ，行血破瘀・行気止痛の効能をあらわす。両薬

を配合すると，行気活血・宜通絡道・散瘀止痛の効果がさらに強くなる。

適応症

1. 冠状動脈性心疾患による狭心痛
2. 気滞血瘀による胸脇痛・胃脘痛・腹痛など

常用量

五霊脂　　6〜10g（布で包んで煎じる）
降香　　　3〜6g（他薬を煎じた後に加えて軽めに煎じる）

臨床応用

臥蛋草と分心木，紫丹参と白檀香，五霊脂と降香の配合は，いずれも狭心症の胸痛に用いられる。気滞血瘀によるものであれば，これらの薬物の中から選べばよい。ただ檀香や降香は陰を損傷して納呆〔食欲不振〕を起こしやすいため，長期間の服用は好ましくない。臨床では疼痛が緩解した後は，益気養陰に主眼をおき，補佐的に活血化瘀の治法を行えば，治療効果が安定する。

4　丹参・三七

単味の効能

【丹参】136ページ参照
【三七】110ページ参照

配合による効能

丹参は活血化瘀・去瘀生新・消腫止痛・養心安神の効能をもち，三七は去瘀止血・消腫止痛の効能をもつ。両薬を配合すると，活血化瘀・去瘀生新・強心通絡止痛の力がさらに強くなる。

適応症

    狭心症による胸痛など

常用量   丹参   10～15 g
              三七   3～10 g
              （粉末にして煎液に溶かしてもよい。そのときは1日2～3回，1回1～3 gを服用する）

臨床応用

  丹参と三七の配合は，もっぱら狭心症の胸痛に用いられる。施先生の経験によれば，本病の初期でまだ器質的な病変がみられない段階では，丹参を主薬にし，三七を佐薬として少なめに用いるとよい。一方，病が長引き器質的な障害があらわれた段階では，三七を主薬に，丹参を佐薬にするとよい。このように臨床では病の段階や症状に応じて臨機応変に薬量を増減することにより，すぐれた効果を得ることができる。

  また炒遠志・節菖蒲・栝楼・薤白などを加味すると，さらに効果がよくなる。

5　石菖蒲・鬱金

単味の効能

【石菖蒲】90ページ参照
【鬱金】203ページ参照

配合による効能

  菖蒲は開竅除痰・醒神健脳・化湿開胃の効能をもち，鬱金は涼血清心・行気解鬱・去瘀止痛・利胆退黄の効能をもつ。菖蒲は開竅が，鬱金は解鬱が主作用である。両薬を配合すると，解鬱開竅・宣痺止痛の効果がさらに強くなる。

適応症

1. 気滞血瘀による胸痺の諸症状
2. 高血圧症・狭心症の胸痛など

常用量　　石菖蒲　6〜12g　　鬱金　10〜15g

臨床応用

　菖蒲と鬱金の配合は，狭心症の胸痛などに用いられる。痰湿の病や気滞血瘀により絡道がめぐらず，前胸部に疼痛が起こるものに用いるとよい。臨床では栝楼・薤白・半夏・茯苓・陳皮・甘草を加味する習慣があり，すぐれた効果を得ている。

6　阿膠・仙鶴草

単味の効能

【阿膠】112ページ参照

【仙鶴草】味は苦・渋，性は平，肺・肝・脾経に入る。本薬は収斂止血の効能があり，血管を収斂し，血小板の生成を促し，血液の凝固能を高めて止血する。喀血・吐血・衄血・血便・血尿および女性の崩漏などの各種出血に用いられる。また強心作用があり，心臓の拍動を調整して疲労を回復させるので，各種心臓病による心機能の衰えや不整脈などに用いられる。また痢疾や泄瀉を止める作用もあるため，血痢などの症状にも用いられる。このほか殺虫作用により，瘧疾やトリコモナス症などを治療することができる。外用薬として用いると，癰瘡癤腫や痔疾の瘡腫痛に対して，消腫止痛の効能をあらわす。

配合による効能

　阿膠の味は甘，性は平，黒色で滋潤作用をもつ，血肉有情の薬である。よく肝血を補い腎水を潤し，肺燥を潤し心神を養う。仙鶴草は収斂止血・解毒療瘡の効能をもち，内蔵の血管を収縮させて血圧を上昇させ，心機能を高め，呼吸を促進させる。阿膠は補血養心が主作用で，仙鶴草は強心作用と心拍動を調整する作用をもつ。両薬を配合すると，補心強心作用と心拍動をととのえる作用がさらに明らかになる。

適応症

１．各種心臓病（リウマチ性心疾患・高血圧性心臓病，肺性心）
２．各種の出血性病変（喀血・吐血・衂血・血尿・血便・女性の子宮出血など）

常用量　　　阿膠　　　6〜10ｇ（別包にし，溶かして煎液とともに服用する）
　　　　　　　仙鶴草　　10〜15ｇ（必要に応じて増量する場合は，15〜30ｇ）

臨床応用

　阿膠と仙鶴草の配合は，心臓病のさまざまな病変を治療することができるが，心陰不足のものにとくに効果がよい。また人参や五味子を加味すれば効果は一層増強する。木香や香附子などを少し加えると，気血のめぐりがよくなり，さらに効果がよくなる。

　施先生は心臓弁膜症の患者に，常に天王補心丹や柏子養心丹を長期間服用させて，よい効果をあげていた。

7　地錦草・仙鶴草

単味の効能

【地錦草】298ページ参照

【仙鶴草】303ページ参照

配合による効能

　地錦草は心気を主り，血脈を通じて散血止血し，小便を通利させる。仙鶴草は強心作用をもち，呼吸を促進させ，心拍をととのえる。両薬を配合すると気血が調和し，痺阻を通じて血脈をめぐらせ，心拍を調整する作用があきらかになる。

適応症

　頻脈など

常用量

　　　　地錦草　　6〜10g
　　　　仙鶴草　　10〜15g（必要に応じて15〜30gに増量してもよい）

臨床応用

　臥蛋草と仙鶴草の配合は，頻脈に用いられる。施先生はこのような患者に遭遇すると，ただちに臥蛋草と仙鶴草の両薬を氷砂糖の入った竜眼肉と一緒に服用させ，鎮静させていた。臨床経験によって，臥蛋草・仙鶴草・竜眼肉・遠志などには強心作用があることが確実で，とくに頻脈にすぐれた効果があることがわかっている。

8　人参・附子

単味の効能

【人参】110ページ参照
【附子】72ページ参照

配合による効能

　人参は甘平の性質で，大いに元気を補い，脾肺を補益し，津液を生じ，精神を安定させる。附子は辛熱の性質で，回陽救逆・温腎助陽・去寒止痛の効能をもつ。人参は補気強心を，附子は助陽強心を主作用とする。両薬を配合すると，温陽益気・強心救逆の効果が高まり，生体の免疫機能をととのえ抗体の生成を促進する。

適応症

1．重病・久病・失血・心臓疾患などによって起こる，四肢逆冷・冷汗自出・気虚欲脱・心臓衰弱などで，脈が微弱でいまにも絶えそうなもの
2．除中（『傷寒論』の厥陰病で，四肢厥冷があり，下痢する者は，食べられないはずである。中気がまさに絶えようとしているのに，かえって食べられる者のことを，除中という）

常用量　　人参　6〜10g（党参30〜60gで代用してもよい）
　　　　　　附子　6〜10g

臨床応用

　人参と附子を配合した処方に，『婦人良方』の参附湯がある。本方にはすぐれた回陽・益気・固脱の作用がある。大いに元気を損ない陽気を失ったために，手足逆冷・汗出・呼吸微弱・脈微などがみられるものに用いられる。

　『医学衷中参西録』に次のような記述がある。「張致和はかつて傷寒の壊証を治療したことがある。病人は非常に危険な状態で，手足が冷え，息がいまにも絶えそうであった。そこで人参30gと附子10gをともに石硝で煎じ，新たに汲んだ水に浸して冷ましてすべて服用させた。しばらくすると病人は鼻の頭に水がしたたるような汗をかいた。鼻梁は脾に相当する。もし鼻端に汗をかけば患者は助かる。土は人身の中心にあり薬力が全身にあまねく行きわたるからである」

　人参と附子の比率は2：1が最もよい。

9　附子・乾姜

単味の配合

【附子】72ページ参照
【乾姜】115ページ参照

配合による効能

　附子は辛温大熱で，よく走る性質があり，十二経脈をめぐる純陽の薬である。外は皮毛に達して表寒を除き，内は下焦に達して痼冷を温める。このように内外・諸臓腑に真寒がある場合にはすべて本薬で治療することができる。乾姜は気味が濃厚で，脾胃を温めて寒を除き，回陽通脈により逆を救う。両薬を配合すると回陽救逆の効果がさらに強くなる。先人が「附子は乾姜が無ければ温めず」と伝えているのはこのことである。

適応症

1．心臓衰弱により陽虚欲脱を起こし，手足逆冷して脈は微でいまにも絶えそうなもの
2．脾胃虚寒により脘腹冷痛し，嘔吐・腹瀉などをあらわすもの

常用量　　　附子　6～10ｇ　　　乾姜　6～10ｇ

臨床応用

　乾姜と附子の組み合わせは，『傷寒論』の乾姜附子湯に由来する。これは傷寒で下した後に再び発汗し，昼間は煩躁して眠ることができないが，夜間には安静になり，口渇も吐き気もなく，表証もなく，脈は沈で微，身体に大熱がない者に用いる。『良方』には，霍乱転筋して手足逆冷し，あるいは吐逆して身体が冷え，脈微で，急を要するときに用いるとある。

　明代の孫一奎は乾姜15ｇと附子10ｇを配合したものを，姜附湯と名付けた。本方は中風による口噤・四肢強直・失音不語・忽然暈倒・口吐涎末などの暗風の症状があり，手足厥冷や虚熱の煩躁をくりかえしたり，傷寒下痢で発熱

を伴う者に用いられる。

　乾姜と附子を組み合わせると，附子の回陽救逆の効果が強くなる。先人は「附子は乾姜がなければ温めず」と伝えているが，この言葉は，両薬の配合の重要性を物語るものである。

10　羌活・菊花

単味の効能

【羌活】羌胡〔中国西部〕が産地なので，この名がある。味は辛・苦，性は温，腎・膀胱経に入る。本薬の気は力強く散じる作用をあらわす。さらに辛味は上昇の性質をあらわし，発汗解表によって足太陽膀胱経の遊風*や頭風を散じるため，外感風寒による発熱悪寒・頭痛・身体痛などに用いられる。また風湿を除いて関節の動きをよくし，疼痛を除くため，風寒湿邪の侵入による肢節の疼痛，肩や背部のだるい痛み，とくに腰より上の疼痛に効果がよい。

　　*遊風：多くは脾肺燥熱や表気不固によって風邪が腠理に侵襲し，風熱壅滞・営衛失調を起こすため生じる。皮膚に赤味（または白く抜けるような色の変化）や固い浮腫があらわれ，瘙痒・灼熱・麻木を伴う皮膚病変。口唇・眼瞼・耳垂・胸腹・背部などに好発する。

【菊花】11ページ参照

配合による効能

　羌活は辛温の性味により，頭頂や背部の風寒を除き，太陽経や督脈の陽気を昇らせて，背部までひびく心痛・四肢の遊風・心煩・胸膈の閉塞感を取り除く。菊花は疏風清熱の効能をもち，軽く清い性質により上部にはたらく。両薬はいずれも上焦に作用するため，配合により理気寛胸・通脈止痛の効果がさらに強くなる。

適応症

冠状動脈性心疾患の狭心痛で，痛みが背部まで達するものなど

常用量　　羌活　6〜10ｇ　　菊花　6〜10ｇ

臨床応用

　羌活と菊花の配合は，祝諶予先生の考案によるものである。先生は狭心症の頑固な胸痛で，心陽不足・心陰毀損・気滞血瘀のために，心胸部の悶痛や心悸気短で，唇舌紫暗・舌下静脈怒脹・脈弦細などを伴う患者に，葛紅湯（葛根・紅花・丹参・川芎・当帰・羌活・菊花・菖蒲・鬱金・党参・麦冬・五味子）を用いた。これは益気養陰と活血通脈を同時に行い，標本ともに考慮した治法である。現代薬理学研究でも，羌活と菊花は冠動脈を拡張し，心筋に対する供血機能を改善することが証明されている。以下に祝先生の治験例を紹介する。趙某，男，70歳，10余年来の狭心症がある。ここ2カ月来，胸部の疼痛があり，肩から背部まで貫くような痛みがある。発作は常にあり，同時に心悸気短・腹脹便秘・舌淡暗・脈沈弦がみられる。先生は，この患者は心気不足・心血瘀阻証であると弁証し，葛紅湯に柏子仁・赤芍・全栝楼などを加えて服用させた。半月後には狭心痛が緩解したため，本方を丸剤にして継続服用させ，治療効果を確実にした。

11　石菖蒲・鬱金

単味の効能

【石菖蒲】90ページ参照
【鬱金】203ページ参照

配合による効能

菖蒲は芳香性に富み，辛温でよく行散し，開竅除痰・醒神健脳・化湿開胃の効能をもつ。鬱金は軽くその気はよく走る性質をもち，気分に入って行気解鬱の作用を，血分に入って涼血清心・去瘀止痛の効能を発揮する。両薬を組み合わせると，解鬱開竅・宣痺止痛の効果がさらに強くなる。

適応症

1．冠状動脈性心疾患の狭心痛で，気滞血瘀に属するもの
2．胸痺の諸症状で，気滞血瘀に属するもの

常用量　　　石菖蒲　6～10g　　　鬱金　10～15g

臨床応用

石菖蒲と鬱金の配合は，祝諶予先生の葛紅湯に由来する。長期間にわたる精神的緊張や思慮過度によって起こる，気機失調・気滞血瘀・心脈痺阻・狭心痛などに用いられる。

12　附子・白芍

単味の効能

【附子】72ページ参照
【白芍】29ページ参照

配合による効能

附子の性味は辛甘大熱で，気分に入り，走って守らず，十二経絡をめぐる。「斬関奪将」〔関を破って将を奪う〕のような激しい性質があるため，営陰を損なう恐れがある。白芍の性は寒，酸味で収斂作用をもち，血分に入って補

虚和営・緩急止痛の効能をあらわす。両薬を配合すると，気血・肝腎・剛柔・燥潤・走守すべてにはたらいて，相反する性質が制御し合うと同時に促進し合い，陰陽をととのえるため，調気血・理気機・調寒温・理虚実・散悪血・破堅積・開痺止痛の力が，いっそう明らかになる。

適応症

1．心痛で，絡道の瘀滞があり，血脈の流れが悪く，寒涼によって発病するもの
2．胃脘痛や腹痛で，虚寒に属するもの
3．脇痛で，寒邪が肝脈を阻滞し，絡道瘀阻・脇肋部の疼痛・肝脾腫大がみられるもの
4．月経痛で寒滞によるもの。寒により子宮の経血の流れが悪化するために，月経前に腹痛があり，始まると軽減し，経血の色が紫暗で血塊があるもの
5．寒湿に属する痺証

常用量　　附子　6～10g　　　白芍　10～15g

臨床応用

　附子と白芍の配合は，張仲景の『傷寒論』にみられる。317条には通脈湯の加減方として，腹中痛む者は葱を去り芍薬を加う，と記されている。これは陰盛格陽・真寒仮熱証において，附子に白芍を配合することを論じたものである。また318条の四逆散の加減方では，腹中痛む者は附子1枚を加う，と述べられている。これは熱が体内に鬱滞して，陽気が外へ到達できない証において白芍に附子を配合することを述べたものである。筆者の経験によれば，炮附子は，小寒・大寒・虚寒・実寒を問わず一切の寒証にひとしく用いることができる。

　附子の用量は，寒象の程度と舌色の深浅により定まる。舌色が浅いものは少なめに，深い者は多めに用い，紅色のものにはけっして用いてはならない。一般的な用量は6～10gであるが，もし15gを越えて用いるときは，他薬より1時間よけいに煎じるとよい。

強心止痛類の薬対には，ほかに蒲黄と五霊脂（238ページ参照），延胡索と川棟子（220ページ参照），大棗と黒錫丹（128ページ参照）があげられるが，重複するのでここでは省略する。

20 利水消腫・利湿排膿類

1 車前草・旱蓮草

単味の効能

【車前草】47ページ参照

【旱蓮草】262ページ参照

配合による効能

　車前草の味は甘，性は寒である。清熱解毒・涼血止血・利水通淋・滲湿止瀉の効能をもち，無形の湿熱を除く作用がすぐれている。旱蓮草は甘寒の性味による滋陰瀉熱と，酸寒の性味による涼血止血の効能をもつ。鮮品を用いると清熱止血の作用が強くなる。両薬を配合すると，利尿・行水・清熱・止血の力がさらに強くなる。

適応症

1．頻尿・尿意急迫・排尿痛・小便淋漓，血淋・石淋・砂淋など
2．急性腎炎・慢性腎炎・膀胱炎，および尿路感染症の諸症状

常用量　　車前草　10〜15g　　　旱蓮草　10〜15g

臨床応用

　車前草と旱蓮草を配合した処方に,『赤水玄珠』の二草丹がある。本方は淋証や血尿などに用いられる。

　臨床経験から,これらの薬物がさまざまな原因によって起こる小便不利や,血尿などに有効であることがわかっている。筆者の治療経験を紹介しよう。診察したのは慢性腎炎の女性患者で,小便の出が悪く,腹が太鼓のようにふくれ,ベッドから起き上がることさえできず,舌は淡,苔は白滑,脈象は濡軟であった。この患者に車前草・旱蓮草・附子・白朮・茯苓・桂枝・猪苓・沢瀉を配合し服用させたところ,3剤でたちまち小便が通じ腹水が消えた。そこで処方を変えずさらに3剤服用させた。

2　萹蓄・瞿麦

単味の効能

【萹蓄】味は苦,性は寒,肺・膀胱経に入る。本薬は苦味で下降する性質があり,膀胱の湿熱を除き利水通淋の効能をあらわす。湿熱下注による小便淋瀝や,尿道の熱痛や刺痛などを除く。また殺虫止痒の効能もあるため,皮膚湿疹・トリコモナス症・陰部瘙痒などにも用いられる。

【瞿麦】味は苦,性は寒,心・小腸・膀胱・腎経に入る。本薬は苦寒の性味でよく沈降するため,利尿によって熱を下方に導き,心・小腸の火を除く。また破血痛経の効能があるため,熱淋で小便が淋瀝して渋痛があるものや,血尿・尿量減少・尿閉・水腫・無月経・癰腫・目赤翳障・浸淫瘡毒などにも用いられる。

配合による効能

　萹蓄は苦味で下降する性質があり,すぐれた利水作用によって膀胱の湿熱を除き,小便混濁を治療する。瞿麦は苦寒の性味で沈降する性質があり,破

血通経の作用もそなえ,小腸を通じさせて熱を下方に導くことにより,尿路の疼痛を治療する。両薬を配合すると,清熱・通淋・止痛の力がさらに強くなる。

適応症

1. 湿熱による淋濁・小便不利,熱淋による渋痛など
2. 急性腎炎,尿路感染症

常用量　　　萹蓄　6～15g　　　瞿麦　6～10g

臨床応用

　萹蓄と瞿麦を配合した処方に,『和剤局方』の八正散がある。本方は大人や小児いずれにも用いられ,心経の邪熱と蘊毒があり,咽や口が乾燥し大渇して水を欲し,心忪面熱・煩躁不寧・目の充血や痛み・唇焦鼻衄・口舌生瘡・咽喉腫痛があるもの用いられる。また小便赤渋や,癃閉不通をあらわす熱淋や血淋にも用いられる。

3　紅麴・車前子

単味の効能

【紅麴】赤麴・紅米ともいう。アスペルギルス科の真菌によって粳米を発酵させたものが紅麴米である。紅色であることから紅麴の名がある。味は甘,性は温で無毒,肝・脾・大腸経に入る。脾胃をととのえて消化を助け,食積を除くため,消化不良や食積による脹満・脘腹の疼痛・下痢清穀・赤白痢疾などに用いられる。また活血化瘀の効能もあり,女性の気血不和・産後の悪露不浄・瘀滞による腹痛などにも用いられる。

【車前子】43ページ参照

配合による効能

紅麹は健脾燥湿・和胃消食・活血化瘀の効能をもつ。車前子は滲湿利水の効能をもち，小便を通じさせて大便を正常にする。両薬を配合すると，和胃止痢・行水消脹の効果がさらに強くなる。

適応症

脾胃が健康でなかったり，飲食の不摂生によって起こる，湿熱下痢・赤白下痢・裏急後重・小便不利など

常用量

紅麹　6～12g　　　車前子　6～10g
（ともに布に包んで煎じる）

臨床応用

痢疾は湿熱の積滞によるものが多く，清熱利湿・消積化滞などの治療法を用いる。炒紅麹によって脾の機能を改善して食積を除き，車前子を加えて湿熱を除けば，よい効果が得られる。さらに血余炭・益元散・香附米・台烏薬・左金丸を加えると，効果はいっそう強くなる。

施先生は臨床では炒紅麹を用いる習慣であった。それは炒めることにより健脾消食・活血化瘀の効果が増すためである。

4　赤小豆・赤茯苓

単味の効能

【赤小豆】味は甘・酸，性は平である。本薬は下行する性質があり，清熱利湿・行血消腫・通利小便の効能により，湿熱を小便によって排出させる。そのため水腫脹満・小便不利（腎炎の水腫，栄養不良による水腫など）・脚気水腫，および発熱・無汗・黄疸（急性のA型肝炎）がみられるような軽症の

湿熱黄疸に用いられる。また行血降火と血熱の毒を除く作用があるため，糖尿病・癰腫・下痢などにも用いられる。

【赤茯苓】淡紅色で，味は甘，性は平，心・脾・胃・肺・腎経に入る。寧心安神・利竅行水・清利湿熱の効能にすぐれ，心・小腸・膀胱の湿熱を除く。心煩不寧・濃縮尿・排尿不利（残尿感）・下痢に用いられる。

配合による効能

赤小豆は清熱利湿・利尿消腫・解毒排膿の効能をもち，赤茯苓は清利湿熱・利竅行水・寧心安神の効能をもつ。両薬を配合すると，清熱利湿・利尿排膿の効果がさらに強くなる。

適応症

1．湿熱の病で，水腫による腹満・下肢の浮腫・小便不利があり，甚だしい場合には血尿などがみられるもの
2．急性腎炎・急性膀胱炎など
3．乳癰（乳腺炎）
4．下痢

常用量　　赤小豆　10～30g　　　赤茯苓　10～15g

5　赤茯苓・赤芍

単味の効能

【赤茯苓】316ページ参照
【赤芍】29ページ参照

配合による効能

赤茯苓は甘淡の性味で，先に上昇し後で下降する性質がある。上昇して心

火を清し，津液を生じ，腠理を開き，水の源を滋養する。また下降して小便を通じさせ，熱を外へ排出する。赤芍には気を下降させる性質があり，血中の滞りをめぐらせて，血熱を冷まし，経脈を通じ，瘀血を除く。両薬を配合すると，清熱利水・活血去瘀・消腫止痛の効果がさらに強くなる。

適応症

1．水腫・小便不利・血尿など
2．急性腎炎・膀胱炎など
3．温熱病で熱が営分に入り，血熱による吐衄・濃縮尿などがみられるもの

常用量　　　赤茯苓　10～15g　　　赤芍　6～10g

臨床応用

　施先生は臨床でよく赤茯苓と赤芍を配合して用いた。血熱挟瘀による小便不利・浮腫・血尿や，血熱による衄血・吐血などに効果がよい。

6　黄耆・防已

単味の効能

【黄耆】64ページ参照
【防已】味は苦・辛，性は寒，肺・脾・膀胱経に入る。本薬は苦寒の性味で下降する性質をもち，十二経脈をめぐって腠理を通じ，九竅を利し，下焦の血分の湿熱を除いて，利水消腫の作用をあらわす。このため下焦の湿熱や水腫，小便不利などに用いられる。また去風除湿・通経絡・止痛の効能があるため，湿熱の邪による肢体の疼痛や，風湿痺痛にも用いられる。

配合による効能

　黄耆は甘温の性味により中焦を補い，補気昇陽・補気行水・利尿消腫の効

能をもつ。防已は苦寒の性味により下降し，経脈をめぐらせて腠理を通じ，九竅を利し，小便を利して水腫を除く。黄耆は主に上昇し防已は主に下降するため，両薬を配合すると昇降が調和し，利水消腫の効果がさらに強くなる。

適応症

1. 風水（水腫病の一種。多くは風邪の侵襲を受けて肺気の宣降機能が失調し，水道が通調できず，水湿が体内に貯留するため発症する。臨床では急激に発症し，発熱悪風・顔面や四肢の浮腫・骨節の疼痛・小便不利・脈浮などの所見がみられる）
2. 湿痺の病で，肢体が重く，麻木〔知覚麻痺〕などをあらわすもの
3. 慢性腎炎や心臓病性の水腫で，気虚湿盛のもの

常用量　　黄耆　10～15g　　　防已　6～10g

臨床応用

　黄耆と防已を配合した処方に，『金匱要略』の防已黄耆湯がある。またの名を漢防已湯ともいう。「風水脈浮，その人頭汗出で，表に他病なく，ただ腰より下が腫れて陰に及び，屈伸しがたいもの」「風湿脈浮，身重く，汗出でて風を畏れるもの」また湿痺麻木するものに用いられる。

　防已には2種類ある。1つは漢防已で，ツヅラフジ科の多年生藤本植物粉防已〔*Stephania tetrandra* S. Moore〕の根である。もう1つは木防已で，ウマノスズクサ科の藤本植物広防已〔*Aristolochia fangchi* Wu〕の根である。漢防已は利水消腫の作用が比較的強いので水腫に，木防已は去風止痛の作用がすぐれるため痺証に，それぞれ区別して用いるとよい。

　黄耆と防已の組み合わせは，腎炎の諸症状に用いられる。急性の場合には麻黄や浮萍，または麻黄や石膏を配合する。慢性のものには血余炭や炒韮菜子，桂枝などを配合する。このほか変形性膝関節症で，面色㿠白，虚証で肥満の人に用いると効果がよい。

7　大腹皮・檳榔

単味の効能

【大腹皮】檳榔皮・檳榔衣ともいう。味は辛，性は微温，脾・胃・大腸・小腸経に入る。本薬は宣発作用のほかに下行する性質があるため，気滞や脹悶を除き，かつ利水消腫の効能をあらわす。湿阻気滞・脘腹脹悶・全身の水腫・小便不利，および湿気水腫などに用いられる。また肝硬変による腹水や腎病の水腫などにも用いられる。

【檳榔】224ページ参照

配合による効能

大腹皮は形質が軽く浮の性質をもち，辛温の性味は行散の作用をあらわすため，無形の気滞をめぐらせるとともに，行気寛中・利水消腫の効能をあらわす。檳榔は形質が沈重で，辛苦の気味は下降の作用をあらわすので，有形の積滞をめぐらせて消積・行水する。両薬を配合すると，行気消脹・利水消腫の力がさらに強くなる。

適応症

1．腹部が太鼓のようにふくらみ，腹脹・顔面浮腫・下肢水腫・小便不利などをあらわす腹水
2．気滞停食によって起こる脘腹脹満・食欲不振・食臭のあるげっぷなど

常用量　　　大腹皮　10～12g　　　檳榔　6～10g

臨床応用

施先生は臨床で，大腹皮と大腹子の組み合わせを慣用した。両者は同一の植物に由来するものであり，成熟した種子が檳榔すなわち大腹子で，種子の成熟した果皮が大腹皮である。両薬を組み合わせると，行気消脹・利水消腫・去滞除満の力がさらに強くなる。

8　麻黄・浮萍

単味の効能

【麻黄】3ページ参照
【浮萍】50ページ参照

配合による効能

　麻黄の味は辛，性は温である。中空なので浮の性質をもち，肺気を宣発し，腠理を開いて発汗させる。また膀胱の機能を促進して，水をめぐらせ利尿を促し水腫を除く。浮萍の味は辛，性は寒，軽く浮の性質によりよく上昇発散し，毛穴を開き，肺経に入って皮膚に到達する。これにより宣肺発汗・解表透邪・利水消腫の効能を発揮する。両薬を配合すると，宣肺気・開腠理・利水湿・消水腫の作用がさらに明らかになる。

適応症

1．発病が急激で，発熱悪風・顔面や四肢の浮腫・骨節疼痛・小便不利などの所見を伴う水腫
2．急性腎炎で，腰より上の浮腫が激しく，表証がみられるもの
3．風寒の邪による風疹瘙痒など

常用量　　麻黄　3〜10g　　浮萍　6〜12g

臨床応用

　水腫の治法について，『素問』湯液醪醴論に「鬼門を開き，浄府を潔める」という記載がある。麻黄と浮萍の配合は，この「鬼門を開く」，すなわち水液を発汗によって除く作用をあらわす。急性腎炎で表証がみられるものに，この治法を用いてしばしばよい結果を得ている。また麻黄や生石膏を加えることで，さらに効果がよくなることが，臨床経験上明らかである。

9　麻黄・石膏

単味の効能

【麻黄】3ページ参照
【石膏】22ページ参照

配合による効能

　麻黄の味は辛，性は温，中空で浮の性質をもち，肺気を宣発し，腠理を開いて発汗させる。また膀胱の機能を促し，水をめぐらせ利尿して水腫を除く。石膏の味は辛，性は寒，重いので下降する性質をあらわし，清熱解肌・発汗消鬱・生津止渇の効能をあらわす。両薬を配合すると，温と寒，昇と降の作用が互いに制御すると同時に助け合って，宣肺平喘・発越水気・清熱降火・利水消腫の効果を高め合う。

適応症

1. 風水（水腫病の一種）
2. 正水（水腫病の一種，脾腎陽虚によるものが多く，水が体内に停滞し，上昇して肺にまで迫るもの。全身の水腫・腹満・喘急・脈沈遅などがみられる）
3. 石水（本病の意味には次の2つがある。1つは水腫病の一種で，多くは肝腎の陰寒により，水気が下焦に凝聚して起こる。少腹が腫大し，石のように堅く，脇下の脹痛・腹満不喘・脈沈などの症状がみられる。2つめは単腹脹である。『医門法律』脹病論に次のような記述がある。「癥瘕積塊痞塊があれば，これらは脹病のもとである。日に日に腹が箕や瓮のように大きくなるものを，単腹脹という。……張仲景のいう石水とは，このことである」
4. 肺熱の咳喘
5. 急性腎炎で表証をあらわすもの

常用量　　麻黄　3〜10g　　　石膏　15〜60g

20 利水消腫・利湿排膿類

臨床応用

　麻黄と生石膏を配合した処方に，『金匱要略』の越婢湯がある。風水で悪風し，全身が悉く腫れ，脈が浮で口渇がなく，続けて自汗があり，大熱が出ないものに用いられる。また裏水（正水・石水）で，全身や顔面が黄色く腫れ，脈が沈で小便が通じないものにも用いられる。

　趙良雲は次のように述べている。「脾気が調和しなければ，甘熱の薬物を用いて調和させる。胃気が清らかでなければ，甘寒の薬物を用いて清らかにする。麻黄の甘熱は，手足太陰経をめぐって皮膚に連なり，気を三陰にめぐらせて陰寒の邪を除く。石膏の甘寒は，手足陽明経をめぐって肌膚に達し，気を三陽にめぐらせて風熱の邪を除く。甘味によって脾土に入り，寒や熱の性質を用いて陰陽を調和させる。また善く走る性質により脾気を発越し，甘草を用いて中焦を和して急を緩める。このような2薬の協同のはたらきにより効果をあらわす」

10　益智仁・萆薢

単味の効能

【益智仁】199ページ参照

【萆薢】粉萆薢ともいう。味は苦，性は微寒，肝・胃経に入る。本薬の気は薄く，下焦をめぐって水湿を除き，清濁を分ける。湿濁の鬱滞によって起こる膏淋・遺精・女性の帯下などに用いられる（膏淋とは淋証の一種で，小便が混濁し米のとぎ汁のようであったり，あるいは鼻汁や脂膏のようであって，スムーズに排出できないという特徴がある。臨床では虚実によって症状が異なる。虚証は多くは脾腎虚弱によって起こり，尿を膀胱に留めておくことができず，排出時に灼熱感がなく渋痛の程度が軽いという特徴があり，同時に腰や膝のだるさ・頭暈・耳鳴り・気短を伴う。一方実証は，湿熱が下焦に鬱滞して起こることが多く，気化不利を起こし，清濁がまじった乳糜尿となり，

323

排尿時に灼熱感や渋痛を呈する。頭痛・発熱・腰痛などを伴うこともある）。このほか湿熱による皮膚湿疹・慢性皮膚炎・膿疱瘡などにも用いられる。さらに風湿を除き舒筋通絡する効能があるため，過剰な湿による風湿痺痛・関節不利・腰や膝の疼痛などに用いられる。

配合による効能

益智仁は腎精を固め頻尿や失禁を防ぎ，脾を温めて泄瀉や涎唾を止める。草薢は清濁を分け，風湿を除き，関節を潤滑にする。益智仁は固渋が，草薢は分利が主作用である。両薬を組み合わせると，相互に制御するとともに助けあって，下元を固め，小便を通利し，湿濁を除く効果がさらに強くなる。

適応症

1．腎虚による小便混濁・尿意頻数・小便淋漓など
2．女性の帯下の諸症状
3．乳糜尿
4．痛風

常用量　　　益智仁　6〜10g　　　草薢　10〜15g

臨床応用

益智仁と草薢を配合した処方に，『楊氏家蔵方』の草薢分清散がある。本方は真元不足による下焦虚寒・小便白濁・小便頻数で，尿色が混濁したものや，小便頻数だが白濁がみられないものに，よい効果が得られる。施先生は痛風の諸症状に両薬の配合を用いて，よい効果をあげていた。

11 血余炭・韮菜子

単味の効能

【血余炭】163ページ参照
【韮菜子】味は辛・甘，性は温，肝・腎経に入る。本薬は肝腎を補って元陽を盛んにし，腰や膝を温め，精を固めて頻尿や失禁を防ぐ効能をもつため，肝腎不足・腎陽虚衰・遺精陽萎・小便頻数・遺尿白濁・腰酸腰痛や，女性の帯下・長引く下痢などに用いられる。

配合による効能

血余炭は散瘀止血・補陰利尿の効能をもち，韮菜子は温腎壮陽・固精縮尿の効能をもつ。両薬を組み合わせると，補陰と補陽，利尿と縮尿が同時にはたらき，補肝腎・壮元陽・去瘀生新・止痛止血・小便通利の力が，さらに強くなる。

適応症

1．腰がだるい・腰痛・小便不利・小便に血がまじる・下肢の浮腫など
2．慢性腎炎

常用量　　血余炭　6～10ｇ　　　韮菜子　6～10ｇ
　　　　　　（ともに布で包んで煎じる）

臨床応用

施先生は慢性腎炎の諸症状に対し，血余炭と炒韮菜子の組み合わせを用いてよい効果をあげていた。腰がだるかったり腰痛があれば，杜仲・続断を加え，小便不利で浮腫がみられるものには，車前草・旱蓮草を加えると，さらに効果が増す。

12 血余炭・車前子

単味の効能

【血余炭】163ページ参照
【車前子】43ページ参照

配合による効能

　血余炭は去瘀生新・散瘀止血・補真陰・利小便の効能をもつ。車前子の性味は甘寒で滑りやすい性質をもち，降泄の作用によって滲湿瀉熱・通利小便の効能をあらわす。両薬を組み合わせると，補と利の作用が互いに制御すると同時に助け合って，散瘀止血・利尿消腫の効果がさらに強くなる。

適応症

1．尿量減少・排尿痛・尿赤・血尿など
2．急性腎炎の諸症状
3．泄瀉・痢疾

常用量　　血余炭　6～10g　　車前子　6～10g
　　　　　（ともに布で包んで煎じる）

臨床応用

　血余炭と車前子の配合は，急性腎炎に用いられる。血尿を伴うもののほか，尿検査で赤血球や蛋白が認められる場合にも有効である。

13 冬瓜子・甜瓜子

単味の効能

【冬瓜子】味は甘，性は寒で無毒，肺・胃・大腸・小腸経に入る。清肺化痰・利湿排膿・潤腸緩瀉の効能をもち，面皯を除き，皮膚を潤す作用があるため，肺熱咳嗽・肺癰・腸癰・淋濁・水腫・帯下，および顔面の色素沈着などに用いられる。

【甜瓜子】味は甘，性は寒で無毒である。清肺利気・和中止渇・破瘀散結・破潰膿血の効能をもつため，肺熱咳嗽・口渇・大便燥結などに用いられる。また腹内結聚・肺癰・腸癰などにも用いられる。

配合による効能

冬瓜子は清肺化痰・利湿排膿の効能をもち，面皯を除き，皮膚を潤沢にする。甜瓜子は清肺潤腸・利水消脹・開痰利気の効能をもつ。両薬を配合すると沈降の作用が強化され，利水消脹・利湿排膿・破瘀散結の効果がさらに強くなる。

適応症

1．胸間に水飲が停滞し，胸脇脹満・咳嗽吐痰などをあらわすもの
2．肺癰（肺膿瘍）・膿胸・肺水腫・滲出性胸膜炎など

常用量　　冬瓜子　10～15g　　　甜瓜子　10～15g
　　　　　　（ともに砕いて煎じる）

臨床応用

肺水腫や滲出性胸膜炎はよくみられる病症である。施先生はこれに対し，冬瓜子と甜瓜子（西瓜子で代用してもよい）を各120gずつ砕いて煎じ，お茶代わりに飲ませ，よい効果をあげていた。

14 冬瓜子・冬葵子

単味の効能

【冬瓜子】327ページ参照

【冬葵子】葵子ともいう。堅い形質で寒さに強く，冬でも枯れないのでこの名がある。味は甘，性は寒，小腸・大腸経に入る。本薬は性が寒で滑らかな性質により，滑下利竅の効能をあらわす。さらに利尿通淋・潤腸通便のほか，通乳消脹の効能ももつため，小便不利・水腫・熱淋・砂淋・産後の乳汁減少または乳汁の通りが悪い・乳房腫痛・乳癰の初期・大便燥結などに用いられる。

配合による効能

　冬瓜子は肺・胃・大腸・小腸経に入り，清肺化痰・利湿排膿の効能をあらわす。冬葵子は寒滑利竅・利水消脹の効能をもつ。両薬を配合すると，利湿排膿・消腫止痛の効果がさらに強くなる。

適応症

1．水腫・小便不利・大便不通など
2．肺癰（肺膿瘍）・腸癰（虫垂炎）・懸飲（滲出性胸膜炎）など

常用量　　冬瓜子　10～15g　　　冬葵子　10～15g
　　　　　（ともに砕いて煎じる）

15 冬瓜子・青橘葉

単味の効能

【冬瓜子】327ページ参照
【青橘葉】207ページ参照

配合による効能

　冬瓜子は甘寒の性味で清熱・利湿排膿の効能をもち，青橘葉は疏肝理気・散結止痛の効能をもつ。冬瓜子は主に水を，青橘葉は気をめぐらせるため，両薬を配合すると理気止痛・行気利水・消脹排膿の効果がさらに強くなる。

適応症

1．気と水の鬱滞により絡道の通りが悪くなり，胸脇脹痛・咳嗽気短などをあらわすもの
2．乾性・湿性の胸膜炎

常用量

　　　冬瓜子　10～15g（砕いて煎じる）
　　　青橘葉　6～10g

臨床応用

　筆者はかつて滲出性胸膜炎の男性患者に対して，冬瓜子・甜瓜子・青橘葉・葶藶子・大棗を投与したところ，10剤余りの服用ですべての症状が消失したことを経験した。

16　杏仁・薏苡仁

単味の効能

【杏仁】38ページ参照
【薏苡仁】135ページ参照

配合による効能

　杏仁の味は苦辛，性は温である。辛味はよく横行して発散し，苦味はよく直行して下降するため，病邪を発散し気を下降させることができる。薏苡仁

の味は甘淡で、中焦を補い滲利し、上昇が少なく下降する性質が強く、健脾滲湿・利水消腫・排膿消癰の効能をあらわす。両薬を配合すると理気行水・排膿癰腫の効果がさらに強くなる。

適応症

　　肺痿・肺癰（肺膿瘍）の諸症状

常用量　　杏仁　6～10ｇ　　　薏苡仁　10～30ｇ
　　　　　　（ともに搗き砕いて煎じる）

17　冬葵子・茯苓

単味の効能

【冬葵子】327ページ参照
【茯苓】157ページ参照

配合による効能

　冬葵子は寒滑利竅・利尿通淋・滑腸通便・下乳消脹の効能をもち、茯苓は甘淡滲利・健脾補中・利水滲湿・寧心安神の効能をもつ。両薬を配合すると、利尿消腫の効果がさらに強くなる。

適応症

1．水腫（妊娠時の水腫も含む）
2．急性・慢性腎炎で、浮腫や腹水がみられるもの

常用量　　冬葵子　10～15ｇ　　　茯苓　10～30ｇ

臨床応用

　冬葵子と茯苓の組み合わせは，『金匱要略』の葵子茯苓散に由来する。妊娠して水気があり，身体が重く，小便不利やゾクゾクする悪寒や，立ち眩みを伴うものに用いられる。冬葵子500ｇ，茯苓100ｇを合わせて粉末にし，1日3回，10ｇずつ白湯で服用する。

21 軟堅散結・化石通淋類

1　浮海石・海金沙

単味の効能

【浮海石】94ページ参照

【海金沙】砂のように細かく軽い黄金色の胞子〔フサシダ科植物カニクサの成熟胞子〕で，葉の上に生じる。水の上に撒くと浮くが，水面をゆすると沈むことからこの名がある。味は甘淡，性は寒，小腸・膀胱経に入る。甘淡による利尿作用や寒による清熱作用，また下降する性質により，小腸や膀胱の血分の湿熱を除いて清熱解毒・利水通淋の効能をあらわす。石淋・砂淋（尿路結石）・膏淋・熱淋（尿路感染）など，各種淋証による尿道の疼痛の要薬として用いられるほか，腎炎の水腫・肝炎・腸炎・痢疾・咽喉腫痛・痄腮〔流行性耳下腺炎〕・湿疹などにも用いられる。

配合による効能

　浮海石は清肺化痰・軟堅散結・化石通淋の効能をもつ。肺経に入って水の上源を清し，水道を通利する。海金沙は利尿通淋の効能があり，小腸・膀胱の血分に入って，小腸の清濁を分ける作用を促し，小腸や膀胱の湿熱を除いて水道を通利する。両薬を組み合わせると，化堅散瘀・利尿止痛の力がさらに強くなる。

適応症

1. 湿熱の病で小便淋漓や尿道の灼熱痛などがあるもの
2. 砂淋や石淋（尿路結石）の諸症状
3. 膏淋・熱淋（尿路感染）の諸症状

常用量　　浮海石　10～15ｇ（砕いて煎じる）
　　　　　　海金沙　10～15ｇ

臨床応用

　施先生は尿路結石や尿路感染症に対し，浮海石と海金沙を併用する習慣があり，よい効果をあげていた。また血余炭と益元散，車前草と旱蓮草を加えれば，さらに効果がよくなる。

2　金銭草・海金沙

単味の効能

【金銭草】大金銭草・四川金銭草ともいう。味は苦・酸，性は涼，肝・胆・腎・膀胱経に入る。本薬は清熱利胆・通淋排石・利尿消腫・解熱毒・退黄疸などの効能があるため，砂淋・石淋・腎結石・膀胱輸尿管結石・尿路感染に伴う尿道の渋痛，および湿熱黄疸・胆嚢炎・胆石などに用いられる。また悪瘡腫毒や毒蛇に咬まれたときなどには，本薬を生のまますりつぶして塗布するとよい。

【海金沙】332ページ参照

配合による効能

　金銭草は清化湿熱・利胆退黄・利尿排石・通淋止痛の効能をもつ。海金沙は小腸や膀胱の血分に入り，両経の血分の伏熱を除いて利尿通淋の効能をあ

らわす。両薬を配合すると，清熱利尿・通淋排石の効果がさらに強くなる。

適応症

1. 尿路結石（腎結石・輸尿管結石・膀胱結石）
2. 胆石

常用量　　金銭草　10～30ｇ　　　海金沙　10～15ｇ

臨床応用

　金銭草と海金沙の配合は，膀胱結石や輸尿管結石にすぐれた効果をあらわす。車前草や旱蓮草を加えれば，さらに効果がよくなる。また本薬は腎結石にも用いることができるが，よい効果を得るには魚枕骨や石葦を配合したほうがよい。また胆石に用いるときには，茵蔯・柴胡・梔子を加えると，効果がよくなる。

　1986年の初夏，筆者は北京へ赴いた際に以下のような治療経験を得た。患者は長年腎結石を患う50歳の男性で，友人の紹介によるものである。この患者に対し，金銭草30ｇ，海金沙10ｇ，車前草30ｇ，車前子10ｇ，血余炭10ｇ，益元散10ｇを，ともに布に包んで煎じ服用させたところ，5剤の服用で結石が消失した。

3　滑石・浮海石

単味の効能

【滑石】41ページ参照
【浮海石】94ページ参照

配合による効能

　浮海石は軽く水に浮く性質があり，静粛肺気・通利水道・軟堅散結の効能

をもつ。滑石は上部では発表することにより上中焦の湿熱を除き，下部では水道を通じることにより中下焦の湿熱を除いて，六腑九竅を通利する。浮海石は静粛が，滑石は通利が主作用である。両薬を組み合わせると，清熱滲湿・軟堅化石・通淋止痛の力がさらに強くなる。

適応症

1．石淋・砂淋（尿路結石）のため排尿がスムーズでなく，尿道に疼痛があるもの
2．前立腺肥大の諸症状

常用量　　　滑石　6～12g　　　浮海石　10～15g
　　　　　　（ともに砕いて煎じる）

臨床応用

　滑石と浮海石の配合を前立腺肥大症に用いるときには，丹参・王不留行・牛膝を加えるとより効果が高まる。

4　浮海石・瓦楞子

単味の効能

【浮海石】94ページ参照
【瓦楞子】160ページ参照

配合による効能

　浮海石は軽く水に浮く性質があり，肺経に入って水の上源を清して水道を通利し，軟堅散結・消石通淋の効能をあらわす。瓦楞子は軟堅散結・化瘀止痛の効能をもつ。両薬を配合すると，軟堅化石・散瘀止痛の効果がさらに強くなる。

適応症

1．胆石・腎結石・輸尿管結石・膀胱結石など各種の結石
2．肝・脾腫大の諸症状

常用量　　浮海石　10〜15ｇ　　　瓦楞子　10〜15ｇ
　　　　　（ともに砕いて煎じる）

5　瓦楞子・滑石

単味の効能

【瓦楞子】160ページ参照
【滑石】41ページ参照

配合による効能

　瓦楞子は血分に入り，軟堅散結・化瘀止痛の効能をあらわし，滑石は清熱滲湿・清熱去暑・滑竅通淋の効能をもつ。両薬を組み合わせると，軟堅化石・通淋止痛の効果がさらに強くなる。

適応症

　腎結石・輸尿管結石・膀胱結石の諸症状

常用量　　瓦楞子　15〜25ｇ　　　滑石　10〜15ｇ
　　　　　（ともに砕いて煎じる）

臨床応用

　薬用の滑石には滑石塊と滑石粉の2種類がある。施先生は臨床では常に滑石塊を用いた。

瓦楞子と滑石塊の配合は尿路結石の治療のために考案された。通常は車前草や旱蓮草などを加えて，利尿通淋の作用を高める。

6　瓦楞子・魚脳石

単味の効能

【瓦楞子】160ページ参照
【魚脳石】石首魚魷ともいい，石首魚科〔ニベ科〕の大黄魚または小黄魚の頭蓋内の耳石である。味は甘・鹹，性は寒で，化石通淋・解毒消炎の効能をもつため，腎結石・輸尿管結石・膀胱結石などの尿路結石による小便不利や，排尿時の疼痛などに用いられる。また脳漏〔化膿性鼻汁を伴う重症の副鼻腔炎〕や中耳炎などにも用いられる。

配合による効能

瓦楞子は血分に入り，軟堅散結・化瘀止痛の効能をあらわす。魚脳石は化石通淋・解毒排石の効能をもつ。両薬を組み合わせると，軟堅化石・利尿通淋の効果がさらに強くなる。

適応症

胆石・腎結石・輸尿管結石・膀胱結石の諸症状

常用量　　　瓦楞子　10〜15ｇ　　　魚脳石　10〜15ｇ
　　　　　　（ともに砕いて他薬より先に煎じる）

臨床応用

瓦楞子と魚脳石の組み合わせは，結石症を治療するために考案された。胆石には，金銭草・茵蔯・木香・川軍を配合し，尿路結石には，海浮石・海金沙・車前草・旱蓮草を配合すると，さらに効果がよくなる。

施先生は常に瓦楞子と魚沈骨を一緒に砕き，他薬より先に煎じていた。

7　鶏内金・芒硝

単味の効能

【鶏内金】142ページ参照
【芒硝】171ページ参照

配合による効能

　鶏内金の性味は甘平で，健脾胃・消食積・止遺尿・化結石の効能をもつ。芒硝の鹹寒の性味は潤燥軟堅を，苦寒の性味は瀉火消腫・瀉下通便・軟化結石の効能をあらわす。鶏内金は補が，芒硝は瀉が主作用である。両薬を配合すると，補と瀉の作用が互いに制御すると同時に促進し合って，健脾消食・軟堅散結・清熱化石の作用を高め合う。

適応症

　腎結石・輸尿管結石・膀胱結石など尿路結石の諸症状

常用量　　　鶏内金　6～10ｇ　　　芒硝　3～10ｇ

臨床応用

　両薬をともに粉末にし，1日に2回，各6ｇを白湯(さゆ)に溶かして服用すると効果がよいことが，経験でわかっている。煎薬にするときは，有効成分が破壊される恐れがあるので，長く煎じないよう心がけるべきである。

8 血余炭・六一散・薏苡仁

単味の効能

【血余炭】163ページ参照
【六一散】43ページ参照
【薏苡仁】135ページ参照

配合による効能

　血余炭は散瘀止血・補陰利尿の効能をもち，六一散は利水滲湿・清熱去暑の効能をもつ。薏苡仁は利水滲湿・清肺排膿・健脾止瀉・除痺の効能をもつ。3者を組み合わせると，清熱利湿・通利小便の作用により邪を体外に排出し，砂や石が溜まるのを防いで，結石の慢性化や再発を防止する。

適応症

　各種の結石症が治癒した後に，その治療効果を確実にするために服用するとよい。

常用量　　血余炭　10～12g　　　六一散　10～15g
　　　　　　薏苡仁　15～30g（ともに布に包んで煎じる）

9 浙貝母・夏枯草

単味の効能

【浙貝母】浙貝・象貝・大貝ともいう。浙江省の象山・新昌・寧波一帯で産出することから，浙貝・象貝の名がある。本薬の味は苦，性は寒，心・肺経に入る。開泄の力が強く宣肺・化痰・止咳の効能にすぐれるため，外感風熱が痰熱鬱肺を起こし，咳嗽して粘稠で黄色い痰を吐くものに用いられる。ま

た清火散結の効能により瘰癧・乳癰に，清熱降圧の効能により高血圧症にも用いられる。さらに胃・十二指腸潰瘍にも有効である。
【夏枯草】258ページ参照

配合による効能

浙貝母は開泄宣肺・止咳化痰・清火散結の効能をもつ。夏枯草は肝胆の火鬱を瀉して解毒明目の効能をあらわし，気機を疏通させて鬱結を除く。両薬を配合すると，肝火を清し，熱毒を除き，鬱結を散じ，瘰癧を消化する力が，さらに強くなる。

適応症

瘰癧（リンパ腺結核のようなもの）の諸症状

常用量　　　浙貝母　6〜10g　　　夏枯草　10〜15g

臨床応用

浙貝母と夏枯草の配合は，瘰癧（頸部リンパ結核・慢性リンパ節炎）の治療薬として考案された。臨床では通常，海藻・昆布・生牡蛎・元参を加えて用いる。

10　玄参・牡蛎

単味の効能

【玄参】82ページ参照
【牡蛎】66ページ参照

配合による効能

玄参は苦寒の性味により瀉火解毒・清熱涼血の効能をあらわし，甘寒の性

味により養陰し，生津潤燥の作用をあらわす。牡蛎は鹹寒の性味で，軟堅散結・制酸止痛・重鎮安神・平肝潜陽・収斂固渋の効能をもつ。玄参は解毒，牡蛎は散結が主作用である。両薬を配合すると，滋陰涼血・瀉火解毒・軟堅散結・治療消腫の効果がさらに強くなる。

適応症

痰火凝結による，瘰癧・瘿瘤・痰核の諸症状

常用量　　玄参　10～15 g　　　牡蛎　15～30 g

臨床応用

玄参と牡蛎を配合した処方に，『医学心語』の消瘰丸がある。本薬は玄参・煅牡蛎・貝母を同量ずつ蜜で練って丸剤にしたもので，瘰癧に用いられる。施先生の経験では夏枯草や浙貝母などを加味すると，さらに効果がよくなった。

11　海藻・昆布

単味の効能

【海藻】味は苦・鹹，性は寒，肝・胃・腎経に入る。本薬は苦寒の性味により清熱作用をあらわし，鹹寒の性味により軟堅散結の効能をあらわすため，肝胆の火を瀉し，血管や経絡を軟化させ，結気痰鬱を散じることができる。このため皮下硬結・瘰癧痰核・瘿瘤・積聚・水腫・動脈硬化症・中風の半身不随・睾丸腫痛などに用いられる。

【昆布】味は鹹，性は寒，肝・胃・腎経に入る。本薬は鹹寒で滑性をもっており，清熱化痰・軟堅散結の効能をあらわして，積聚を取り除く。このため瘿瘤・瘰癧・噎膈・水腫・睾丸腫痛・帯下・肝脾腫大などに用いられる。また血圧降下の効能があるため，高血圧症の予防や治療にも用いられる。

配合による効能

　海藻は鹹寒の性味により，軟堅・消痰・利水・泄熱の効能をあらわし，昆布は鹹寒の性味により，清熱利水・軟堅散結・破積消痰の効能をあらわす。両薬はともに鹹寒の薬物であるため，組み合わせると消痰破積・軟堅散結・消瘰化瘤の力がさらに強くなる。

適応症

1．瘰癧痰核・癭瘤腫塊など
2．動脈硬化症・中風による半身不随の諸症状
3．乳腺増生・子宮筋腫・卵巣嚢腫・結核性輸卵管炎
4．消化器癌の諸症状

常用量　　海藻　10〜15g　　　昆布　10〜15g

臨床応用

　海藻と昆布の組み合わせは，『証治准縄』の二海丸に由来する。本薬は気癭に用いられる。気癭は，肺気が過労によって損なわれたところに外邪の侵襲を受けて発症することが多い。瘤体はやわらかく，皮膚の色は正常で，局所は熱くも冷たくもなく，怒りによって増大したり縮小したりする。

　腫瘤の治療には用量は多いほうがよく，30〜60gまで用いることができる。

12　橘核・茘枝核

単味の効能

【橘核】橘米・橘仁ともいう。味は辛・苦，性は平，肝・腎経に入る。本薬は行気散結・理気止痛の効能をもち，小腸疝気・膀胱気痛・睾丸腫痛・腰痛・乳癰の初期などに用いられる。

【荔枝核】荔仁・大荔核ともいう。味は辛，性は温，肝・腎経に入る。本薬は肝経の血分に入って血中の気をめぐらせ，寒の停滞を去り気をめぐらせて痛みを止める。肝経に寒気が凝滞することよって起こる小腸疝気・睾丸腫痛・胃脘部疼痛や，女性の気滞血瘀による少腹刺痛などに用いられる。

配合による効能

橘核は沈降の性質があり，足の厥陰肝経に入って行気・散結・止痛の効能をあらわす。荔枝核は肝経の血分をめぐって行気・散寒・止痛の効能をあらわす。両薬を組み合わせると，薬力はもっぱら肝経から少腹に達し，去寒止痛・散結消腫の効果がさらに強くなる。

適応症

1．小腸疝気・陰嚢や睾丸の腫痛など
2．気滞血瘀による少腹の刺痛など
3．腹内の包塊（慢性附属器炎・卵巣嚢腫・子宮筋腫・卵管水腫）などの諸症状
4．虚寒による帯下など
5．乳腺増生

常用量　　橘核　6～10g　　荔枝核　6～10g

臨床応用

橘核と荔枝核の組み合わせは，とても応用範囲が広い。小腸疝気・陰嚢や睾丸の腫痛には，炒小茴・呉茱萸を加味し，気滞血瘀による胃脘部や少腹の疼痛には，香附・烏薬を加えると，効果がよくなる。

施先生は橘核と荔枝核を塩炙して用いることにより，薬力を下焦に作用させ，治療効果を高めた。

13 合歓皮・刺蒺藜

単味の効能

【合歓皮】五臓のはたらきを安定させ，心志を和やかにし，憂いを除いて歓楽の気分にさせることからこの名がある。味は甘，性は平，心・肝経に入る。本薬は安神解鬱の効能をもち，七情の損傷による怒りや抑鬱，虚煩不眠などに用いられる。また理気止痛・活血消腫の効能により，肝胃の気痛・打撲損傷・骨折腫痛および，肺癰による咳や膿血を吐くなどにも用いられる。このほか癰疽瘡腫の諸症状にも有効である。

【刺蒺藜】53ページ参照

配合による効能

合歓皮は性味が甘平で，補陰の効果がとくにすぐれ，五臓を安らかにし，心志を和やかにし，心神を安定させ，鬱結を解く。また明目消腫・和血止痛・長肌肉・続筋骨の効能をもつ。白蒺藜は昇散の性質をもち，疏肝解鬱・熄風降圧・去風止痒・行瘀去滞の効能をもち，悪血を主って，癥瘕積聚を破るはたらきをする。合歓皮は補が，白蒺藜は散が主作用である。両薬を配合すると，補瀉両方の作用によって，活血去瘀・軟堅散結の効能を発揮し，肝脾腫大に対する効果が強くなる。

適応症

慢性肝炎・肝硬変などによる肝脾腫大の諸症状

常用量　　合歓皮　10～15g　　　　刺蒺藜　10～15g

臨床応用

合歓皮と白蒺藜の組み合わせは施先生のオリジナルで，臨床での効果は確実である。同僚の周永琴は肝脾腫大に対し，小柴胡湯に合歓皮と白蒺藜を加えて，よい効果をあげている。

22 補肝腎・強筋骨類

1　杜仲・続断

単味の効能

【杜仲】味は甘，性は温，肝・腎経に入る。本薬は肝腎を補い，筋骨を強くし，精気を養い，腎志を強固にするため，肝腎不足や精気の損傷による腰膝酸痛・筋骨痿軟・小便頻数・陽萎などに用いられる。また肝腎を補って血圧を降下させるため，肝腎両虚証で，めまい・耳鳴り・陽萎・夜間多尿などを伴う高血圧症にも用いられる。また補腎安胎の効能もあり，腎虚の下元不固による胎漏〔不正出血〕・腹痛・胎動欲墜〔切迫流産〕に用いることもできる。

【続断】川断ともいう。味は苦，性は温，肝・腎経に入る。本薬は肝腎を補って筋骨を強くし，血脈を通じて疼痛を止めるため，肝腎不足で血脈の通りが悪いために起こる腰腿疼痛・足膝無力や，風湿痺痛・筋骨拘急などに用いられる。また肝腎を補って衝任を固めるため，衝任不固による月経過多・崩漏・腰痛・腹痛，および妊娠中の出血や胎動不安などがあるときに用いられる。このほか血脈を通じさせ関節を疏通し，骨折を治療する作用があるため，打撲したときの腰や膝，四肢関節の腫痛などにも用いられる。

配合による効能

　杜仲は補肝腎・強筋骨・降血圧の効能をもち，経絡や関節の中をよくめぐる。続断は補肝腎・強筋骨・通利血脈の効能をもち，筋肉や関節，気血の間

によく入る。両薬を配合すると,補肝腎・壮筋骨・通血脈・調衝任・止崩漏・安胎の力がさらに強くなる。

適応症

1．肝腎不足によって起こる,腰がだるい・腰痛・下肢の軟弱無力など
2．風湿病による腰や膝の疼痛
3．女性の衝任不固による,崩漏・胎動不安や,腰痛があり流産の恐れがあるものなど

常用量　　杜仲　10～12ｇ　　　続断　10～15ｇ（ともに炒めて用いる）

臨床応用

　杜仲と続断の組み合わせは,『赤水玄珠』の杜仲丸に由来する。本薬は妊娠時の腰背痛に用いられる。『本草綱目』に「妊娠胎動し,両三月堕つるを治す」という記載がある。両薬を同量ずつ配合したものを千金保孕丸ともいい,妊婦の腰背痛や習慣性流産の予防に用いる。

　臨床経験によれば,杜仲と続断の配合は応用範囲が大変に広く,内傷・外傷を問わず腰痛などに用いることができる。このとき炒めて用いるとよい。1984年3月12日に米国籍の呉允教授が次のように手紙で報告した。「長年腰痛を患っていたが治療効果がみられず,悩んでいる友人がいた。そこで原方を服用させたところ,たった2剤で予想外の効果があらわれ疼痛がなくなった」

2　熟地黄・細辛

単味の効能

【熟地黄】37ページ参照
【細辛】83ページ参照

配合の効能

　熟地の性味は甘温で，補血生津・滋腎養肝の効能をもつ。細辛の性味は辛温で，発散風寒・去風止痛・温肺化飲の効能をもつ。熟地は主に守り，細辛は走る。熟地は滋膩の性質があり，湿を助けて脾胃の機能を損ないやすい（これを膩膈という）。細辛は軽浮で上昇する性質があり，気味は辛散であるため正気を損傷しやすい。細辛の辛散の性質で熟地の滋膩の弊害を抑え，熟地の滋膩の性質で細辛の辛散の弊害を制御する。両薬を配合すると，双方の短所を除き長所を生かすことができ，真陰を補い骨髄を充実させ，腰痛を治療する効果が高まる。

適応症

　腰痛

常用量　　　熟地黄　6～12g　　　　細辛　1.5～3g

臨床応用

　施先生は腰痛に熟地と細辛の配合を慣用したが，確実な治療効果をあげていた。このとき腎虚腰痛，風湿腰痛のいずれであっても，陰虚証がみられれば有効であった。

3　続断・黄精

単味の効能

【続断】345ページ参照
【黄精】味は甘，性質は平，肺・脾・腎経に入る。本薬は潤質で脾陰を補い，滋補強壮の効能をもつ。上焦では肺に入って養陰潤肺の効能をあらわすため，陰虚肺燥による痰が少ない咳嗽や，痰がない空咳などに用いられる。また肺

結核における，咳嗽痰少・喀血・胸痛などにも用いられる。中焦では脾に入って脾を補い滋養することにより，脾胃虚弱・飲食減少・疲労倦怠・舌乾苔少などに用いられる。下焦では腎に入って陰血を補い，精髄を充実させて虚弱を改善するため，病後の虚弱や陰血不足による腰や膝がだるい・めまい・物がはっきり見えないなどに用いられる。

配合による効能

続断は補肝腎・強筋骨・通利血脈の効能をもつ。黄精は補中益気・滋陰填髄の効能によって五臓を調和し，肌肉を豊かにし，骨髄を堅固にする。両薬を組み合わせると，補肝腎・強筋骨・益気血・療虚損・止腰痛の効果が，さらに強くなる。

適応症

肝腎不足や精血毀損による食欲不振・疲労無力・腰痛・腰のだるさなど

常用量　　続断　10〜12 g
　　　　　　黄精　10〜15 g（生のものは30〜60 g）

4　刺蒺藜・沙苑子

単味の効能

【刺蒺藜】53ページ参照
【沙苑子】潼蒺藜・沙蒺藜ともいう。味は甘，性は温，肝・腎経に入る。本薬は柔潤の性質により，滋補肝腎・補腎固精・益精明目の効能をあらわし，肝腎不足によるめまい・視力減退・虚労腰痛・遺精早泄・小便頻数・女性の帯下などに用いられる。

配合による効能

　刺蒺藜は白色で刺があり、よく昇って散じる性質をもつ。肝経に入って疏散風熱・疏理肝気の効能をあらわす。沙苑子は紫色で刺がなく、よく沈降し、腎経を走って腎陰を補い精髄を満たす。刺蒺藜は主に上昇し、沙苑子は下降するため、両薬を配合すると昇降が調和し肝腎同治となり、理気散鬱・平補肝腎・益腎固精・養肝明目・瞳孔を収縮させる作用がさらに強くなる。

適応症

1．肝腎不足による頭重感・めまい・物がはっきり見えないなど
2．腎虚により腰がだるい・腰痛・遺精・早泄・小便頻数など
3．女性の帯下の諸症状

常用量　　　刺蒺藜　6～10ｇ　　　沙苑子　6～10ｇ

5　蚕砂・夜明砂

単味の効能

【蚕砂】177ページ参照
【夜明砂】黒色で砂のような形であることからこの名がある〔夜明砂はコウモリまたは近縁動物の乾燥糞便である〕。味は辛、性は寒、肝経に入る。本薬は肝経血分の薬であり、肝熱を清し、瘀血を除き、障翳を消し、視力をはっきりさせる効能をもつ。肝熱による目の充血・夜盲症・内外障翳・小児の麻疹後の角膜軟化のほか、寄生虫による腹脹を主症状とする小児の疳癪などに用いられる。このほか瘰癧・瘧疾にも用いられる。

配合による効能

　晩蚕砂は蚕の純清の気をそなえており、辛味で上竅に直通し、昇清化濁・

去風除湿の効能をあらわす。夜明砂はコウモリの濁陰の気が凝集したもので，上昇よりも下降が強く，肝経血分に入って積滞を破り，瘀血を除く。また清肝明目の効能があり夜間でも目がよく見えるようにする。両薬を配合すると血熱を清し，血結を散じ，肝熱を清し，濁気を降ろして，明目除障の作用を高め合う。

適応症

肝熱による目赤・めまい・翼状片など

常用量

蚕砂　6～10ｇ　　　夜明砂　6～10ｇ
（ともに布で包んで煎じる）

6　枸杞子・菊花

単味の効能

【枸杞子】味は甘，性は平，肝・腎経に入る。本薬は柔潤の性質で液分に富み，肝腎・衝督脈・精血を補養する。陰水を補い滋水涵木する作用がすぐれるため，肝腎不足・精血毀損による腰や膝がだるい・頭重感・耳鳴り・遺精に用いられる。また肝腎不足によって精血が目を養うことができずに起こる，めまい・視力減退（早期老人性白内障のようなもの）にも用いられる。さらに肝臓を保護する作用があるため，陰虚証の慢性肝炎や肝硬変に用いられる。また消渇や虚労の咳嗽などにも用いられる。
【菊花】11ページ参照

配合による効能

枸杞子は甘寒で性は潤，赤色で血分に入り，補腎益精・養肝明目の効能をあらわす。菊花は軽質で上昇を主り，金水の陽分に入って，去風清熱・平肝明目作用の効能をあらわす。両薬を配合すると，滋腎養肝・清熱明目の効果

がさらに強くなる。

適応症

　肝腎不足によって起こる，物がはっきり見えない・めまい・頭脹・頭痛・腰と膝のだるい痛みなど

常用量　　　枸杞子　10～15ｇ　　　菊花　6～10ｇ

臨床応用

　枸杞子と菊花の組み合わせは，『医級』の杞菊地黄丸に由来する。肝腎陰虚によるふらつき・流涙・かすみ目・ドライアイなどに用いられる。

7　狗脊・功労葉

単味の効能

【狗脊】金狗脊・金毛狗脊ともいう。味は苦・甘，性は温，肝・腎経に入り，強筋骨の要薬とされる。補肝腎・強筋骨・去風湿・利関節の効能をもち，肝腎不足や風湿に長時間さらされることによる，腰背部のだるい痛み・足膝無力・病後の足の腫れなどに用いられる。また腰や背のこわばりや疼痛・屈伸不利（風湿性脊椎炎）などの症状のほか，頻尿・遺精・帯下にも用いられる。
【功労葉】味は微苦・甘，性は平，肺・腎経に入り，清涼滋補の要薬である。中臓を補い，精神を養い，虚熱を清し，咳嗽を止め，血瘀を除くことができるため，肺癆（肺結核）の咳嗽・喀血・骨蒸潮熱・頭暈・耳鳴り・不眠・腰と膝がだるく力が入らない，などに用いられる。

配合による効能

　狗脊は肝腎を補い，腰や膝を強くし，風湿を除き，筋骨を強固にする効能をもつ。功労葉は肝腎を補い，真陰を養い，虚熱を清し，精血を収斂し，喀

血を止め，筋骨を強固にし，だるい痛みを除く効能をもつ。両薬を配合すると，肝腎を補い筋骨を強くし，だるい痛みを取り除く力が，さらに強くなる。

適応症

1．肝腎不足による頭暈・耳鳴り・腰膝がだるく痛む・足に力が入らないなど
2．風湿病による，腰背部のだるい痛み・膝や足に力が入らないなど

常用量　　狗脊　6〜15g　　　功労葉　6〜10g

8　女貞子・続断

単味の効能

【女貞子】262ページ参照
【続断】345ページ参照

配合による効能

　続断は肝腎を補い，筋骨を強くし，血脈を通じ，疼痛を除き，衝任を固め，崩漏を止める効能をもつ。女貞子は純陰の性質で，黒色で腎に入って真陰を補い，滋陰補腎・養肝明目の効能をあらわす。両薬はいずれも下焦をめぐるため，配合すると肝腎を補い，筋骨をたくましくし，陽事を興す〔性欲を高める〕作用がさらに強くなる。

適応症

　女性の隠疾（性不感症）

常用量　　女貞子　10〜15g　　　続断　6〜10g

臨床応用

　女性の隠疾とは性不感症のことで，性欲減退を主症状とする病である。先人はこれに対し，女貞子と続断を組み合わせて用いた。施先生の経験では麝香・樟脳・乳香・仙茅・仙霊脾・巴戟天・葫芦巴などを加味すると，さらに効果を高めることができる。

23 去(疏)風除湿・通絡止痛類

1 桑枝・桑寄生

単味の効能

【桑枝】 8ページ参照

【桑寄生】味は苦,性は平,肝・腎経に入る。本薬は桑の気の余りを得て成長するため,質が厚くてやわらかく,寒熱に偏らない補腎補血の要薬である。また風湿を除き,筋肉や経絡を伸びやかにして関節の動きをよくし,肝腎を補い,筋骨を強くする効能をもつ。風湿痺痛(風湿関節炎・風湿性肌炎)で,肝腎不足による腰膝のだるい痛み・筋骨痿軟などを伴うものに用いられる。また肝腎を補って血圧を下げるため,肝腎不足で陰虚陽亢による高血圧症や,冠心病で頭痛・眩暈・耳鳴り・心悸を伴うものにも用いられる。さらに補肝腎・養血安胎・固衝止崩の効能もあるので,肝腎虚損・衝任不固による胎動不安・胎漏・崩中などにも用いられる。このほか小児麻痺の後遺症や,皮膚甲錯(皮膚乾燥症)にも用いられる。

配合による効能

　桑枝は四肢に到達して津液をめぐらせ,関節の動きをよくし,清熱去風・除湿消腫・通絡止痛の効能をあらわす。桑寄生は肝腎を補い,筋骨を強くし,風湿を除き,血を補って経脈を通ずる。桑枝は通を,桑寄生は補を主作用とする。両薬を組み合わせると,補うと同時に通じることができ,補肝腎・壮

筋骨・去風湿・通絡道・止疼痛・降血圧の効果を高め合う。

適応症

1. 風湿病で経気の流れが阻害されるために起こる，腰のだるい痛み・関節の屈伸不利・筋骨疼痛など
2. 肝腎不足や陰虚陽亢による高血圧や冠心病で，頭痛・頭暈・耳鳴り・心悸・肢体麻痺などを伴うもの

常用量　　桑枝　15～30ｇ　　　桑寄生　15～30ｇ

2　羌活・独活

単味の効能

【羌活】308ページ参照

【独活】茎がまっすぐに伸び，風に吹かれても揺らがないことからこの名がある。味は辛・苦，性は微温，膀胱・腎経に入る。本薬は上昇の中にも下降する性質をもち，風湿を除いて痺痛を止めるため，風湿痺痛・腰膝がだるく重い・両足が重く痛みがある・スムーズに動作ができないなどの症状に用いられる。また発表去風・勝湿止痛の効能があるため，外感風寒が湿を挟むことによって起こる発熱・悪寒・頭痛・身体痛・関節のだるい痛みなどにも用いられる。さらに鬱熱を発散する作用があるため，風火による歯痛などにも用いられる。

配合による効能

　羌活は上焦をめぐり，上部の気血をととのえ風寒を除く。直接巓頂に上ったのち腕部をめぐって，遊風頭痛・風湿による骨節の疼痛などを除くのである。独活は下焦をめぐり，下部の気血をととのえて風湿を除く。気血を腰膝から足までめぐらせるため，伏風頭痛・腰腿，膝足の湿痺などを除くことが

できるのである。したがって両薬を配合すると，薬力は上下ともにはたらき，足の太陽膀胱経に直接入って，疏風散寒・除湿通痺・活絡止痛の効果を発揮する。

適応症

1．風痺の病で，全身に痛みが貫き，項背部の攣急や疼痛などがあるもの
2．外感風寒によって，発熱悪寒・項背部の拘急・疼痛・頭痛・関節痛を起こすもの
3．歴節風（痺証の一種。多くは風寒湿邪が経絡を侵襲し，関節に流注することにより起こる。移動性の関節の腫痛があり，痛みは激しく屈伸できないほどで，昼よりも夜間に激しい。邪が鬱して化熱すると，関節が赤く腫れて熱痛となる）

常用量　　　羌活　3～6g　　　独活　6～10g

臨床応用

　羌活と独活の配合は，『外台秘要』に記載がある。唐代の王燾は独活・羌活・松節を同量ずつ酒で煎じたものを，毎日空腹時に1杯飲ませて，歴節風の痛みを治療した。金元時代の著名な医家である李東垣は，「羌独活は，風寒湿痺で酸痛不仁・諸風掉眩・頸項伸び難いものを治療する」と述べている。また『本草求真』には次のような記述がある。「羌活の気は清らかで，気をめぐらせ営衛の邪を発散する。独活の気は濁で，血をめぐらせて営衛の気を温養する。羌活には発表の効果があり（表の表），独活には表を助ける力がある（表の裏）。羌活は上焦をめぐり調理する（上は気に属するので羌活は気に入るという）。すなわち遊風頭痛，風湿による骨節疼痛を治療することができる。独活は下焦をめぐり調理する（下は血に属するので独活は血に入るという）。すなわち伏風頭痛，両足湿痺を治療することができる」筆者の経験によれば両薬を配合すると，薬力は直接督脈に通じて太陽の経気を疏調するため，各種の原因による項背部の拘急や疼痛などに効果がある。

3 海桐皮・秦艽

単味の効能

【海桐皮】味は苦，性は平，肝・腎経に入る。風湿を除いて経絡を通じ，痺痛を止める効能があるため，風湿痺痛・血脈不和・四肢拘急・腰膝疼痛などに用いられる。

【秦艽】秦膠・左秦艽ともいう。味は苦・辛，性は微寒，胃・肝・胆経に入る。本薬は陰の中に陽をわずかに含み，上昇も下降もでき，風湿を除いて痺痛を除くことができるため，痺証（行痺・着痺・痛痺のいずれにも使用できる）や風湿性関節炎，またそれに類似した症状に用いられる。また虚熱を清するので，陰虚内熱や骨蒸潮熱などに用いられる。さらに湿熱黄疸，および半身不随で上肢の拘攣を伴うものにも用いられる。

配合による効能

海桐皮は去風除湿・通絡止痛の効能をもち，秦艽は去風湿・退虚熱・通絡道舒筋脈の効能をもつ。海桐皮は皮部を薬用にするため，もっぱら上半身の疼痛に用いられ，秦艽は根を薬用にするため，下半身の疼痛に用いられる。両薬を配合すると，薬力は身体の上下に通じて十二経脈をよく交通させるため，去風除湿・通絡止痛の効果がさらに強くなる。

適応症

1．風湿病で，経絡の流れが阻まれ気血の循行が悪化することによって起こる，腰や下肢関節の疼痛，全身の肌肉のだるい痛み，さらには肢体が攣急して不随になるなどの症状
2．小児麻痺の後遺症

常用量　　海桐皮　6〜10ｇ　　　秦艽　6〜12ｇ

4　海風藤・絡石藤

単味の効能

【海風藤】 味は辛・苦，性は微温，肝経に入る。風湿を除いて経絡を通じさせる効能があるため，風寒湿痺・腰膝疼痛・関節不利・筋脈の拘攣・中風の後遺症による手足不随などに用いられる。また胃脘部の寒痛（胃・十二指腸潰瘍）・腹痛泄瀉などにも用いられる。

【絡石藤】 味は苦，性は微寒，心・肝・腎経に入る。舒筋活絡・宜通痺痛の効能があるため，風湿痺痛・筋脈の拘攣・屈伸不利などに用いられる。また血熱を清して癰腫を除くため，咽喉部の疼痛（扁桃腺炎・咽喉炎）や，癰腫にも用いられる。

配合による効能

　海風藤は風湿を除き，経絡をよく通じさせる。絡石藤は去風通絡・涼血消癰の効能をもつ。両薬は茎や枝の部分を薬用にしたもので，いずれも肝経をめぐるため，両薬を配合すると相須の作用により，去風湿・舒筋骨・通経絡・止疼痛の力が，さらに強くなる。

適応症

1．風湿痺痛・筋脈拘急・全身の遊走性の疼痛など
2．風湿化熱による関節の腫痛など
3．半身不随の諸症状

常用量　　　海風藤　10〜15 g　　　絡石藤　10〜15 g

臨床応用

　海風藤と絡石藤の組み合わせは舒筋活絡の効能がすぐれているので，絡脈不和で気血のめぐりが悪いために起こる，肢体麻木・疼痛，および半身不随の諸症状に用いられる。鶏血藤・鈎藤・威霊仙などを加味すれば，さらに効果がよくなる。

5　海桐皮・豨薟草

単味の効能

【海桐皮】357ページ参照

【豨薟草】味は辛・苦，性は微寒，肝・心経に入る。本薬は風湿を除いて経絡を通じ，血脈の通りをよくして痺痛を止めるため，風湿痺痛で腰や膝の冷痛が激しいものや，中風による口眼喎斜・言語がうまく発せられない・半身不随などに用いられる。また清熱・解毒・除湿の効能によって，瘡瘍腫毒・風熱痒疹・皮膚湿疹・湿熱黄疸を治療する。さらに清熱・鎮静・降圧の効能により，高血圧症にも用いられる。

配合による効能

海桐皮は去風除湿・通絡止痛の効能をもち，薬力がもっぱら上部にはたらくため，上半身の疼痛などを除くことができる。豨薟草は去風除湿・活血通絡・解毒の効能をもち，全身をめぐってすぐれた開泄作用をあらわし，去風除湿活血の要薬であるため，腰膝無力・四肢痿軟などに用いられる。両薬を配合すると，去風湿・通血脈・利関節・強筋骨の効果がさらに顕著になる。

適応症

1. 風湿痺痛・筋骨不利・骨節疼痛・四肢痿軟無力など
2. 半身不随の諸症状
3. 小児麻痺の後遺症

常用量　　海桐皮　6〜10g　　豨薟草　6〜10g

臨床応用

海桐皮と豨薟草の配合は，風湿痺痛や中風の半身不随に用いられるほか，小児麻痺の後遺症に対してもよく用いられる。全鹿丸〔鹿肉ほか33種の生薬からなる処方。『景岳全書』に由来〕を組み合わせて用いることが多いが，効果はさらによくなる。

6 呉茱萸・木瓜

単味の効能

【呉茱萸】161ページ参照
【木瓜】113ページ参照

配合による効能

　呉茱萸は辛開苦降の薬物で，薬力はもっぱら下焦にはたらき，厥陰肝経の主薬として温経散寒・疏肝解鬱・行気止痛の効能をあらわす。木瓜は酸味で，木の正気を多く受け，主に肝経をめぐり，和胃化湿・疏筋活絡の効能をあらわす。呉茱萸は散じるのが，木瓜は収斂するのが主作用である。両薬を配合すると，散と収とが相互に制御するとともに助け合って，和胃化湿・舒筋活絡・温中止痛の効果を高め合う。

適応症

1．寒湿による下腿の攣急・抽痛（こむらがえり）など
2．暑湿による嘔吐腹瀉・こむらがえり・筋脈拘攣など
3．脚気上衝による悪心嘔吐・心煩・心悸・腹痛など
4．下肢の痿軟無力など
5．疝気腹痛の諸症状

常用量　　　呉茱萸　3～10g　　　木瓜　10～15g

臨床応用

　呉茱萸と木瓜の配合は，『直指方』の木瓜湯に由来する。霍乱によって起こるこむらがえりに用いられる。

7 白芍・甘草

単味の効能

【白芍】29ページ参照
【甘草】41ページ参照

配合による効能

　白芍は養血斂陰・柔肝止痛・平抑肝陽の効能をもち，甘草は補中益気・瀉火解毒・潤肺去痰・緩急止痛・薬性緩和の効能をもつ。白芍は酸味で，木の気を純粋に受けており，甘草は甘味で，土の気を濃厚に受けている。両薬を配合すると，酸甘の性質による化陰のはたらきが際立ち，斂陰養血・緩急止痛の効果を発揮する。

適応症

1．気血不和により筋脈が養われないために起こる，下肢の無力・拘攣・疼痛など
2．腹中の疼痛の諸症状（腸の痙攣など）
3．血虚頭痛・三叉神経痛
4．胃気が下降せず，腑気がめぐらないために，中焦が鬱結して起こる胃脘痛・胃痙攣

常用量　　白芍　10～60 g　　　甘草　6～10 g

臨床応用

　白芍と甘草の組み合わせは，『傷寒論』の芍薬甘草湯に由来する。腿脚攣急・腹中疼痛に用いられる。薬理研究では鎮静・鎮痛・平滑筋の弛緩作用などが認められている。
　白芍と甘草の組み合わせが脚の攣急に有効である理由を，近代医家の曹穎甫は，「一に薬力が営分に達し，一に脾陽を調和させ，脾陽が動き営陰が通じれば，血はよく筋を養うことができるので脚が伸びる」と述べている。

筆者の経験によれば，血虚頭痛には制首烏・白蒺藜・白僵蚕を加え，三叉神経痛には生地・細辛・全蝎・蜈蚣を加えると，効果がよくなる。

24 その他

1　党参・黄耆

単味の効能

【党参】味は甘，性は平，脾・肺経に入る。補中益気・生津止渇の効能にすぐれ，脾胃虚弱・食少便溏・四肢無力・顔面浮腫・口乾口渇・自汗などに用いられる。また補気養血の効能があり，血虚萎黄・心悸・気短，および慢性の出血性疾患によって起こる気血両虚証に用いられる。さらに補脾養肺の効能もあるので，脾肺両虚証による慢性の咳嗽に用いられる。このほか脱肛・子宮脱にも用いられる。

【黄耆】64ページ参照

配合による効能

　党参の甘温の性質は補中の作用をあらわし，脾胃をととのえて運化を正常にすることによって気血を生む。黄耆の甘温の性質は補気昇陽の作用をあらわし，分肉を温めて腠理を密にし，益衛固表・托毒生肌・利水消腫の効能を発揮する。同じ補気の作用でも党参は補中気で止瀉のはたらきがすぐれ，黄耆は固衛気で，止汗のはたらきがすぐれている。また党参は補陰の性質をもち，黄耆は補陽の性質をもっていて，表も補う。両薬を配合すると，裏と表，陰と陽とが相互に助け合って，扶正補気の力がさらに強くなる。

適応症

1. 慢性病による虚弱
2. 中気不足や中気下陥による内臓下垂・子宮脱・脱肛など
3. 脾胃虚弱による消化不良・食少便溏・倦怠乏力・動くとすぐ汗が出るなどの症状
4. 気虚による麻木や痿躄〔痿症〕

常用量　　党参　10～15 g　　　黄耆　10～15 g

臨床応用

　党参と黄耆の組み合わせは，『脾胃論』の補中益気湯に由来する。脾胃気虚による身熱有汗・口乾口渇・熱飲を好む・頭痛悪寒・少気懶言・飲食無味・四肢乏力・舌嫩色淡・脈虚大や，あるいは中気不足により清陽が下陥するために起こる脱肛・子宮脱・久痢・久瘧などに用いられる。

2　升麻・柴胡

単味の効能

【升麻】48ページ参照
【柴胡】57ページ参照

配合による効能

　升麻の味は辛甘，性は微寒で，発表透疹・清熱解毒・升陽挙陥の効能をもつ。柴胡の味は苦辛，性は微寒で，透表泄熱・疏肝解鬱・升挙陽気の効能をもつ。升麻は主に陽明の清気を上行させ，柴胡は主に少陽の清気を上行させる。升麻は右で行気し，柴胡は左で行気する。両薬を配合すると左右ともにはたらいて，昇提の力がさらに強くなる。

適応症

1．中気不足・気虚下陥によって起こる脱肛・子宮脱・胃下垂・崩中帯下など
2．清陽下陥によって起こる泄瀉

常用量　　升麻　3～6g　　　柴胡　6～10g

臨床応用

　升麻と柴胡を配合した処方には，『脾胃論』の補中益気湯，『医学衷中参西録』の升陥湯がある。升陥湯を考案した張錫純は次のように述べている。

　「胸中の大気が下陥するために起こる症状で，息切れがしたり息苦しく喘息に似たようなものや，急に呼吸が止まって危篤になるようなものに用いられる。兼証は寒熱往来だったり，咽乾や満悶，怔忡，神昏健忘だったりと，さまざまである。脈象は沈遅微弱で，関前でとくに顕著である。症状が激しい者は，六脈すべて乱れてととのわない」

　また柴胡と升麻を配合する理由について，「柴胡は少陽の薬である。大気が下陥する者を左より引き上げる。升麻は陽明の薬である。大気が下陥する者を右より引き上げる」と述べている。祝諶予先生は肺癌の患者で，手術後および放射線や化学療法の後に，全身の機能が衰弱して気虚下陥があるものに本薬を用いて，すぐれた効果をあげていた。このとき党参・黄耆・半枝蓮・藤梨根を加えると，さらに効果がよくなった。

3　桑葉・黒脂麻

単味の効能

【桑葉】8ページ参照
【黒脂麻】黒芝麻・油麻・小胡麻ともいう。味は甘，性は温，肺・脾・肝・腎経に入る。本薬は潤質で油分を多く含む。腎陰を滋養し，肝血を養い，脾

気を補い，肺気を補益し，腸燥を潤し，大便を滑らかに排出させる作用があるため，病後虚弱・肝腎陰虚・頭暈・めまい・耳鳴り・若白髪・病後の脱毛・疲労無力・血虚麻木・陰虚脇痛・腸燥便秘・気虚便秘に用いられる。このほか肝腎陰虚による高血圧症や動脈硬化にも用いることができる。

配合による効能

桑葉の軽清の性質は昇散の作用をあらわし，疏風清熱・平肝明目の効能を発揮する。黒脂麻は黒色で下降する性質があり，よく肝腎に入ってこれを滋養し，燥を潤して髪を黒くし，潤腸通便の効能をあらわす。桑葉は主に上昇し黒脂麻は下降するため，両薬を組み合わせると，上を清して下を滋養し，補益肝腎・滋陰潤燥・養血涼血・髪を黒くする作用がさらに強くなる。

適応症

1．陰虚血燥によるめまい・物が見えにくい・大便乾燥など
2．若白髪・脱毛など

常用量　　　桑葉　6～10g　　　黒脂麻　10～30g

臨床応用

桑葉と黒脂麻を配合した処方は，桑麻丸（扶桑丸）である。肝経虚熱によるめまい・長引く咳・津枯便秘・風湿麻痺・皮膚甲錯などに用いられる。清代の張璐は「桑葉は黒脂麻と蜜を用いて丸剤にして長く服用すると，白髪にならず，不老長寿が得られる」と述べている。

施先生は黒脂麻を君薬に，桑葉を佐薬にして用い，若白髪や脱毛などによい効果をあげていた。何首烏や生地を加味すると，さらに効果が明らかになった。

4　紫石英・白石英

単味の効能

【紫石英】268ページ参照

【白石英】味は甘・辛，性は温，肺・胃・心・腎経に入る。肺腎を温め，心神を安んじ，小便を通利する効能があるため，肺寒による咳喘・陽萎・消渇・驚悸・小便不利，および肺痿（多くは燥熱や久咳によって肺が傷つけられたり，またはその他の疾病の誤治のため津液が損傷して肺が滋潤を失い，次第に機能を失うために次のような症状を呈するもの。咳嗽・粘稠な涎沫を吐く・咳で声が枯れる・動くと気喘する・口や咽の乾燥・痩せる，あるいは潮熱があり，甚だしくは皮膚の枯燥・舌が乾燥して紅・脈虚数など）・肺癰（肺膿瘍）・喀血（気管支拡張症）などに用いられる。

配合による効能

　紫石英は鎮心定驚・温腎養肝のほか，肺や子宮を温める効能がある。白石英は鎮静安神・温運肺気の効能をもつ。紫石英は血分に入り，白石英は気分に入る。両薬を配合すると気血両方にはたらいて，心神を鎮めて魂魄を安らかにし，肺気を温め，衝逆を鎮めて下元を温める効果がさらに強くなる。

適応症

1．心肺の機能低下による驚悸怔忡・咳逆上気や，心腹の結気疼痛など
2．男性の元陽不足によるめまいなど
3．女性が気血不足によって子宮が冷えるために起こる，不妊・崩漏・帯下など

常用量　　　紫石英　10～25ｇ　　　白石英　10～25ｇ
　　　　　　（ともに砕いて先に煎じる）

5　白茅根・白茅花

単味の効能

【白茅根】19ページ参照

【白茅花】味は甘，性は涼である。白色で軽く上昇する性質をもち，肺経に入る。散熱止血の効能があるため，吐血・衄血・喀血・歯茎の出血などに用いられる。外用では創傷の出血に用いられる。

配合による効能

　白茅根は白色で，気はよく昇降するが，降ろすほうが主作用である。もっぱら血分の熱を除いて，清熱生津・涼血止血・利尿消腫の効能をあらわす。白茅花は白色で軽く，気はよく上行し昇散し，上昇が主作用である。よく気分の熱を除いて散熱止血の効能をあらわす。両薬を配合すると昇降が調和し，気分と血分の双方に作用するため，清熱散熱・涼血止血の効果がさらに強くなる。

適応症

1．血熱妄行による吐血・衄血・喀血・歯茎の出血など
2．各種の原因による肺の出血の諸症状

常用量　　　白茅根　10～30ｇ　　　　白茅花　4.5～10ｇ

6　升麻・荊芥穂

単味の効能

【升麻】48ページ参照
【荊芥穂】16ページ参照

配合による効能

　升麻は陽に属して上昇する性質があるため，清気を上に昇らせ，陽気を助けて陰邪を取り除く。荊芥穂は手の太陰経・足の厥陰の気分に入って，経絡中の風熱を除き，散瘀止血の効能をあらわす。両薬を黒く炒めたものを薬用にすると，薬力は血分に入って，気分より出る。両薬を配合すると，清陽を昇らせ，敗血〔経脈外へ溢れ出した瘀血〕を除き，出血を止める効果がさらに強くなる。

適応症

1．血が経脈をめぐらずに脈外へ溢れることによって起こる血尿・血便など
2．女性の崩漏の諸症状
3．産褥熱
4．脾虚による泄瀉

常用量　　　升麻　3～10ｇ　　　荊芥穂　6～10ｇ

臨床応用

　施先生は出血性疾患の臨床経験が豊富であった。中・下焦に出血があるものには，黒升麻や黒芥穂を配合する習慣があった。黒色のものは止血作用があり，さらに両薬には昇清降濁・散瘀止血の効能があるためである。また両薬を黒く炒めると血分に入り，気分より出て邪気を外へ追い出すため，産褥熱の発熱などに用いられる。

7　蒼朮・黄柏

単味の効能

【蒼朮】132ページ参照
【黄柏】35ページ参照

配合による効能

　蒼朮は辛烈温燥の性質で，上昇にも下降にもはたらいて，すぐれた去風勝湿・健脾止瀉の効能をあらわす。黄柏は苦寒沈降の性質で，清熱燥湿・瀉火解毒の効能により，下焦の湿熱を除くことができる。両薬を配合すると，温と寒の性質が相互に制御すると同時に助け合って下方にはたらき，清熱燥湿・消腫止痛・除湿止帯の効果を高め合う。

適応症

1．湿熱下注による筋骨疼痛・下肢痿軟・湿瘡
2．湿熱に属する小便淋濁・女性の帯下など
3．風湿性関節炎で，関節が赤く腫れて熱痛を伴うもの
4．結節性紅斑の諸症状

常用量　　蒼朮　6～10g　　　黄柏　6～10g

臨床応用

　蒼朮と黄柏の組み合わせは，『丹溪心法』の二妙散に由来する。湿熱下注による筋骨疼痛・膝の紅腫熱痛・下肢痿軟無力，あるいは湿熱帯下・下部の湿瘡などに用いられる。両薬の配合は『世医得効方』に蒼朮散の名で記載があり，やはり上記の諸症状に用いられる。筆者は風湿性関節炎で，風湿が明らかなものや結節性紅斑があるものに，赤芍・当帰尾・丹参・乳香・没薬・鶏血藤を加えて，よい効果をあげている。

8　白朮・黄芩

単味の効能

【白朮】151ページ参照

【黄芩】58ページ参照

配合による効能

　白朮は甘温で味が濃く，陽中の陰であり，上昇下降どちらにもはたらいて，補脾益気・健中増食・燥湿利水・固下安胎の効能をあらわす。黄芩は苦寒で下降し，清熱燥湿・瀉火解毒・去熱安胎の効能をもち，胃熱を除いたり，肝・胆・大腸の火を瀉す。両薬を配合すると，補と瀉，温と寒とが相互に制御すると同時に促進し合って，清熱涼血・補脾統血・瀉火利湿・安胎の作用がさらに強くなる。

適応症

1. 湿熱内蘊による胎熱昇動・悪心嘔吐・胎動不安など
2. 習慣性流産の諸症状

常用量　　白朮　10〜15ｇ　　黄芩　6〜12ｇ

臨床応用

　白朮と黄芩の組み合わせは，『景岳全書』の良方白朮散に由来する。妊娠時の傷寒による内熱に用いられる。清代の張璐は「黄芩は白朮を補助して安胎の効能をあらわす。黄芩は清熱安胎，白朮は補脾統血の効能をもつ。胎熱昇動して胎動不安があるものに用いるとよい」と述べている。

　朱丹渓は「黄芩と白朮は安胎の聖薬である。この２薬で安胎の効能があらわれないときは，湿熱を除けば自ずから胎は安らかになる」と述べている。臨床経験では両薬の配合は，妊娠悪阻・胎動不安などによい効果がみられる。また習慣性流産などにも用いられるが，このとき杜仲や続断を加えれば，さらに効果がよくなる。

9　桔梗・杏仁

単味の効能

【桔梗】88ページ参照

【杏仁】38ページ参照

配合による効能

　桔梗は上昇下降のいずれにも作用するが，上昇が主作用である。肺気を宣通して昇清降濁・清源利水・疏通腸胃の効能をあらわす。杏仁は辛散苦降の性質があって，下降が主作用である。肺気を宣通して潤燥下気・滑腸通便の効能をあらわす。両薬を配合すると昇降が調和し，上部を清して下部を安定させ，下痢を止める効果がさらによくなる。

適応症

　赤痢の初期で，糞塊と未消化液がまじった状態

常用量　　　桔梗　6〜10g　　　杏仁　6〜10g

臨床応用

　桔梗と杏仁の配合は，施先生が30年代に経験から得たもので，用法が適切であれば，すぐれた効果が得られた。

10　檳榔・南瓜子

単味の効能

【檳榔】224ページ参照

【南瓜子】味は甘，性は温，胃・大腸経に入る。もっぱら殺虫・駆虫に用いられ，条虫・回虫・血吸虫などに用いられる。とくに条虫に対して効果がよく，豚肉条虫・牛肉条虫〔無鉤条虫〕のいずれをもよく駆除する。その治療機序はすでに現代医薬研究においても明らかになっている。すなわち南瓜子が含有する脂肪・ウレアーゼ・蛋白質・ビタミンB，Cなどに，条虫の虫体を麻痺させる作用があり，主に条虫の中段や後段に作用することがわかっている。

配合による効能

檳榔は殺虫消積・下気通便・利水消腫の効能をもち，南瓜子は殺虫の効能をもつ。現代医学研究によれば，両者はいずれも虫体を麻痺させて条虫を駆除するが，檳榔は条虫の頭部や未成熟の節片，つまり条虫の前段に作用し，南瓜子は中段および後段に作用することがわかっている。両薬を配合すると，条虫駆除の効果がさらに強くなる。

適応症

腸の寄生虫（条虫）症

常用量

檳榔　　15～100 g
南瓜子　30～120 g（砕いて煎じる）

臨床応用

檳榔と南瓜子の配合は，条虫の駆除に最も効果がよい。ただ中医学の観点から見ると，両薬には駆虫作用のほかに胃腸をととのえる作用もあるため，寄生虫を駆除した後に脾胃をととのえ，体力を回復させることができるのである。戎聚全は，次のように報告している。無鉤条虫の感染者50例に対し，南瓜子と檳榔の濃縮液を服用させたところ，いずれも頭節がそろった完全な活動虫体を排出し，その後4～6カ月間にわたり条虫の節片を排泄しなかった。具体的な方法は次のとおりである。南瓜子80 gを砕いて殻を除き，水煎液を濾過して50ccまで濃縮したものを，午前中に1回服用する。5～10分後に檳榔80 gの濃縮液50ccを服用し，さらに30分後に30％の硫酸マグネシウム100ccを服用する。

11 鴉胆子・竜眼肉

単味の効能

【鴉胆子】味は大変苦く，性は寒で有毒，大腸・肝・胆経に入る。本薬の苦寒は降泄作用をあらわし，燥湿清熱によって肝胆の湿熱を除き，涼血解毒によって防腐生肌の効能をあらわし，さらに腸中の積垢を除くため，熱性赤痢や休息痢などに用いられる。外用では，贅疣や鶏眼に用いる。

【竜眼肉】味は甘，性は平，心・脾経に入る。補益心脾・補血養肝の効能があり，心脾虚損による気血不足・体力衰弱・不眠・健忘・驚悸・怔忡・眩暈などに用いられる。

配合による効能

鴉胆子は涼血解毒・殺虫止痢・防腐生肌の効能をもち，竜眼肉は補心安神・養血益脾の効能をもつ。鴉胆子は主に邪気を除き，竜眼肉は主に正気を助ける。鴉胆子は腐蝕作用が比較的強いため，内服すると胃腸を刺激して悪心嘔吐や胸悶腹痛などを起こしやすい。そこで竜眼肉の甘緩補中の効能を利用し，胃腸の刺激症状を緩和して治療効果を高めるのである。

適応症

1. アメーバ赤痢
2. 熱性赤痢

常用量 鴉胆子は殻を除いて仁を取り出し（仁を砕かないようにする），竜眼肉で包んで食後に服用する。大人は1日3回，1回に5〜20粒を服用し，10〜14日連用する。

臨床応用

鴉胆子と竜眼肉の配合は，アメーバ赤痢にとくに効果がよい。饅頭の皮で包んで服用しても効果がある。

索 引

あ
阿膠 ……………112, 261, 287, 303
鴉胆子 ……………………374

い
硫黄 ………………………183
郁李仁 ……………………181
淫羊藿 …………………140, 296

う
鬱金 ……………203, 207, 286, 302, 309
烏梅 ……………………73, 145
烏薬 ………………………219
禹余粮 …………………192, 193

え
益智仁 …………………199, 323
延胡索 ……………………220

お
黄耆 ………64, 68, 69, 72, 134, 318, 363
黄芩 ……………58, 60, 75, 292, 370
黄精 ………………………347
罌粟殻 ……………………109

黄
黄柏 ……………………35, 138, 369
黄連 ……………75, 161, 165, 187, 260, 261
遠志 ………………………252

か
槐花 ………………………292
海金沙 …………………332, 333
海参腸 ……………………285
海藻 ………………………341
海桐皮 …………………357, 359
薤白 ……………………208, 215
海螵蛸 …………………198, 244
海風藤 ……………………358
艾葉 ………………………228
荷梗 ………………………21
夏枯草 …………………258, 291, 339
訶子 ………………………87, 88
何首烏 ……………………253
莪朮 ………………………232
花椒 ………………………189
花蕊石 ……………………235
藿香 ………………………40
藿香梗 ……………………214
葛根 ……………………48, 136, 295
滑石 ……………………41, 334, 336
火麻仁 ……………………181
瓦楞子 …………160, 335, 336, 337
栝楼 ……………………173, 208, 218

栝楼子	107
栝楼皮	28,107
乾姜	115,165,307
乾地黄	24,25,37,84
甘松	255
甘草	41,88,361
旱蓮草	262,313

き

桔梗	88,213,215,372
菊花	11,308,350
枳殼	203,205,215
枳実	156,160,205,209,218
橘核	342
橘紅	100,101,180
橘皮	87,105,122,167,202,209,210
橘絡	100
亀板	32
亀板膠	287
韭菜子	325
羌活	308,355
僵蚕	16,278,279,289
杏仁	38,105,180,215,229,329,372
魚脳石	337
豨薟草	359
金桜子	197
金銀花	12,18
金銀藤	18
金銭草	333

く

枸杞子	350
狗脊	351
瞿麦	314

け

荊芥	5
荊芥穂	16,53,175,368
桂枝	3,55
鶏内金	142,144,155,338
月季花	227
血余炭	163,193,325,326,339
芡実	185,197
玄参	82,132,137,340
建神麴	153
玄明粉	173

こ

紅麴	315
紅花	240
合歓皮	344
降香	300
鈎藤	14,281,294
香附	206,219,222,228
厚朴花	147
高良姜	222
功労葉	351
穀芽	144
黒脂麻	365
黒錫丹	128
牛膝	294
呉茱萸	161,360
蜈蚣	282
胡桃仁	129
五倍子	70
琥珀	276
牛蒡子	51,78,121
五味子	70,73,114,115
五霊脂	238,300
昆布	341

さ

柴胡 …………………………… 57,58,364
細辛 …………………………… 83,84,114,346
左金丸 ………………………… 163,188
三七 …………………………… 110,237,301
蚕砂 …………………………… 177,188,349
山梔子 ………………………… 9,257
山茱萸 ………………………… 66
酸棗仁 ………………………… 249,257
山豆根 ………………………… 81
山薬 …………………………… 121,134,186
三稜 …………………………… 232

し

地黄 …………………………… 140
紫苑 …………………………… 101,112,116
紫花地丁 ……………………… 77
刺蒺藜 ………………………… 53,253,264,278,344,348
磁朱丸 ………………………… 274,276
磁石 …………………………… 91,273
紫石英 ………………………… 268,270,271,273,367
紫草 …………………………… 50
紫蘇梗 ………………………… 206,213,214
柿蒂 …………………………… 166
紫貝歯 ………………………… 268,269
柿餅炭 ………………………… 245
沙苑子 ………………………… 348
砂仁 …………………………… 216
車前子 ………………………… 43,47,315,326
車前草 ………………………… 47,313
茺蔚子 ………………………… 283,291
熟地黄 ………………………… 37,126,127,346
熟棗仁 ………………………… 249
朱砂 …………………………… 276
秫米 …………………………… 265,276

䗪虫 …………………………… 242
常山 …………………………… 63
鐘乳石 ………………………… 235
升麻 …………………………… 48,243,364,368
女貞子 ………………………… 262,352
生棗仁 ………………………… 249
地竜 …………………………… 279
地錦草 ………………………… 298,304
地骨皮 ………………………… 123
辛夷 …………………………… 92
秦艽 …………………………… 357

せ

青橘葉 ………………………… 207,328
青蒿 …………………………… 34
青黛 …………………………… 79,113
茜草 …………………………… 244
青皮 …………………………… 202
赤石脂 ………………………… 192,194
赤芍 …………………………… 29,317
赤小豆 ………………………… 316
石菖蒲 ………………………… 90,91,146,252,302,309
赤茯苓 ………………………… 316,317
石決明 ………………………… 270,273
石膏 …………………………… 22,83,322
石斛 …………………………… 26
浙貝母 ………………………… 339
仙鶴草 ………………………… 303,304
全蠍 …………………………… 281,282
川芎 …………………………… 239
前胡 …………………………… 102
鮮地黄 ………………………… 24,26
蟬蛻 …………………………… 52,86,90
川貝母 ………………………… 105,106
旋覆花 ………………………… 94,95,98,211
仙茅 …………………………… 296

川楝子 …………………………220,226

そ

草果 ……………………………61,63
桑寄生 …………………………354
皂莢子 …………………………177
桑枝 ……………………………8,354
蒼耳子 …………………………92
蒼朮 ……………132,151,168,189,200,369
葱白 ……………………………6
桑白皮 …………………………122,123,125
桑螵蛸 …………………………198
桑葉 ……………………………8,11,125,365
続断 ……………………………345,347,352
蘇子 ……………………………116

た

大黄 ……………171,175,176,242,243
黛蛤散 …………………………80,96
代赭石 …………………………211
大棗 ……………………………119,128
代代花 …………………………147,148,227
大腹皮 …………………………320
沢蘭 ……………………………226
淡豆豉 …………………………6,9
檀香 ……………………………299
丹参 ……………136,142,230,299,301
淡竹葉 …………………………21
胆星 ……………………………98
丹皮 ……………………………230

ち

竹筎 ……………………………159,160,167
知母 ……………22,35,61,106,138,256

丁香 ……………………………166
沈香 ……………………………169,210
沈香麹 …………………………154
珍珠 ……………………………285
珍珠母 …………………………274

て

葶藶子 …………………………119
鉄落 ……………………………271
甜瓜子 …………………………327
天花粉 …………………………28
天竺黄 …………………………99
天冬 ……………………………31
天麻 ……………………………283

と

冬瓜子 …………………………327,328
当帰 ……………………………127,239
冬葵子 …………………………328,330
豆豉 ……………………………38
党参 ……………………………363
灯心草 …………………………46
桃仁 ……………………………229,240
杜仲 ……………………………345
独活 ……………………………355

な

南瓜子 …………………………372
南沙参 …………………………27

に

肉桂 ……………………………138,176,260
肉蓯蓉 …………………………179

379

肉豆蔲	190
乳香	233
人参	110, 305

は

馬宝	169
佩蘭	40, 146
白石脂	194
麦芽	144
白芥子	117
白脂麻	168
柏子仁	250
白石英	367
白礬	286
白茅花	368
白茅根	19, 25, 368
麦門冬	31, 137, 248
薄荷	14, 52
薄荷葉	44
馬勃	79, 80
半夏	60, 97, 105, 159, 183, 258, 265
半夏麹	95, 99, 153, 154, 160
板藍根	81, 82

ひ

萆薢	323
白芨	237
百合	256
白芷	289
白芍	29, 55, 57, 310, 361
白朮	151, 155, 156, 157, 370
白豆蔲	216
白前	102, 103
白薇	264
百部	103

| 枇杷葉 | 97, 108 |
| 檳榔 | 224, 320, 372 |

ふ

浮海石	94, 96, 332, 334, 335
茯神	247, 248
茯苓	157, 199, 247, 330
附子	72, 305, 307, 310
浮小麦	67, 69
浮萍	50, 51, 321
分心木	298

へ

鼈甲	32, 34
扁豆	186
萹蓄	314

ほ

防已	318
鳳凰衣	86
芒硝	171, 338
防風	5, 64, 200
蒲黄	238
北沙参	27
蒲公英	77
補骨脂	129, 190
牡蛎	66, 68, 266, 295, 340

ま

玫瑰花	148
麻黄	3, 109, 120, 126, 321, 322
麻黄根	67
蔓荊子	15

も

木耳炭	245
木瓜	113, 145, 360
木香	187, 224
没薬	233

や

射干	120
夜明砂	349

ゆ

油当帰	179

よ

薏苡仁	135, 329, 339

ら

莱菔子	117, 223
莱菔纓	223
絡石藤	358

り

竜眼肉	374
竜骨	266
竜歯	269
緑豆衣	135

れ

茘枝核	342
連翹	12, 15, 78

蓮子 ……185

ろ

六一散	43, 44, 46, 108, 339
芦根	19
鹿角膠	287
鹿角霜	255

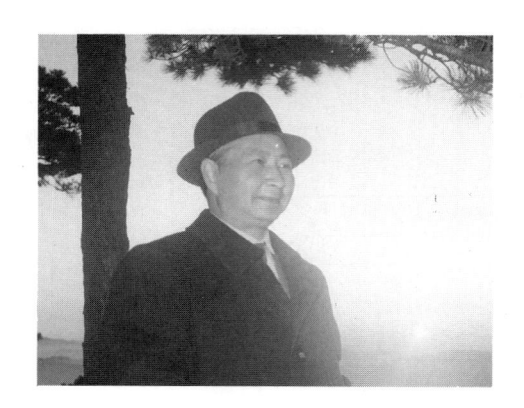

【著者略歴】
呂景山（ろ・けいざん）（1934～）
河南省洛陽偃師県人。1962年度北京中医学院第1期卒業生。北京四大名医・施今墨先生および祝諶予教授に師事した。40年あまり医業に携わり、高い学術水準、豊富な臨床経験を有している。その優れた業績により、1992年に政府より特別報奨金を授与されている。

山西省中医薬研究院主任医師、山西中医学院教授、山西省針灸研究所所長を歴任。学術面では「施氏対薬」理論を受け継ぎ広め、「針灸穴対」を創始している。著書は『施今墨対薬』『施今墨対薬臨床経験集』（1982年度全国優秀科技図書1等）『針灸対穴臨床経験集』『単穴治病選萃』など10部（約100万字），論文は「従施氏対薬看相反相成之妙用〔施氏対薬より見た相反相成の妙用〕」「同歩行針，対穴配伍」など50余篇（約30万字）。内科，婦人科の治療を得意とし，強直性脊椎炎やアレルギー疾患など，治療や診断の困難な疾患に対しても，優れた手腕を発揮している。

【訳者略歴】
江崎　宣久（えざき　のぶひさ）
1953年　岐阜生まれ
1979年　東京薬科大学大学院　薬学研究科（修士課程）卒業
1985年　薬学博士（九州大学）
1992〜1993年　北京中医学院（現・北京中医薬大学）留学
現　職：養命酒製造株式会社中央研究所

鈴木　元子（すずき　もとこ）
1963年　岡山市生まれ
1986年　京都薬科大学卒業
1994年　行岡鍼灸専門学校卒業
1995年　遼寧中医学院中薬研修課程修了
現　職：薬剤師

福田　裕子（ふくだ　ゆうこ）
1946年　長野県生まれ
1968年　金沢大学薬学部卒業
1988年　日中学院研究科卒業
東洋医学歴：寺師睦宗先生の漢方三考塾で漢方を学ぶ。東京・神奈川の中医学研究会に参加
現　職：漢方薬局桂樹堂を開設（厚木市）
訳　書：「外国新聞に見る日本」①②共訳（毎日コミュニケーションズ）
　　　　東洋医学論文翻訳多数

中医対薬 ──施今墨の二味配合法──

2002年3月6日　　　　第1版　第1刷発行
2011年4月20日　　　　　　　第2刷発行

- ■原　著　『施今墨対薬』（人民軍医出版社1996年版）
- ■著　者　呂　景　山
- ■訳　者　江崎宣久・鈴木元子・福田裕子
- ■発行者　井ノ上　匠
- ■発行所　東洋学術出版社

　　　　本　　社　〒272-0822　千葉県市川市宮久保3-1-5
　　　　販　　売　〒272-0823　千葉県市川市東菅野1-19-7-102
　　　　　　　　　電話 047(321)4428　FAX 047(321)4429
　　　　　　　　　e-mail　hanbai@chuui.co.jp
　　　　編 集 部　〒272-0021　千葉県市川市八幡2-11-5-403
　　　　　　　　　電話 047(335)6780　FAX 047(300)0565
　　　　　　　　　e-mail　henshu@chuui.co.jp
　　　　ホームページ　http://www.chuui.co.jp/

印刷・製本／丸井工文社

2002 Printed in Japan©　　　　ISBN 978-4-924954-70-0　C3047

中医基本用語辞典

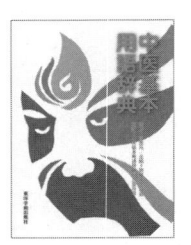

監修／高金亮　主編／劉桂平・孟静岩
翻訳／中医基本用語辞典翻訳委員会
Ａ５判　ビニールクロス装・函入　872頁　定価 8,400円

中医学の基本用語約3,500語を，収載。引きやすく，読みやすく，中医学の基礎がしっかり身に付いて，学習にも臨床にも役立つ１冊。
- 中医学の専門用語を，平易な説明文で解説。
- 用語を探しやすい五十音順の配列を基本にしながら，親見出し語の下に子見出し語・孫見出し語を配列してあるので，関連用語も参照しやすい。
- 中医病名の後ろには，代表的な弁証分型が子見出し語として併記されており，用語の解説に加えて弁証に応じた治法・方剤名・配穴など，治療の際の参考になる情報もすぐに得られる。
- 類義語集・年表・経絡図・中薬一覧表・方剤一覧表など，付録も充実。

やさしい中医学入門

関口善太著　Ａ５判並製　200頁　定価 2,730円

入門時に誰もが戸惑う中医学の特異な発想法を，爽やかで楽しいイラストと豊富な図表で解説。3日間で読める中医学の入門書。本書に続いて『中医学の基礎』を学ぶのが中医学初級コース。

中医学ってなんだろう ①人間のしくみ

小金井信宏著　Ｂ５判並製　336頁　２色刷　定価 5,040円

文化の壁を越え，中医学的な考え方を学ぶ。読めば読むほど，中医学が面白くなる一冊。やさしいけれど奥深い，中医学解説書。はじめて学ぶ人にもわかりやすく，「陰陽五行」「生命と精」「経絡・臓象・気血津液」など，中医学独特の考え方も詳しく紹介。

中医学の基礎

平馬直樹・兵頭明・路京華・劉公望監修
Ｂ５判並製　340頁　定価 5,880円

中国の第５版教材をもとに，日本人が学びやすいように徹底的に吟味推敲された「中医学基礎理論」の決定版。日中共同編集による権威ある教科書。初学者が必ず学ぶ必読書。『針灸学』［基礎篇］を改訂した中医版テキスト。

医学生のための漢方医学【基礎篇】

安井廣迪著　Ａ４変形判並製　242頁　定価 4,410円

医学生向け漢方セミナーで好評の入門テキスト。歴史と現況を把握したうえで，臨床で必要な中医学と漢方医学の最低限の基本知識を学べる。巻末には便利な「生薬一覧」「処方一覧」「医事年表」付き。

中医病因病機学

宋鷺冰著　柴﨑瑛子訳　Ａ５判並製　608頁　定価 5,880円

病因病機は中医学の核心中の核心。患者の証候を分析し，病因と病態メカニズムを明らかにすることによって，治療方針を立てるのが中医学の最大の特徴。その病因病機を専門に解説した名著の１冊。

ご注文はフリーダイヤルＦＡＸで
0120-727-060

東洋学術出版社

電　話：(047) 321-4428
Ｅメール：hanbai@chuui.co.jp

中医診断学ノート
内山恵子著　B5判並製　180頁　定価3,360円
チャート式図形化で，視覚的に中医学を理解させる画期的なノート。中医学全体の流れを俯瞰的に理解できるレイアウト。平易な文章で要領よく解説。増刷を重ねる好評の書。

［CD-ROMでマスターする］舌診の基礎
高橋楊子著　CD-ROM（for Windows）
B5判並製　カラー刷　88頁　定価6,300円
CD-ROMを使った新しい舌診ガイド。舌診の基礎と臨床応用法を詳説。CD-ROMとの併用で舌診を独習できる。繰り返し学習することで，舌診の基礎を修得。著者は中国の代表的な診断学研究室の出身で，確かな内容。

わかる・使える 漢方方剤学
小金井信宏著
［時方篇］　B5判並製　352頁　定価4,410円
今までにない面白さで読ませる方剤学の決定版。知らず知らずのうちに広大な中医学の世界へと誘う魅力ある解説書。経方（傷寒・金匱）以降に開発された中国歴代の名方20処方を徹底的に解説。
［経方篇1］　B5判並製　340頁　定価4,410円
『傷寒・金匱』の経方11処方の解説。各方剤を図解・表解・比較方式で系統的に解説。これほど興味を引き立てる方剤解説はそう多くはない。

中薬の配合
丁光迪編著　小金井信宏訳　A5判並製　576頁　定価5,670円
中医学では中薬はどのような法則で配合されているのか，配合法則を徹底的に解説。中薬理論と臨床を有機的に結びつけた見事な解説書。歴代学説を整理・総括，著者自身の豊富な経験を加える。読むほどに味わい深い中医学の真髄を感得できる。中国では大学院生の必読書として評判の名著。

標準　中医内科学
張伯臾主編　董建華・周仲瑛副主編　鈴木元子・福田裕子・藤田康介・向田和弘翻訳　B5判並製　424頁　定価4,830円
内科でよく見られる代表的な48病証の弁証治療を解説。老中医たちが心血を注いで編纂した，定評ある「第五版教科書」の日本語版。古典文献の引用が豊富。日常の漢方診療に役立つ基本知識が確実に身につく標準教科書。

［新装版］実践漢薬学
三浦於菟著　A5判並製　462頁　定価5,880円
生薬解説書の決定版。学習用の入門書であり，臨床の場ですぐに役立つ実践書。生薬の効能や性質といった特徴を表にして整理。薬能の類似した生薬をひとまとめにして，類似点と相違点を比較。南京中医学院の陳育松先生（中薬学教研室）の中薬学の講義と講演録がベース。

傷寒論を読もう
髙山宏世著　A5判並製　480頁　定価4,200円
必読書でありながら，読みこなすことが難しい『傷寒論』を，著者がやさしい語り口で条文ごとに解説。初級者にも中級者にも，最適。40種の患者イラスト入り「重要処方図解」付きで，臨床にも大いに参考になる。

新しいイメージの中医学学習雑誌

［季刊］中医臨床

- ●定価 1,650 円（税込・送料別 210 円）
- ●年間 6,600 円（4 冊分・税込・送料共）
- ●3 年予約 18,000 円（12 冊分・税込・送料共）

中医学を初歩からマスターできる雑誌

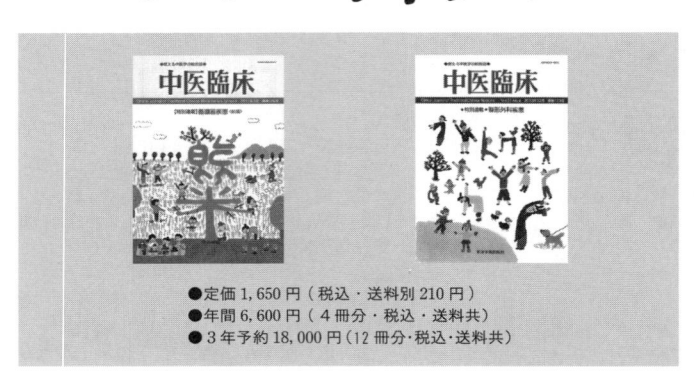

短期間に自力で臨床ができることが目標

できるだけ短期間に中医学をマスターしていただき，自力で臨床ができる力をつけていただくことを第一の目標に編集を進めています。中医学を分散的でなく系統的に学べることを念頭に置きながら，疾患・症状の病態本質を見分け，処方・配穴・手技を的確に運用できる能力を身につけることをめざしています。

漢方エキス製剤の中医学的運用

毎号疾患・症状・方剤別の興味深い特集を掲載。疾患の病因病機の分析に重点を置き，症状のどのような変化にも対応できる能力を培います。「病名漢方」でなく，「弁証漢方」に重点を置きながら，エキス製剤の運用効果の向上をめざしています。

読者と双方向性のコミュニケーション

「症例相談」や「症例討論」「質問」のコーナーを設け，読者と双方向のコミュニケーションを強め，臨床力向上をめざしています。「弁証論治トレーニング」では，出題された症例に多くの読者が回答を寄せ，それにコメンテーターが親切に解説を加えています。活気のあるコーナーです。

バラエティーに富んだ誌面

中医学の基礎理論や用語解説など初級者向けのやさしい記事から，高度な難病治療の文献まで，漢方と針灸の両分野を中心に，講演・インタビュー・取材記事・解説記事・症例検討・理論検討・翻訳文献・研究動向・食養・コラム・書籍紹介・ニュース……など多彩な内容。

ご注文はフリーダイヤルFAXで
0120-727-060

東洋学術出版社

〒272-0823 千葉県市川市東菅野 1-19-7-102
電話：(047) 321-4428
E-mail：hanbai@chuui.co.jp
URL：http://www.chuui.co.jp